Onkologie heute

Herausgeber:
Christoph Zielinski, Wien
Raimund Jakesz, Wien

Wissenschaftlicher Beirat:
G. Gastl, Innsbruck
R. Herrmann, Basel
W. Hiddemann, München
H. Höfler, München
R. Kreienberg, Ulm
E. Kubista, Wien
U. Laffer, Biel
U. Metzger, Zürich
B. Niederle, Wien
K. Possinger, Berlin
R. Pötter, Wien
H. Samonigg, Graz
J. R. Siewert, München
R. A. Stahel, Zürich

Christoph Zielinski
Raimund Jakesz (Hrsg.)

Urogenitale Carcinome

SpringerWienNewYork

Univ.-Prof. Dr. Christoph Zielinski
Klinische Abteilung für Onkologie
Univ.-Klinik für Innere Medizin I
Allgemeines Krankenhaus
Wien, Österreich

Univ.-Prof. Dr. Raimund Jakesz
Klinische Abteilung für Allgemeinchirurgie
Univ.-Klinik für Chirurgie
Allgemeines Krankenhaus
Wien, Österreich

Gedruckt mit Unterstützung von: Aesca GmbH • Amgen GmbH
AstraZeneca Österreich GmbH • Aventis Pharma GmbH • Bender + Co GesmbH
Bristol-Myers Squibb GesmbH • Glaxo Smith Kline • Eli Lilly Ges.m.b.H.
Novartis Pharma GmbH • Pharmacia & Upjohn Pharma-Handels-Ges.m.b.H.
Wyeth-Lederle Pharma GmbH

Satz: H. Meszarics • Satz & Layout • 1200 Wien
Druck: Manz Crossmedia GmbH & Co KG, A-1051 Wien

Gedruckt auf säurefreiem, chlorfrei gebleichtem Papier – TCF
SPIN: 10772811

Mit 21 Abbildungen

ISSN 1436-1280
ISBN 3-211-83528-8 Springer-Verlag Wien New York

Geleitwort

Die Buchreihe „Onkologie heute" verfolgt das Ziel, in überschaubarer und relativ konziser Form jeweils ein Organthema oder Therapiekonzept aus der Onkologie abzuhandeln. Angesichts der Vielzahl der Informationen, der vielfachen therapeutischen Annäherungsmöglichkeiten und der Vielfalt therapeutischer Optionen schien es den Herausgebern wichtig, eine Darstellung des aktuellen „State of the Art" in Epidemiologie, Diagnostik und Therapie zu erstellen, die verbindlich angewendet und im klinischen gehobenen Alltag umgesetzt werden kann. Damit war der Wunsch verbunden, eine Optimierung des therapeutischen Standards zu erreichen. Jedes einzelne Buch dieser Reihe ist nun einem solchen Ziel gewidmet und soll sowohl für den interessierten, allgemein ausgebildeten Mediziner als auch für den Spezialisten eine Darstellung der optimalen Vorgangsweisen im Rahmen der klinischen Onkologie vornehmen.

Die Herausgeber

Vorwort

Im 4. Band der Reihe „Onkologie heute" wird das große Thema der urogenitalen Carcinome abgehandelt. Neben der schon zur Tradition gewordenen Darstellung der Epidemiologie beinhaltet der Band Abhandlungen über Diagnostik und Therapie der urogenitalen Carcinome des Mannes unter Berücksichtigung des besonders häufigen Prostatacarcinoms, aber auch von Hodentumoren, urogenitale Carcinome der Frau einschließlich des Ovarialcarcinoms, des Cervix- und Corpuscarcinoms sowie schließlich urogenitale Carcinome bei beiden Geschlechtern unter Berücksichtigung der Blasencarcinome und der Carcinome des Übergangepithels sowie der Nierenzellcarcinome. Wiederum konnten besonders prominente im deutschen Sprachraum tätige Spezialisten für jedes Thema gewonnen werden, sodaß der vorliegende 4. Band der Reihe „Onkologie heute" einen neuerlichen Versuch darstellt, das Thema möglichst allumfassend, auf dem neuesten Stand der medizinischen Wissenschaften sowie möglichst kompetent darzustellen. Dies schien besonders deshalb wichtig, weil urogenitale Carcinome in ihrer Inzidenz eine besonders prominente Stelle einnehmen: So stellt das Prostatacarcinom die dritthäufigste Todesursache an allen bei Männern vorkommenden Neoplasmen dar, während bei Frauen das Ovarialcarcinom an immerhin sechster Stelle und das Corpus uteri-Carcinom an achter Stelle aller Neoplasma-assoziierten Todesfälle rangieren. Schließlich ist es aber wichtig anzumerken, daß besonders im Bereich der Therapie urogenitaler Carcinome in den letzten wenigen Jahren beträchtliche Fortschritte erzielt worden sind, sodaß es gerechtfertigt schien, diese im vorliegenden Band zusammenzufassen.

Nachdem es sich um den letzten Band aus der Reihe „Onkologie heute" handelt, möchten wir uns bei den Autoren, dem wissenschaftlichen Beirat, dem Verlag und den diese Publikationsreihe unterstützenden Sponsoren herzlich bedanken.

Die Herausgeber

Inhaltsverzeichnis

Epidemiologie

Christian Vutuc und *Gerald Haidinger*

1. Einleitung

Die Urogenitalen Carcinome beim Mann (Carcinome des Hodens, der Prostata, der Blase und der Niere) und bei der Frau (Carcinome der Cervix, des Corpus, des Ovars, der Blase und der Niere) stellen eine bedeutende Krankheitsgruppe dar. In den Ländern der Europäischen Union beträgt der Anteil dieser Carcinome an allen Neuerkrankungen bei den Männern 27%, bei den Frauen 19%. Der entsprechende Anteil an allen Krebstodesfällen beträgt bei den Männern 18%, bei den Frauen 15% (Angaben für 1995, Quelle: IARC, 1999). Trendanalysen werden am Beispiel österreichischer Daten dargestellt. Die Hinweise auf die Ätiologie beziehen sich in erster Linie auf exogene Noxen.

2. Prostatacarcinom

Die Inzidenz und Mortalität dieses Carcinoms nimmt weltweit zu, besonders ausgeprägt in den hochindustrialisierten Ländern. Zum Teil wird diese Zunahme auf eine bessere Erfassung und Früherkennung des Prostatacarcinoms zurückgeführt [2].

2.1 Inzidenz und Mortalität

Die altersstandardisierte Inzidenzrate (Europa Standardbevölkerung) für alle Länder der Europäischen Union beträgt 61,8/100.000, die Mortalität 27,2/100.000, wobei zwischen den einzelnen Ländern beträchtliche Unterschiede bestehen (Angaben für das Jahr 1995; Quelle: IARC, 1999). Die höchste Inzidenz weist Finnland mit 100,7/100.000 auf, die niedrigste Griechenland mit 23,6/100.000 (Österreich 66,4/100.000). Schweden verzeichnet mit 36,5/100.000 die höchste und Griechenland mit 16,6/100.000 die niedrigste Mortalität (Österreich 31/100.000).

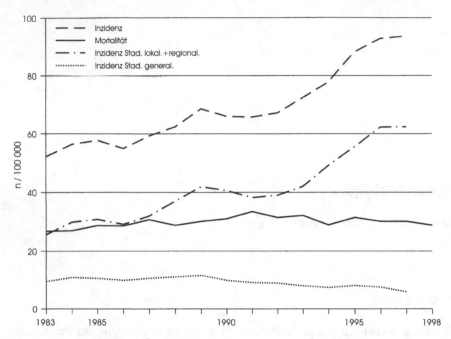

Abb. 1. Prostatacarcinom, Österreich, altersstandardisierte (Österreichische Bevölkerung 1991) Mortalitätsrate (1983–1998), Inzidenzraten insgesamt sowie Stadien lokal/regional und generalisiert (1983–1997)

In Österreich zeigt die altersstandardisierte Inzidenzrate (Standardbevölkerung Zensus 1991) eine stufenförmige Entwicklung (Abb. 1). Von 1983 bis 1997 hat sie um 79% (von 52,2 auf 93,6/100.000) zugenommen. Dieser starke Anstieg wird auf die zunehmende Verwendung des Tests auf Prostata-spezifisches Antigen (PSA) zur Tumorfrüherkennung zurückgeführt [15]. Diese Entwicklung hat Anfang der neunziger Jahre eingesetzt und auch zu einer Veränderung der Inzidenz der einzelnen Tumorstadien geführt. Die Inzidenz lokal/regional begrenzter Tumoren hat von 1983 bis 1997 um 133% (von 26,2 auf 62,4/100.000) zugenommen (Abb. 1). Ein Teil dieser Zunahme wird durch die Screening-bedingte Vorverlegung der Diagnose (lead time bias) bzw. Erfassung langsam wachsender Tumoren (length time bias) und Erfassung von Läsionen, die ohne Screening unerkannt geblieben wären (keine Carcinommorbidität), bedingt. Diese Fälle stellen eine negative Seite des Screenings dar (Überdiagnose und Überbehandlung des Prostatacarcinoms) und bedingen zusätzliche Morbidität und Kosten. Andererseits hat die Inzidenz der metastasieren-den Tumoren um 38% (von 9,5 auf 5,9/100.000) abgenommen (Abb. 1). Dies bedeutet, daß durch das PSA-Screening vermehrt asymptomatische Fälle mit lokal/regional begrenztem Tumor erfaßt werden, die ohne Screening als klinische Fälle mit Metastasen aufgetreten wären. Diese Fälle stellen die positive Seite des Screenings dar und lassen Auswirkungen auf die Prostatacarcinommortalität erwar-ten. Die altersstandardisierte Mortalität hat von 1983 bis 1991 um 25% (von 26,8 auf 33,4/100.000) zugenommen und in der Folge um 14% (28,8/100.000) abgenommen

(Abb. 1). Die Abnahme der Inzidenz fortgeschrittener Tumorstadien unterstützt die Annahme, daß mit dem PSA-Screening die Prostatacarcinommortalität abgesenkt werden kann.

2.2 Ätiologie

Über die Ätiologie des Prostatacarcinoms ist wenig bekannt. Epidemiologische Studien weisen auf Zusammenhänge mit Ernährungsfaktoren (Übersicht in [17]). Eine vegetarische Ernährung (Gemüse, komplexe Kohlenhydrate, Obst) korreliert in den meisten Untersuchungen mit einer protektiven Wirkung und eine Ernährung reich an tierischem Eiweiß und Fett mit einer risikofördernden Wirkung. Keinen Einfluß auf das Risiko haben der Alkohol-, Kaffee- und Teekonsum.

Im Bereich der beruflichen Noxen besteht möglicherweise ein erhöhtes Risiko im Zusammenhang mit Expositionen gegenüber Dieselöl und Dieselabgasen [9].

2.3 Screening

Die Evaluierung bevölkerungsbezogener Daten (Mortalität, Inzidenz der Tumorstadien) reicht für eine endgültige Bewertung des Screenings symptomfreier Männer mittels PSA nicht aus, da sie keine Aussagen über die negativen Auswirkungen (zusätzliche Morbidität, Abnahme der Lebensqualität) und den damit verbundenen Folgekosten erlauben. Bei der Abwägung der Vor- und Nachteile einer bevölkerungsbezogenen Früherkennung von Prostatacarcinom ist die Abwägung der negativen Auswirkungen von entscheidender Bedeutung [6]. Entsprechende Informationen können nur (zur Zeit laufende) randomisierte Studien liefern. Da die Ergebnisse dieser Untersuchungen erst in einigen Jahren vorliegen werden, ist ein bevölkerungsbezogenes PSA-Screening derzeit abzulehnen. Dies ist auch die jüngste Stellungnahme einer Expertengruppe zum Prostatacarcinom-Screening, die 1999 im Rahmen der *Conference on Screening and Early Detection of Cancer* Richtlinien für die Krebsfrüherkennung in den Ländern der Europäischen Union ausgearbeitet hat [8].

3. Hodencarcinom

Das Hodencarcinom zeigt eine für Krebserkrankungen ungewöhnliche Altersverteilung mit einem Erkrankungsgipfel bei den 20- bis 34jährigen. In diesem Altersbereich ist dieses Carcinom die häufigste Krebserkrankung bei Männern. Seit Jahren nimmt die Inzidenz stetig zu, die Mortalität hat seit Ende der achtziger Jahre stark abgenommen [2].

3.1 Inzidenz und Mortalität

Die altersstandardisierte Inzidenzrate (Europa Standardbevölkerung) für alle Länder der Europäischen Union beträgt 5,8/100.000, die Mortalität 0,36/100.000, wobei zwischen den einzelnen Ländern beträchtliche Unterschiede bestehen (Angaben für

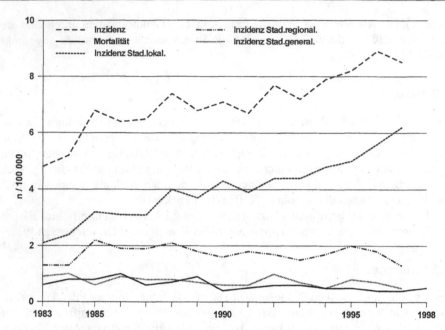

Abb. 2. Hodencarcinom, Österreich, altersstandardisierte (Österreichische Bevölkerung 1991) Mortalitätsrate (1983–1998), Inzidenzraten insgesamt sowie Stadien lokal, regional und generalisiert (1983–1997)

das Jahr 1995; Quelle: IARC, 1999). Die höchste Inzidenz weist Dänemark mit 10,9/100.000 auf, die niedrigste Griechenland mit 3,1/100.000 (Österreich 6,6/100.000). Dänemark verzeichnet mit 0,75/100.000 die höchste und Schweden mit 0,1/100.000 die niedrigste Mortalität (Österreich 0,4/100.000).

In Österreich hat die altersstandardisierte Inzidenzrate (Standardbevölkerung Zensus 1991) von 1983 bis 1997 um 77% (von 4,8/100.000 auf 8,5/100.000) zugenommen (Abb. 2). Die Inzidenz lokal begrenzter Tumoren ist in diesem Zeitraum um 195% (von 2,1/100.000 auf 6,2/100.000) gestiegen. Wegen der kleinen Fallzahlen zeichnen sich keine eindeutigen Trends bei den fortgeschrittenen Stadien ab; die Tendenz ist jedoch eher abnehmend. Hodencarcinome werden früher erfaßt, im Jahr 1983 waren 44% Erstdiagnosen lokale Stadien, im Jahr 1997 bereits 73%.

Die Mortalität hat sich im Beobachtungszeitraum nicht verändert; größenmäßig entspricht sie der Inzidenz der metastasierenden Tumoren (Abb. 2). Das bedeutet, daß die niedrigen Tumorstadien zur Ausheilung gebracht werden können.

3.2 Ätiologie

Die Ätiologie dieses Carcinoms ist unbekannt. Berufliche Expositionen wie auch hormonell wirksame Umweltchemikalien werden diskutiert. Wegen der Seltenheit des Tumors ist eine epidemiologische Überprüfung der Hypothesen mit den heutigen Untersuchungsmethoden nicht möglich.

4. Ovarialcarcinom

Die Häufigkeit des Ovarialcarcinoms zeigt weltweit große Unterschiede. Generell finden sich hohe Erkrankungsraten in den Industriestaaten, ausgenommen Japan. Das Erkrankungsrisiko hat sich in diesen Ländern in den letzten Jahrzehnten kaum verändert, nur in Japan kann ein starker Anstieg beobachtet werden [2]. Da die Prognose ungünstig ist, stellt das Ovarialcarcinom eine bedeutende Krebsursache bei Frauen dar.

4.1 Inzidenz und Mortalität

Die altersstandardisierte Inzidenzrate (Europa Standardbevölkerung) für alle Länder der Europäischen Union beträgt 13,8/100.000, die Mortalität 9/100.000 (Angaben für das Jahr 1995; Quelle: IARC, 1999). Die höchste Inzidenz weist Schweden mit 20,6/100.000 auf, die niedrigste Portugal mit 8,4/100.000 (Österreich 14,5/100.000). Dänemark verzeichnet mit 15/100.000 die höchste und Portugal mit 4,5/100.000 die niedrigste Mortalität (Österreich 10,1/100.000).

In Österreich zeigt die altersstandardisierte Inzidenzrate (Standardbevölkerung Zensus 1991) von 1983 bis 1997 einen weitgehend gleichbleibenden Verlauf im Bereich von 22/100.000 (Abb. 3). Ähnlich der Trend bei der Mortalität, wobei aber seit 1992 eine abnehmende Tendenz (–15%) beobachtet werden kann (von 16,2/100.000 auf 13,8/100.000). Gleichbleibend auch der Trend bei den einzelnen

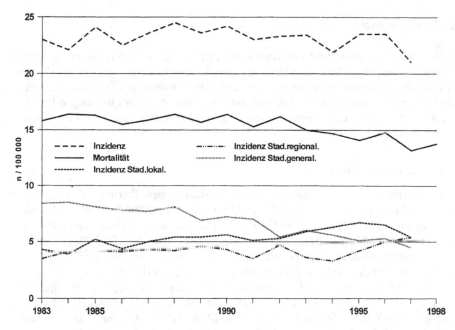

Abb. 3. Ovarialcarcinom, Österreich, altersstandardisierte (Österreichische Bevölkerung 1991) Mortalitätsrate (1983–1998), Inzidenzraten insgesamt sowie Stadien lokal, regional und generalisiert (1983–1997)

Tumorstadien, ausgenommen metastasierende Tumoren. Die Inzidenz metastasierender Tumoren hat seit 1983 um 33% abgenommen (von 8,1/100.000 auf
5,4/100.000). Diese Abnahme hat die Mortalität positiv beeinflußt.

4.2 Ätiologie

Die Ätiologie des Ovarialcarcinoms ist noch weitgehend unklar. Nur wenige Faktoren gelten als epidemiologisch eindeutig abgesichert. Familiäre Disposition und
genetische Faktoren erhöhen das Risiko, an einem Ovarialcarcinom zu erkranken,
und bedingen möglicherweise 5% bis 10% aller Ovarialcarcinome. Niedrige Parität
erhöht das Erkrankungsrisiko, entsprechend nimmt das Risiko mit zunehmender
Parität ab. Die Einnahme oraler Contraceptiva senkt das Risiko, im Mittel um 50%.
Einzelne Studien haben ein erhöhtes Risiko nach hormoneller Behandlung der Infertilität beobachtet, eine endgültige Aussage über einen causalen Zusammenhang ist
beim heutigen Wissensstand aber noch nicht möglich [4].

Aus Migrationsstudien läßt sich ableiten, daß Umwelteinflüsse eine wesentliche
Ursache für das Entstehen eines Ovarialcarcinoms darstellen, wobei sich die stärk-
sten Hinweise auf Ernährungsfaktoren beziehen. Analytische Untersuchungen erbrachten jedoch keine eindeutigen Erkenntnisse. Möglicherweise senkt eine Ernährung reich an Obst und Gemüse das Erkrankungsrisiko. Völlig offen ist noch die
Frage, ob der Konsum von Carotinoiden und von Fisch das Erkrankungsrisiko senken bzw. ein hoher Fett- (tierische Fette) und Eierkonsum das Risiko erhöhen [17].

5. Cervixcarcinom

Weltweit betrachtet, ist das Cervixcarcinom die zweithäufigste Krebserkrankung bei
Frauen, wobei jedoch 80% aller Fälle in Entwicklungsländern diagnostiziert werden.
In Ländern, in denen Früherkennungsuntersuchungen durchgeführt werden, nimmt
die Inzidenz invasiver Carcinome und die Mortalität ab, wobei in einigen Ländern
die Inzidenz dieses Carcinoms in den jüngeren Geburtsjahrgängen wieder zugenommen hat [2].

5.1 Inzidenz und Mortalität

Die altersstandardisierte Inzidenzrate (Europa Standardbevölkerung) für alle Länder
der Europäischen Union beträgt 12,6/100.000, die Mortalität 4,5/100.000 (Angaben
für das Jahr 1995; Quelle: IARC, 1999). Die höchste Inzidenz weist Portugal
mit 18,8/100.000 auf, die niedrigste Luxemburg mit 3,5/100.000 (Österreich
15,5/100.000). Finnland verzeichnet mit 6,7/100.000 die höchste und Luxemburg
mit 0,3/100.000 die niedrigste Mortalität (Österreich 6,6/100.000).

Die altersstandardisierte Inzidenzrate hat in Österreich zwischen 1983 und 1997
um insgesamt 53% abgenommen (von 25,1/100.000 auf 12/100.000), die Mortalität
um 46% (von 6,9/100.000 auf 3,7/100.000) (Abb. 4). Die Abnahme der Mortalität
ist Folge der Früherkennung mittels Cervixabstrichs, die in Österreich bereits in den
sechziger Jahren eingeführt worden ist. Der Screeningeffekt wird von der Position
„Cervixcarcinom" jedoch nur unvollständig wiedergegeben, da er auch in der Posi-

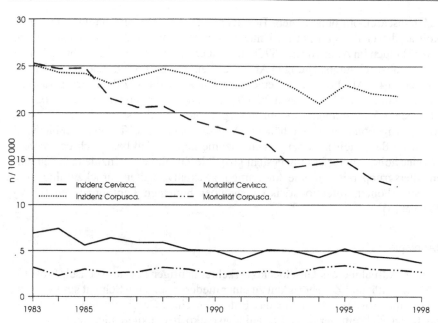

Abb. 4. Cervixcarcinom und Corpuscarcinom, Österreich, altersstandardisierte (Österreichische Bevölkerung 1991) Mortalitätsraten (1983–1998) und Inzidenzraten (1983–1997)

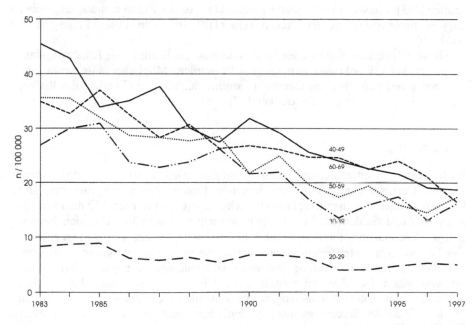

Abb. 5. Invasives Cervixcarcinom, altersspezifische (10-Jahres-Altersgruppen) Inzidenzraten, Österreich 1983–1997

tion „Uteruscarcinom ohne nähere Bezeichnung" zum Tragen kommt. Die Sterblichkeit an dieser Position hat im Untersuchungszeitraum um 45% abgenommen. 76% aller Frauen im Alter von 20–69 Jahren haben zumindest einmal in ihrem Leben eine Cervixabstrichuntersuchung in Anspruch genommen, 48% mindestens 4 Untersuchungen [14]. Als Folge des Screenings hat auch die Inzidenz des invasiven Cervixcarcinoms im Altersbereich 20–69 Jahre signifikant abgenommen (Abb. 5). Die Inzidenz des *carcinoma-in-situ* hingegen hat im Altersbereich 20–39 Jahre signifikant zugenommen, in den höheren Altersgruppen ist der Trend gleichbleibend (Daten nicht dargestellt), wobei jedoch anzumerken ist, daß bezüglich *carcinoma-in-situ* eine hohe Untererfassung besteht [14]. Die Zunahme der Inzidenz in den jüngeren Altersgruppen ist auf eine Änderung im Sexualverhalten zurückzuführen, die zu einem erhöhten Infektionsrisiko gegenüber humanen Papillomaviren (HPV) geführt hat [3].

5.2 Ätiologie

Eine frühe Aufnahme des Geschlechtsverkehrs, häufiger Partnerwechsel, Prostitution, Multiparität und Zugehörigkeit zu einer niederen sozialen Schicht sind seit langem bekannte Risikofaktoren für das Entstehen eines Cervixcarcinoms. Entsprechend findet sich ein geringes Erkrankungsrisiko bei sexuell nicht aktiven bzw. monogam lebenden Frauen und Nulliparität. Das Cervixcarcinom zeigt somit gewisse Ähnlichkeiten mit einer sexuell übertragbaren Erkrankung, und es wurde nachgewiesen, daß Infektionen mit humanen Papillomaviren (die wichtigsten Vertreter sind die HPV-Typen 16, 18, 31 und 33) in der Genese des Tumors eine Rolle spielen [1, 3]. Ein weiterer etablierter Risikofaktor ist das Zigarettenrauchen, wobei ein vermuteter synergistischer Effekt mit einer HPV-Infektion heute in Frage gestellt wird [10].

In verschiedenen analytischen Studien konnte ein Einfluß von Ernährungsfaktoren auf das Erkrankungsrisiko festgestellt werden. Möglicherweise senkt eine Ernährung reich an Obst und Gemüse (Carotinoide, Vitamin C und E) das Risiko, an einem Cervixcarcinom zu erkranken [17].

5.3 Screening

Im Rahmen der *Conference on Screening and Early Detection of Cancer* [5] wurden für das Cervixcarcinom-Screening folgende Empfehlungen ausgearbeitet: Die Untersuchungen sollten mittels Pap-Abstrich durchgeführt werden. Mit dem Screening sollte nicht vor dem 20. Lebensjahr bzw. nicht nach dem 30. Lebensjahr begonnen werden. Frauen sollten bis zum 60. Lebensjahr gescreent werden. Das präventive Potential von Untersuchungen bei älteren Frauen ist sehr gering, vor allem wenn bei diesen Frauen die vorangegangenen Untersuchungen negative Ergebnisse erbracht haben. Der Abstand zwischen den Untersuchungen sollte drei bis fünf Jahre betragen. Kürzere Screeningintervalle werden nicht empfohlen, da sie den Wirkungsgrad des Screenings nicht wesentlich verbessern, aber das Risiko einer Überbehandlung erhöhen.

6. Corpuscarcinom

Die Inzidenz des Corpuscarcinoms ist generell in Populationen mit einem hohen Lebensstandard höher und steigt mit zunehmender Übernahme „westlicher Lebensgewohnheiten". Die geographische Verteilung stimmt daher weitgehend mit dem Mamma- und Ovarialcarcinom überein. In den letzten Jahren kann jedoch in den Hochrisikoländern ein leichter Rückgang der Inzidenz und Mortalität beobachtet werden [2].

6.1 Inzidenz und Mortalität

Die altersstandardisierte Inzidenzrate (Europa Standardbevölkerung) für alle Länder der Europäischen Union beträgt 15,5/100.000, die Mortalität 3,1/100.000 (Angaben für das Jahr 1995; Quelle: IARC, 1999). Die höchste Inzidenz weist Italien mit 23,4/100.000 auf, die niedrigste Griechenland mit 9,2/100.000 (Österreich 15,1/100.000). Die Mortalität ist in Luxemburg mit 5,4/100.000 am höchsten und in Griechenland mit 1,4/100.000 am niedrigsten (Österreich 3,8/100.000).

Die altersstandardisierte Inzidenzrate hat in Österreich zwischen 1983 und 1997 um insgesamt 14% abgenommen (von 25,3/100.000 auf 21,8/100.000), die Mortalität um 16% (von 3,2/100.000 auf 2,7/100.000) (Abb. 4).

Der Trend der Inzidenz der einzelnen Tumorstadien verläuft weitgehend in Übereinstimmung mit der Entwicklung der Gesamtinzidenz, wobei die Inzidenz metastasierender Tumoren bei den über 50jährigen Frauen stärker abnimmt (Daten nicht dargestellt).

6.2 Ätiologie

Für das Entstehen eines Endometriumcarcinoms sind hormonelle Mechanismen von vorrangiger Bedeutung. Eine lang andauernde bzw. hohe Östrogenexposition (endogen oder durch externe Zufuhr) erhöht das Risiko, an einem Endometriumcarcinom zu erkranken. Entsprechend sind reproduktive Faktoren (frühe Menarche, Nulliparität und eine späte Menopause), Übergewicht und eine Hormonersatztherapie die wichtigsten etablierten Risikofaktoren ([2], Übersicht in [17]).

Das Risiko bei der Hormonsubstitution nach der Menopause ist von der Dosis und der Einnahmedauer abhängig. Nach Beendigung der Hormonersatztherapie sinkt das Risiko wieder auf jenes nicht behandelter Frauen ab [11]. Eine neue Untersuchung zeigt, daß auch bei niedriger Dosierung das Endometriumcarcinomrisiko zunimmt (Behandlungsdauer: < 5 Jahre OR = 2,0 CI 1,4–3,0; ≥ 5 Jahre OR = 2,4 CI 1,3–4,3), wenn die Therapie oral durchgeführt wird, nicht jedoch bei vaginaler Applikation [16].

Neben dem Übergewicht als eigenständigem Risikofaktor wurden auch Ernährungsfaktoren untersucht. Aus diesen Untersuchungen kann abgeleitet werden, daß möglicherweise eine fettreiche Ernährung (tierische Fette) das Risiko erhöht und eine Ernährung reich an Obst und Gemüse eine protektive Wirkung hat (Übersicht in [17]).

7. Blasencarcinom

Die höchsten Inzidenzraten von Blasenkrebs werden in Europa und Nordamerika beobachtet. Hohe Inzidenzraten finden sich auch in tropischen und subtropischen Ländern mit endemischer Bilharziose. Männer erkranken etwa drei- bis viermal häufiger als Frauen [2].

7.1 Inzidenz und Mortalität

Die altersstandardisierte Inzidenzrate (Europa Standardbevölkerung) für alle Länder der Europäischen Union beträgt 33,2/100.000 für Männer und 6,6/100.000 für Frauen, die Mortalität für Männer 11,4/100.000 und 2,5/100.000 für Frauen (Angaben für das Jahr 1995; Quelle: IARC, 1999). Bei den Männern weist Italien mit 48,3/100.000 die höchste Inzidenz auf, die niedrigste Österreich mit 20,9/100.000. Bei den Frauen verzeichnet Dänemark mit 11,3/100.000 die höchste und die Niederlande mit 4,6/100.000 die niedrigste Inzidenz (Österreich 5,5/100.000).

Dänemark weist bei Männern (14/100.000) und Frauen (3,9/100.000) die höchste Mortalität auf, die niedrigste verzeichnet bei den Männern Finnland (6,7/100.000) und bei den Frauen Schweden (1,8/100.000) (Österreich: Männer 9/100.000, Frauen 2,7/100.000).

Die Entwicklung der altersstandardisierten Inzidenz- und Mortalitätsraten in Österreich (1983 bis 1997/1998) ist in Abb. 6 dargestellt. Die Inzidenz hat sich bei

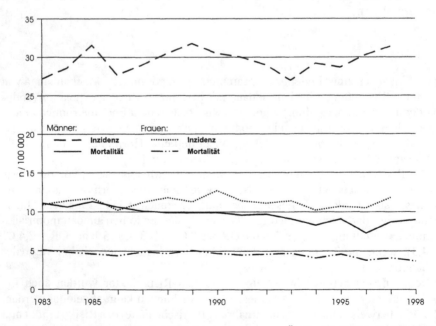

Abb. 6. Blasencarcinom bei Männern und Frauen, Österreich, altersstandardisierte (Österreichische Bevölkerung 1991) Mortalitätsraten (1983–1998) und Inzidenzraten (1983–1997)

Männern und Frauen nicht verändert, die Mortalität weist seit Ende der achtziger Jahre einen abnehmenden Trend auf. Die Inzidenz der einzelnen Tumorstadien hat sich in diesem Zeitraum nicht verändert (Daten nicht dargestellt).

7.2 Ätiologie

Ein Großteil aller Blasencarcinome ist auf Umwelteinflüsse zurückzuführen, wobei in den Industriestaaten Tabakkonsum und berufliche Expositionen die wichtigsten exogenen Noxen darstellen (Übersicht in [12]). Es wird davon ausgegangen, daß bei Männern 40% und bei Frauen 30% aller Blasencarcinome durch Zigarettenrauchen verursacht werden und somit ein hohes präventives Potential vorhanden ist. Bei den berufsbedingten Blasencarcinomen sind vor allem aromatische Amine wie Amino-biphenyl, Benzidin oder 2-Naphthylamin von causaler Bedeutung. Betroffen sind Arbeiter in der Färbe-, Gummi- und Lederindustrie. Insgesamt wird der Anteil berufsbedingter Carcinome bei Männern auf etwa 20% geschätzt, bei Frauen nach neueren Untersuchungen auf 8% [7].

In einer Reihe von Untersuchungen konnten Zusammenhänge zwischen Bla-senkrebsrisiko, und Ernährungsfaktoren nachgewiesen werden, die aber großteils noch einer weiteren Bestätigung bedürfen (Übersicht in [17]). Kaffeekonsum erhöht möglicherweise das Blasenkrebsrisiko, und es ist sehr wahrscheinlich, daß eine Ernährung reich an Obst und Gemüse eine protektive Wirkung hat. Kein Einfluß auf das Blasencarcinomrisiko wird für Alkohol als gesichert angesehen, für Schwarztee und Saccharin als wahrscheinlich und für Cyclamat als möglich.

8. Nierenzellcarcinom

Unter „Nierencarcinom" werden üblicherweise die Carcinome des Nierenbeckens und des Parenchyms zusammengefaßt. Männer erkranken etwa doppelt so häufig an diesem Tumor als Frauen. Die höchste Inzidenz dieses Carcinoms wird in Europa und Nordamerika beobachtet, die niedrigste in Asien und Südamerika [2].

8.1 Inzidenz und Mortalität

Die altersstandardisierte Inzidenzrate (Europa Standardbevölkerung) für alle Länder der Europäischen Union beträgt 13,6/100.000 für Männer und 6/100.000 für Frauen, die Mortalität 6,7/100.000 für Männer und 3/100.000 für Frauen (Angaben für das Jahr 1995; Quelle: IARC, 1999). Bei Männern und Frauen weist jeweils Finnland mit 16/100.000 bzw. 9,7/100.000 die höchste und Portugal mit 8,2/100.000 bzw. 3,4/100.000 die niedrigste Inzidenz auf (Österreich 14,4/100.000 bzw. 7,1/100.000). Die Mortalität ist bei den Männern in Deutschland (9,2/100.000) am höchsten, bei den Frauen in Dänemark (5/100.000). Bei beiden Geschlechtern ist die Mortalität in Portugal (3,5/100.000 bzw. 1,2/100.000) am niedrigsten (Österreich 7,7/100.000 bzw. 3,7/100.000).

Die Entwicklung der altersstandardisierten Inzidenz- und Mortalitätsraten in Österreich (1983 bis 1997/1998) ist in Abb. 7 dargestellt. Nach einer Zunahme in den achtziger Jahren verläuft die Inzidenz bei Männern und Frauen auf einem gleich-

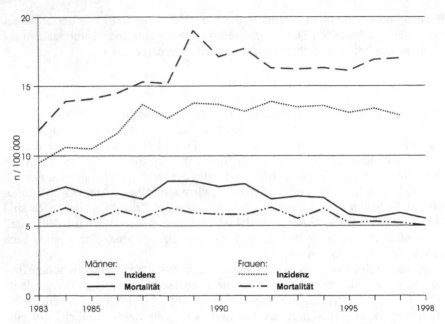

Abb. 7. Nierencarcinom bei Männern und Frauen, Österreich, altersstandardisierte (Österreichische Bevölkerung 1991) Mortalitätsraten (1983–1998) und Inzidenzraten (1983–1997)

bleibenden Niveau. Der Anstieg stimmt weitgehend mit der Zunahme der Inzidenz lokalisierter Tumorstadien in diesem Zeitraum überein (Daten nicht dargestellt) und ist in erster Linie auf die zufällige Erfassung von Tumoren im Rahmen einer sonographischen Untersuchung zurückzuführen. Die Mortalität weist in den letzten Jahren eine abnehmende Tendenz auf (bei Männern stärker ausgeprägt).

8.2 Ätiologie

Über die Ätiologie des Nierencarcinoms ist wenig bekannt. Als wichtigster Faktor wird das Zigarettenrauchen angesehen. Es wird davon ausgegangen, daß bei Männern etwa 30% und bei Frauen circa 20% der Fälle durch Zigarettenrauchen verursacht werden. Als weitere Risikofaktoren wurden nachgewiesen: Berufsexpositionen gegenüber Asbest, Erdölprodukten oder Schwermetallen (Arsen, Cadmium), Übergewicht (vor allem bei Frauen), schwerer Phenacetinabusus und familiäre Disposition (Übersicht in [12, 13]). Das höchste Erkrankungsrisiko betrifft Dialysepatienten (RR > 100). Im Zusammenhang mit der Ernährung wird eine Risikoerhöhung durch eine Ernährung reich an Fleisch und Milchprodukten diskutiert sowie eine protektive Wirkung durch Gemüsekonsum [17].

Literatur

[1] Bosch FX, Munoz N, de Sanjos S, et al. (1994) Importance of human papillomavirus endemicity in the incidence of cervical cancer: An extension of the hypothesis on sexual behaviour. Cancer Epidemiol Biomarkers Prev 3: 375–379.

[2] Coleman MP, Esteve J, Damiecki P, et al. (1993) Trends in Cancer Incidence and Mortality (IARC Scientific Publications No 121). International Agency for Research on Cancer, Lyon.

[3] Franco E, Syrjänen K, de Wolf Ch, et al. (1996) New developments in cervical cancer screening and prevention. Cancer Epidemiol Biomarkers Prev 5: 853–856.

[4] Glud E, Krüger S, Troisi R, et al. (1998) Fertility drugs and ovarian cancer. Epidemiologic Rev 20: 237–257.

[5] Hankey BF, Feuer EJ, Clegg LX, et al. (1999) Cancer surveillance series: Interpreting trends in prostate cancer – Part I: Evidence of the effects of screening in recent prostate cancer incidence, mortality, and survival rates. J Natl Cancer Inst 91: 1017–1024.

[6] Koning HJ de, Schröder FH (1998) PSA-Screening for prostate cancer. The current controversy. Ann Oncol 9: 1293–1296.

[7] Mannetje A, Kogevinas M, Chang C (1999) Occupation in bladder cancer in European women. Cancer Causes Control 10: 209–217.

[8] Recommendations on Cancer Screening in the European Union: Conference on Screening and Early Detection of Cancer, Vienna, Nov. 18–19, 1999.

[9] Seidler A, Heiskel H, Bickeboller R, et al. (1998) Association between diesel exposure at work and prostate cancer. Scand J Work Environ Health 24: 486–494.

[10] Simons AM, Mugica van Heckenrode C, Rodriguz JA, et al. (1995) Demonstration of smoking related DNA damage in cervical epithelium and correlation with human papillomavirus typ 16, using exfoliative cervical cells. Br J Cancer 71: 246–249.

[11] Sourander L, Rajala T, Räihä I, et al. (1998) Cardiovascular and cancer morbidity and mortality and sudden cardiac death in postmenopausal women on oestrogen replacement therapy (ERT). Lancet 352: 1965–1969.

[12] US Surgeon General (1979) Smoking and Health. US Department of Health, Education and Welfare, Washington DC, USA, S. 5–45.

[13] Vogelzang NJ, Stadler WM (1998) Kidney cancer. Lancet 352: 1691–1696.

[14] Vutuc Ch, Haidinger G, Waldhoer T, et al. (1999) Prevalence of self-reported cervical cancer screening and impact on cervical cancer mortality in Austria. Wien Klin Wochenschr 111: 354–359.

[15] Vutuc Ch, Madersbacher St, Waldhoer Th, et al. (in Vorbereitung) Prostate cancer in Austria: PSA-screening and impact on mortality.

[16] Weiderpass E, Baron J, Adami HO, et al. (1999) Low-potency oestreogen and risk of endometrial cancer: A case control study. Lancet 353: 1824–1828.

[17] World Cancer Research Fund – American Institute of Cancer Research (1997) Food, Nutrition and the Prevention of Cancer: A Global Perspective. Banta Book Group, Mebasha, USA, S. 310.

Korrespondenz: Prof. Dr. Christian Vutuc, Prof. Dr. Gerald Haidinger, Abteilung für Epidemiologie, Institut für Krebsforschung der Universität Wien, Borschkegasse 8a, A-1090 Wien, Österreich. Tel.: +43-1-4277-65180 (Vutuc), Fax: +43-1-4277-65198, E-Mail: christian.vutuc@univie.ac.at

Hodentumoren

Jörg Thomas Hartmann, Markus Kuczyk und *Carsten Bokemeyer*

Testiculäre Keimzelltumoren gehören zu den Malignomen des Erwachsenen, die selbst im metastasierten Stadium in hohem Maße heilbar sind. Addiert man die Therapieergebnisse für alle Krankheitsstadien, so liegt die Gesamtüberlebensrate nach 5 Jahren bei über 90%.

Die zur Zeit verfolgten Therapiestrategien zielen auf ein risiko-adaptiertes Vorgehen ab, um die erreichten Behandlungserfolge bei gleichzeitiger Minimierung von Nebenwirkungen zu optimieren.

Im Erkrankungsstadium I ist die unilaterale inguinale Orchiectomie sowohl Standarddiagnostikum als auch Standardtherapeutikum. Für Patienten mit Seminomen folgt die prophylaktische paraaortale Radiotherapie mit einer Dosis von 26 Gy als eine mögliche Standardtherapie. Basierend auf den Risikofaktoren Tumorgröße und Gefäßinvasion ist die „Wait and see-Strategie" für Patienten mit geringem Rezidivrisiko eine sinnvolle Alternative. Eine primäre Chemotherapie mit Carboplatin wird gegenwärtig mit der Strahlentherapie verglichen, sollte aber nicht außerhalb von Studien eingesetzt werden. Für Patienten mit nichtseminomatösen Keimzelltumoren im klinischen Stadium I sind 3 Optionen verfügbar: (1) die nervensparende retroperitoneale Lymphadenectomie; (2) die sogenannte „Wait and see-Strategie"; oder (3) zwei Zyklen adjuvante Chemotherapie. Die Entscheidung über die Auswahl der jeweiligen Behandlung für diese Patienten sollte dem individuellen Risikoprofil Rechnung tragen – histopathologisches Kriterium der vasculären Invasion – und eine Abwägung der möglichen Komplikationen der Verfahren beinhalten.

Die Radiotherapie ist die Therapie der Wahl bei Patienten mit Seminom im Stadium IIA/B, während Patienten mit nichtseminomatösen Keimzelltumoren und geringer Tumorlast einer retroperitonealen Lymphadenectomie, gefolgt von alleiniger Nachbeobachtung oder adjuvanter Chemotherapie, unterzogen werden. Allerdings ist eine primäre Chemotherapie in diesen Stadien der Erkrankung als therapeutisch gleichwertig einzustufen und erspart für einen Teil der Patienten die Notwendigkeit der abdominellen Operation.

In den fortgeschrittenen Erkrankungsstadien ab dem Stadium II B rückt die primäre Chemotherapie als Standardbehandlung bei Patienten mit nichtseminomatösen Keimzelltumoren in den Vordergrund. In dieser Patientengruppe sind in den letzten Jahren erhebliche Fortschritte erzielt worden. Mit cisplatinhaltiger Kombinationschemotherapie erreichen ca. 70–90% der Patienten anhaltende Remissionen. Für Patienten der sogenannten „Good-prognosis"-Gruppe nach der IGCCCG-Klassifikation gelten drei Zyklen Cisplatin, Etoposid und Bleomycin (PEB-Regime) als Standardtherapie. Versuche, die nebenwirkungsbehafteten Medikamente Cisplatin und Bleomycin zu ersetzen, sind in randomisierten Studien negativ ausgefallen. Die Applikation des PEB-Schemas in der „amerikanischen Variante" als 3-Tages-Therapie oder als „englische Variante" der 3-Tages-Therapie gilt als gleichwertig. Patienten der „Intermediate"- und „Poor-prognosis"-Gruppen erhalten vier Zyklen des PEB-Regimens in dreiwöchigen Abständen.

Der Stellenwert der Hochdosis-Chemotherapie mit autologer peripherer Blutstammzelltransplantation ist Gegenstand klinischer Studien bei Patienten mit ausgedehnter Metastasierung („Poor-prognosis") sowie für Patienten mit Rezidiv nach vorheriger Chemotherapie. In der ersten Gruppe liegt das Langzeitüberleben mit PEB × 4 bei ca. 50%, in der zweiten Gruppe der Rezidivpatienten bei ca. 20% unter Verwendung standarddosierter konventioneller Chemotherapie. Zwei „Matched-pair"-Analysen zum Vergleich der Hochdosis- mit der Standardtherapie deuten an, daß eine Verbesserung der Überlebensraten um 15–20% bei „Poor-prognosis"-Patienten bzw. 10% in der Rezidivsituation durch die Hochdosistherapie erzielbar erscheint. Den entscheidenden Einfluß für den Erfolg, insbesondere der Rezidivtherapie, üben aber klinische und biologische Patientencharakteristika aus, wie z. B. die Sensitivität des Tumors auf Cisplatin oder eine primär mediastinale Tumorlokalisation.

Aufgrund der hohen Heilungsraten bei Hodentumoren sind aber auch in den letzten Jahren zunehmend die Langzeitnebenwirkungen der Behandlung in den Vordergrund gerückt. Das Risiko für therapieinduzierte Zweittumoren gilt gegenüber der Normalbevölkerung als geringfügig erhöht. Allerdings weist etwa ein Viertel der behandelten Patienten Langzeiteffekte der cisplatinhaltigen Kombinationschemotherapie auf, wie Oto- und Nephroxizität, periphere Polyneuropathie, vasculäre Spätfolgen und endocrinologische Veränderungen inklusive Fertilitätsstörungen. Weitere Anstrengungen sind daher nötig, um das Risiko von Strahlen- und Chemotherapie-induzierter chronischer Toxizität detailliert zu erfassen und in weiterer Folge zu minimieren.

1. Epidemiologische und ätiologische Aspekte von malignen Keimzelltumoren

Der Keimzelltumor des Hodens ist der häufigste solide Tumor des Mannes im Alter zwischen 20 und 35 Jahren. In den westlichen Industrienationen liegt die Inzidenz bei 6–8 Fällen pro 100.000 Einwohner pro Jahr (Osterlind 1986). Diese hat sich damit während der vergangenen 40 Jahre mehr als verdoppelt (Hernes et al. 1992, Stone et al. 1991). Die Ursachen der Erkrankung sind trotz einiger Hypothesen weiter ungeklärt. Das Vorliegen eines Cryptorchismus ist der zur Zeit am besten etablierte Prädispositionsfaktor für einen Hodentumor mit einem relativen Risiko von 5,3 (95%-Konfidenzintervall; 4,1–6,9) generiert aus 9 Fallkontrollstudien (Buetow 1995). Für andere ätiologisch relevante Faktoren haben sich bisher nur schwache und inkonsistente Korrelationen ergeben (Batata et al. 1995). Primär mediastinale Keimzelltumoren sind mit dem Klinefelter-Syndrom und dem Down-Syndrom assoziiert (Batata et al. 1982). Die Entstehung eines Hodentumors erscheint auch genetischen Faktoren zu unterliegen. In elf Literaturreporten ließ sich eine positive Familienanamnese bei 1,35% der Patienten mit Hodentumoren ermitteln. Das Risiko von Angehörigen ersten Grades wurde als 3–5fach erhöht ermittelt (Dieckmann et al. 1977).

Die typische klinische Präsentation bei Vorliegen eines primären Hodentumors ist die schmerzlose testiculäre Raumforderung, die sich sonographisch als intratesticuläre echoarme Läsion darstellt. Seminome weisen häufig diffuse Microcalcificationen auf.

Die radikale inguinale Orchiectomie ist der chirurgische Standardeingriff, um das Risiko eines Lokalrezidivs und eine Verteilung von Tumorzellen über die Lymphgefäße zu minimieren. Ca. 3–5% aller Keimzelltumoren sind extragonadalen Ursprungs, am häufigsten im Mediastinum oder im Retroperitoneum lokalisiert. Das Mediastinum als primäre Tumorlokalisation ist ein unabhängiger Prognosefaktor in der zur Zeit geltenden Prognoseklassifikation der International Germ Cell Cancer Collaborative Group (IGCCCG). Das therapeutische Management von extragonadalen und metastasierten testiculären Keimzelltumoren ist bezüglich der Wahl der Chemotherapie weitgehend identisch.

2. Histopathologische und zytogenetische Klassifizierung

Die am häufigsten verwendete histopathologische Einteilung von Hodentumoren ist die World-Health-Organisation-(WHO)-Klassifikation (Tab. 1) (Mostofi et al. 1981). Für den klinischen Alltag werden Keimzelltumoren im wesentlichen in zwei Subgruppen unterteilt, nämlich seminomatöse und nichtseminomatöse Hodentumoren, welche in etwa gleich häufig auftreten.

Seminome entstehen bevorzugt in der vierten Lebensdekade. Sie können trophoblastische Zellen enthalten, die in der Lage sind, humanes Choriongonadotropin (β-HCG) zu produzieren. Die spermatozytischen Seminome sind eine histologisch seltene Variante, die meist bei älteren Männern ab dem 45. Lebensjahr diagnostiziert wird und ein minimales metastatisches Potential aufweist.

Die nichtseminomatösen Keimzelltumoren des Hodens teilen sich histologisch in das Embryonalzellcarcinom, das Chorioncarcinom, den endodermalen Sinustumor und in das Teratom auf. Diese Keimzelltumoren treten am häufigsten in der dritten Dekade des Lebens auf. Die meisten nichtseminomatösen Keimzelltumoren des Hodens sind sogenannte Mischtumoren, die mehrere histologische Subtypen – ggf. auch seminomatöse Anteile – beinhalten. Selbst wenn seminomatöse Anteile im Tumor auftreten, ist der Nachweis von nichtseminomatösen Elementen wegweisend für die Klassifikation als Nichtseminom.

Diese histologische Einteilung hat wesentlichen Einfluß auf das klinische Management des Tumors. Teratome beinhalten alle drei Keimzellblätter in unterschiedlichem Differenzierungsausmaß. Insbesondere die hochdifferenzierten Formen dieser histologischen Variante metastasieren selten, können aber durch langsam progressives Wachstum zum Tode führen. Für diese Tumoren sind die therapeuti-

Tabelle 1. TNM-Klassifikation (nach Fleming et al. 1997)

Primärtumor (pT)[a]

pTX	Primärtumor kann nicht evaluiert werden (wenn keine Orchiectomie durchgeführt wurde)
pT0	Kein Hinweis auf einen Primärtumor (z.B. testiculäre Narbe)
pTis	Testiculäre intratubuläre Neoplasie (Carcinom *in situ*)
pT1	Tumor beschränkt auf den Hoden und Nebenhoden ohne vasculäre/lymphatische Invasion; Tumor kann die Tunica albuginea, aber nicht die Tunica vaginalis infiltrieren
pT2	Tumor beschränkt auf den Hoden und Nebenhoden mit vasculärer/lymphatischer Invasion, oder Tumor infiltriert die Tunica albuginea mit Beteiligung der Tunica vaginalis
pT3	Tumor infiltriert den Samenleiter mit oder ohne vasculäre/lymphatische Invasion
pT4	Tumor infiltriert das Scrotum mit oder ohne vasculäre/lymphatische Invasion

Regionale Lymphknoten (N)
– Klinische Einteilung

NX	Regionale Lymphknoten können nicht evaluiert werden
N0	Keine regionalen Lymphknotenmetastasen
N1	Metastasen mit einer Lymphknotenmasse von 2 cm Größe oder kleiner in der größten Ausdehnung oder multiple Lymphknoten, keiner größer als 2 cm und insgesamt nicht größer als 5 cm in der größten Ausdehnung
N2	Metastasen mit einer Lymphknotenmasse mehr als 2 cm Größe, aber nicht mehr als 5 cm in der größten Ausdehnung; oder multiple Lymphknoten, jede größer als 2 cm aber nicht mehr als 5 cm in der größten Ausdehnung
N3	Metastasen mit einer Lymphknotenmasse größer als 5 cm in der größten Ausdehnung

– Pathologische Einteilung (pN)

pNX	Regionale Lymphknoten können nicht evaluiert werden
pN0	Keine regionalen Lymphknotenmetastasen
pN1	Metastasen mit einer Lymphknotenmasse von 2 cm oder kleiner in der größten Dimension, maximal 5 positive Lymphknoten keiner größer als 2 cm.
pN2	Metastasen mit einer Lymphknotenmasse von mehr als 2 cm Größe bis maximal 5 cm in der größten Ausdehnung; oder mehr als 5 positive Knoten, keiner größer als 5 cm; oder Nachweis von extranodaler Tumorausdehnung
pN3	Metastasen mit einer Lymphknotenmasse größer als 5 cm in der größten Ausdehnung

Fernmetastasen (M)

Mx	Fernmetastasen können nicht evaluiert werden
M0	Keine Fernmetastasen
M1	Fernmetastasen
M1a	Nicht-regionale Lymphknoten oder pulmonale Metastasen
M1b	Fernmetastasen, außer nicht-regionale Lymphknoten oder pulmonale Metastasen

Serumtumormarker (S)

SX	nicht evaluierbar oder nicht durchgeführt
S0	normale Werte
S1	LDH $< 1,5 \times N$ und HCG (mIU/ml) < 5000 und AFP (ng/ml) < 1000
S2	LDH $1,5–10 \times N$ oder HCG (mIU/ml) $5000–50,000$ oder AFP (ng/ml) $1000–10,000$
S3	LDH $> 10 \times N$ oder HCG (mIU/ml) $> 50,000$ oder AFP (ng/ml) $10,000$
N	obere Grenze des Normbereichs

Tabelle 1 (Fortsetzung)

Stadium

Stadium 0	pTis	N0	M0	S0
Stadium I	pT1-4	N0	M0	SX
Stadium IA	pT1	N0	M0	S0
Stadium IB	pT2	N0	M0	S0
	pT3	N0	M0	S0
	pT4	N0	M0	S0
Stadium IS	Jedes pT/Tx	N0	M0	S1-3
Stadium II	Jedes pT/Tx	N1-3	M0	SX
Stadium IIA	Jedes pT/Tx	N1	M0	S0
	Jedes pT/Tx	N1	M0	S1
Stadium IIB	Jedes pT/Tx	N2	M0	S0
	Jedes pT/Tx	N2	M0	S1
Stadium IIC	Jedes pT/Tx	N3	M0	S0
	Jedes pT/Tx	N3	M0	S1
Stadium III	Jedes pT/Tx	Jedes N	M1	SX
Stadium IIIA	Jedes pT/Tx	Jedes N	M1a	S0
	Jedes pT/Tx	Jedes N	M1a	S1
Stadium IIIB	Jedes pT/Tx	N1-3	M0	S2
	Jedes pT/Tx	Jedes N	M1a	S2
Stadium IIIC	Jedes pT/Tx	N1-3	M0	S3
	Jedes pT/Tx	Jedes N	M1a	S3
	Jedes pT/Tx	Jedes N	M1b	Jedes S

[a] Die Ausdehnung des Primärtumors wird nach radikaler Orchiectomie klassifiziert. HCG, humanes Choriongonadotropin; LDH, Laktat-Dehydrogenase; AFP, alpha-Fetoprotein

schen Optionen auf eine komplette chirurgische Entfernung beschränkt, da differenzierte Teratome auf Chemotherapie nicht ansprechen.

Vorläufer aller Keimzelltumoren der Erwachsenen, sowohl für seminomatöse als auch nichtseminomatöse Tumoren, ist die testiculäre intratubuläre Keimzellneoplasie (TIN) (Jacobsen et al. 1981). Die Inzidenz der TIN beträgt 2–5% im cryptorchiden Hoden sowie im contralateralen Hoden von Patienten mit dokumentiertem Hodentumor (Dieckmann et al. 1996). Bei Patienten mit gestörter Fertilität beträgt die Inzidenz der TIN ca. 0,5% (Pryor et al. 1983).

Zytogenetische Untersuchungen von testiculären Hodentumoren haben fast ausschließlich hyperdiploide, meist tri- oder tetraploide, Chromosomensätze und den Nachweis eines X- und eines Y-Chromosoms ergeben (Chaganti et al. 1993). Ein Isochromosom des kurzen Armes von Chromosom 12 [i(12p)] gilt als Markerchromosom, das in allen histologischen Untertypen unabhängig von der Primärlokalisation (Rodriguez et al. 1992) und in über 80% von testiculären Hodentumoren gefunden wird (Bosl et al. 1994, Mostert et al. 1996). Isochromosom 12p wurde ebenfalls in TIN nachgewiesen (Vos et al. 1990). Diese Befunde führen zu der Hypothese, daß ein oder mehrere Gene auf dem kurzen Arm von Chromosom 12 für die maligne Transformation der Keimzelle von Bedeutung sind. Liegt kein typisches Isochromosom i(12p) vor, so wurde in Keimzelltumorzellen aberrantes Genmaterial identifiziert, das aus multiplen Kopien von 12p bestand. Dies bedeutet, daß in nahezu allen Keimzelltumorzellen, inklusive denen ohne Nachweis von Isochromosom i(12p), exzessive Kopien Genmaterial von 12p vorliegen. Charakteristische Deletionen am Arm 12q wurden ebenfalls detektiert, welche die Vermutung nahelegen, daß ein Tumorsuppressorgen auf dem langen Arm vom Chromosom 12 lokalisiert sein könnte, daß durch den Allelverlust während der malignen Transformation verloren geht (Rodriguez et al. 1992). Zusammengenommen führen diese Beobachtungen zu folgender Hypothese der malignen Transformation von primordialen Keimzellen: Spermatozyten, die sich in der meiotischen Teilung befinden und deren DNA-Fehler nicht korrigiert werden können, vollziehen normalerweise Apoptose. Wenn in diesen Zellen aber exzessive Kopien des 12p-Gens vorliegen und deren Genprodukte exprimiert werden, bleibt die Zelle am Leben und ist in der Lage, sich mitotisch zu teilen. Diese „rescued" transformierte Zelle hat sowohl ein X- als auch ein Y-Chromosom, einen diploiden Chromosomensatz oder eine erhöhte Anzahl von Chromosomensätzen. Sie zeichnet sich durch eine genomische Instabilität aus, die zu einem weiteren Verlust von genetischem Material und zu einer erhöhten Anzahl von 12p-Kopien führt.

Immunhistochemische Marker, insbesondere die humane placentare alkalische Phosphatase (PLAP) für das Seminom oder das Embryonalzellcarcinom, die Tumormarker Alphafetoprotein (AFP), β-HCG und das niedermolekulare Keratin für die nichtseminomatösen Keimzelltumoren, können für die Diagnose eines Keimzelltumors in Tumoren unsicherer Histogenese von Bedeutung sein (Manivel et al. 1987). Ein Nachweis von Isochromosom i(12p) bei Tumoren mit unklarer Genese weist ebenfalls auf einen Keimzelltumor hin.

3. Diagnostik und Stadieneinteilung

Eine ganze Reihe von verschiedenen Stagingsystemen von testiculären Keimzelltumoren wurde im Laufe der letzten Jahrzehnte entwickelt. Die Lugano-Klassifikation von 1979 umfaßt drei Stadien. Im Stadium I ist die Erkrankung auf den Hoden beschränkt, im Stadium II sind retroperitoneale Lymphknoten befallen, und im Stadium III liegt ein supradiaphragmaler Befall oder ein visceraler Befall vor (Cavalli et al. 1980). Die derzeit wichtigste anatomische Einteilung ist die Klassifikation der «Union International Contre le Cancer» (UICC), die zuletzt 1997 aktualisiert wurde. Sie weist vier Kategorien aus: T (Primärtumor), N (regionale Lymphknoten), M (distale Metastasen) sowie S (Erhöhung der Tumormarker LDH, β-HCG, AFP) nach klinischer Diagnostik (c) oder pathologischem (p) Staging. Zusätzlich zu der Einführung der prognostisch relevanten Informationen der Tumormarkererhöhung (S-Kategorie), enthält das neue TNM-Klassifikationssystem eine neue Definition des T2-Stadiums und des M1-Stadiums. Das T2-Stadium sieht die histopathologischen Kriterien lymphatische oder vasculäre Gefäßinvasion des Tumors vor. Das M1-Stadium unterscheidet zwischen pulmonalen und nichtpulmonalen visceralen Metastasen (M1A/M1B) (Fleming et al. 1997) (Tab. 1). Diese Modifikationen beruhen partiell auf Resultaten der neuen „International Germ Cell Cancer Consensus Group" (IGCCCG) – Klassifikation für metastasierte Erkrankungsstadien (Tab. 2), die seit ihrer Einführung 1995 eine weltweite Akzeptanz erfahren hat (Mead et al. 1997). Um das Ausmaß der Erkrankung zu erfassen und

Tabelle 2. „International Germ Cell Cancer Collaborative Group" Klassifikation (IGCCCG) [nach Mead et al. 1997]

„Good prognosis"

Nichtseminom	• Hoden-/ Retroperitonealer Tumor UND • „Good" Marker" * UND • Keine nicht-pulmonalen visceralen Metastasen ,	* **„Good" Marker** AFP < 1,000 ng/ml UND HCG < 1,000 ng/mg
Seminom	• Jede Primärlokalisation UND • Jeder Marker UND • Keine nicht-pulmonalen visceralen Metastasen	($\approx$ 5,000 iU/L) UND LDH < 1.5 × N

„Intermediate prognosis"

Nichtseminom	• Hoden-/ Retroperitonealer Tumor UND • „Intermediate" Marker * UND • Keine nicht-pulmonalen visceralen Metastasen	* **„Intermediate" Marker:** AFP < 1,000–10,000 ng/ml ODER HCG < 1,000–10,000 ng/mg
Seminom	• Jede Primärlokalisation UND • Jeder Marker UND • Nicht-pulmonale viscerale Metastasen	($\approx$ 5,000–50,000 iU/L) ODER LDH < 1.5–10 × N

„Poor prognosis"

Nichtseminom	• Primär mediastinaler Tumor ODER • Hoden-/Retroperitonealer Tumor UND • Nicht-pulmonale viscerale Metastasen ODER – „Poor" Marker *	* **„Poor" Marker:** AFP > 10,000 ng/ml ODER HCG > 10,000 ng/mg ($\approx$ 50,000 iU/L) ODER LDH > 10 × N

(N = Obergrenze Normalwert)

eine Entscheidungsgrundlage für das therapeutische Konzept zu entwickeln, sind folgende Stagingmaßnahmen erforderlich: histopathologische Untersuchung des Primärtumors, körperliche Untersuchung des Patienten, Bestimmung der Serumkonzentration von AFP, β-HCG und LDH, radiologische Untersuchungen, wie Röntgen-Thorax und Computertomographien des Abdomens und des Thorax. Bei Patienten, die eine fortgeschrittene Erkrankungssituation aufweisen („poor-prognosis" analog der IGCCCG), werden zusätzlich die Durchführung einer Knochenszintigraphie und einer Computertomographie des Schädels empfohlen, letztere Untersuchung insbesondere bei Patienten mit der Histologie eines Chorioncarcinoms.

4. Therapie von Keimzelltumoren

4.1 Seminomatöse Keimzelltumoren

4.1.1 Stadium I

Die Behandlung des Seminoms im Stadium I hat in den letzten 20 Jahren wenig Veränderung erfahren. Die Standardtherapie stellt die Bestrahlung paraaortaler LK mit konventioneller Fraktionierung bis zu einer Maximaldosis von 26 Gy dar. Zur Zeit sind geringere strahlentherapeutische Gesamtdosen Gegenstand klinischer Untersuchungen. Eine Reduktion der Bestrahlungsfelder auf die paraaortalen Lymphknotenstationen ohne iliacales Feld ist nach randomisierten Untersuchungen gefahrlos möglich. Die Rezidivrate innerhalb der Bestrahlungsfelder ist mit < 2% vernachlässigbar gering. Die systemische Rezidivrate – der häufigste Rezidivort sind die supraclaviculären Lymphknoten – liegt je nach Erhebung zwischen 2% und 9%, und die Gesamtmortalität im Stadium I unter 2% (Fossa et al. 1989a, Zagars et al. 1987). Die Spätfolgen der Bestrahlung schließen eine gegenüber der Normalbevölkerung leicht erhöhte Inzidenz von gastrointestinalen Zweitneoplasien ein (van Leeuwen et al. 1993).

Die Rezidivrate im Stadium I bei alleiniger Beobachtung ohne Bestrahlung („Wait and see-Strategie") liegt bei 15–20%. Risikofaktoren für ein Rezidiv sind nach einer retrospektiven Studie von 549 Patienten eine Tumorgröße über 4 cm und die tumoröse Invasion des Rete testis. Beide Faktoren waren jeweils mit einem ca. 2fach höheren Risiko für ein Rezidiv im Stadium I des Seminoms verbunden (Warde et al. 1998). Aufgrund der Chemotherapiesensitivität von seminomatösen Keimzelltumoren ist in den letzten Jahren eine Monotherapie mit Carboplatin als Alternativstrategie getestet worden. Carboplatin besitzt ein günstiges Nebenwirkungsspektrum und könnte daher mit Vorteilen hinsichtlich Lebensqualität oder Pharmakoökonomie verbunden sein. Die Ergebnisse von randomisierten Untersuchungen, die eine adjuvante paraaortale Radiotherapie gegen zwei Zyklen einer Carboplatin-Monotherapie vergleichen, werden in Kürze vorliegen.

4.1.2 Stadium IIA/B

Seminome mit geringer Tumorlast im klinischen Stadium IIA/B nach Lugano beinhalten *per definitionem* Patienten mit retroperitonealen Lymphknotenmetastasen bis 5 cm im maximalen transversen Durchmesser. Auch bei diesen Patienten ist weiterhin die Bestrahlung die Standardtherapie. Das Bestrahlungsfeld umfaßt die paraaortalen und ipsilateralen iliacalen Lymphknoten. Die Strahlendosis liegt bei 30 Gy für das Stadium IIA sowie 36 Gy für das Stadium IIB (Bamberg et al. 1999). Die Rezidivraten nach zwei Jahren liegen bei 0 bis 13%, und Todesfälle in diesem Stadium sind selten. Klinische Studien haben ergeben, daß eine zusätzliche prophylaktische Bestrahlung des Mediastinums oder der supraclaviculären Lymphknoten ohne zusätzlichen Nutzen ist, aber mit erhöhter Morbidität einhergeht.

4.1.3 Stadium IIC/D und Stadium III

Patienten im Stadium IIC/D oder Stadium III mit seminomatösem Hodentumor weisen eine hohe Rezidivrate von 20–30% mit alleiniger Strahlentherapie auf (Willan et al. 1985, Gregory et al. 1986). In dieser Patientengruppe wird daher die primäre Chemotherapie bevorzugt, die zu Remissionsraten von ca. 80–90% mit einer standarddosierten cisplatinhaltigen Chemotherapie bzw. 77–93% mit einer Carboplatin-basierenden Chemotherapie führt. Mit einer Carboplatin-Monotherapie werden erkrankungsfreie Überlebensraten von ca. 75% erreicht (Fossa et al. 1995, Logothetis et al. 1987, Pizzocaro et al. 1986, Schmoll et al. 1993, Mencel et al. 1994, Horwich et al. 1992, Sleijfer et al. 1996, Jones et al. 1997, Fossa et al. 1987, Loehrer et al. 1987, Clemm et al. 1995, Horwich et al. 1997a) (Tab. 3).

Tabelle 3. Resultate carboplatin- und cisplatinhaltiger Chemotherapie bei fortgeschrittenen seminomatösen Keimzelltumoren

Autor	Jahr	Regime	N (Pt)	kontinuierliche CR-Rate (%)
Horwich et al.	1992	C	70	77
Schmoll et al.	1993	C	42	71
Mencel et al.	1994	CE	35	83
Sleijfer et al.	1996	CIVcr	27	93
Jones et al.	1997	CCyc	31	77
Pizzocaro et al.	1986	PVB/PEB	31	75
Logothetis et al.	1987	P/Cyc	42	92
Fossa et al.	1987	PVB/PEB	54	78
Loehrer et al.	1987	PVB/PEB	60	66
Mencel et al.	1994	VAB-6/EP	105	87
Fossa et al.	1995	PIVcr	42	90
Clemm et al.	1995	PEI/PVI	77	92
Horwich et al.	1997a	PEB/PVB	45	93

Cyc = Cyclophosphamid, I = Ifosfamid, E = Etoposid, C = Carboplatin, P = Cisplatin, V = Vinblastin, B = Bleomycin, Vcr = Vincristin

Es liegen drei randomisierte Untersuchungen vor, die die beiden Platinanaloga Cis- und Carboplatin verglichen haben. In der ersten Untersuchung erhielten 69 Patienten mit Seminomen – klassifiziert als „Good risk" Erkrankung nach der Memorial-Sloan-Kettering-Cancer-Center-Klassifikation (Bosl et al. 1983) – entweder die Kombination von Cisplatin/Etoposid (PE) oder Carboplatin/Etoposid (CE), jeweils über 4 Zyklen, verabreicht. Die objektiven Remissionsraten lagen bei 87% für PE und 94% für CE. Das ereignisfreie Überleben war für Patienten mit Carboplatin/Etoposid mit 82% versus 87% niedriger (statistisch nicht signifikant) (Bajorin et al. 1993b). Eine zweite vorgestellte Untersuchung verglich 4 Zyklen Carboplatin-Monotherapie (400 mg/m^2) mit 4 Zyklen einer Kombination von Cisplatin und Etoposid bei Patienten mit fortgeschrittenem metastasiertem Seminom. Nach Rekrutierung von 130 Patienten wurde die Studie aufgrund von zeitgleich publizierten negativen Resultaten für Carboplatin bei nichtseminomatösen Keimzelltumoren abgebrochen. Während das progressionsfreie 3-Jahres-Überleben mit 71% versus 81% zu Gunsten der Cisplatin-Kombination lag, fand sich beim Gesamtüberleben kein Unterschied zwischen beiden Behandlungsgruppen. Die Untersuchung ermöglicht aber keine sichere Aussage darüber, ob eine Carboplatin-Monotherapie als gleichwertig anzusehen ist (Horwich et al. 2000). Die deutsche Arbeitsgruppe Hodentumoren hat in ihrer randomisierten Studie insgesamt 280 Patienten mit fortgeschrittenem Seminom behandelt. Die Patienten wurden entweder mit 4 Zyklen Carboplatin-Monotherapie oder der Kombination aus Cisplatin, Etoposid und Ifosfamid (PEI-Regime) behandelt. Während nach PEI 5% Rezidive auftraten, lag die Rate im Carboplatin-Arm bei 26% ($p < 0,01$). Die Gesamtüberlebensrate betrug 95% im PEI-Arm versus 87% im Carboplatin-Arm (n.s.) (Clemm et al. 2000). Zur Zeit gelten in Deutschland als Standardtherapie für Patienten mit „Good"- oder „Intermediate prognosis"-Seminomen nach den IGCCCG-Kriterien drei bzw. vier Zyklen Chemotherapie mit Cisplatin/Etoposid ± Bleomycin. Die Prognose der metastasierten Seminome ist insgesamt jedoch günstig, was sich allein daran zeigt, daß eine „Poor prognosis"-Gruppe in der IGCCCG-Klassifikation für Seminome nicht existiert.

4.2 Nichtseminomatöse Keimzelltumoren

4.2.1 Stadium I

Insgesamt haben Patienten mit nichtseminomatösen Keimzelltumoren des klinischen Stadiums I eine Gesamtüberlebensrate von ca. 98%. Für diese Patientengruppe stehen drei Behandlungsoptionen zur Verfügung.

1. Retroperitoneale Lymphadenectomie (RLA): Diese ermöglicht neben der gewünschten Therapie die Möglichkeit eines exakten pathologischen Stagings (Donohue et al. 1993). In einem Fünftel der als Stadium I klassifizierten Patienten ergibt sich nach der RLA ein Upgrading in das pathologische Stadium II. Auf der anderen Seite liegt bei ca. 10% der Patienten im klinisch diagnostizierten Stadium IIA/B nach Durchführung der RLA und erfolgter histopathologischer Aufbereitung der Lymphknoten ein Stadium I vor. Die Nachteile eines chirurgischen Vorgehens im Stadium I des Nichtseminoms liegen in der Morbidität des Eingriffs (1–23%) und in der Mortalitätsrate (0,3%), wenn „modifizierte" Operationstechniken angewendet werden (Pizzocaro et al. 1996). Nach RLA liegt die Wahrscheinlichkeit eines Tumorrezidivs im Retroperitoneum bei 2–10%, und Fernmetastasen treten bei 7–12% der behandelten Patienten nach zwei Jahren auf (McLeod et al. 1991, Donohue et al. 1994b, Droz et al. 1993b, Sesterhenn et al. 1992). In den letzten Jahren sind nervenschonende Operationstechniken entwickelt worden, die auf einem aufwendigen anatomischen Mapping der sympathischen Nervenfasern des vorderen hypogastrischen Plexus bis zur aortalen Bifurcation oder der prospektiven Identifizierung von postganglionären Nerven und deren Erhalt beruhen (Donohue et al. 1990). Diese neuen Techniken resultieren in einer nahezu 100%igen Erhaltung der antegraden Ejaculationsfunktion bei geringem retroperitonealem Rezidivrisiko und einer annähernd 100%igen Heilungsrate in sogenannten „centers of experience"

(Donohue et al. 1994b). Da die retrograde Ejaculation ein potentielles Risiko der retroperitonealen Lymphknotendissektion darstellt, sollten die betroffenen Patienten stets auf die Möglichkeit einer präoperativen Spermacryokonservierung hingewiesen werden.

2. Unter Berücksichtigung der Morbiditätsrate einer retroperitonealen Lymphadenectomie und der hohen Heilungschancen mit einer Chemotherapie bei einer späteren Metastasierung wurde die sogenannte „Wait and see-Strategie" als Alternative für Patienten mit nichtseminomatösen Keimzelltumoren im Stadium I eingeführt (Peckham et al. 1982). Allerdings zeigen die durchgeführten Studien, daß die mediane Progressionsrate nach Orchiectomie ohne weitere Behandlung im unselektierten Patientengut bei 28% liegt. Außerdem kann eine „Wait and see-Strategie" nur bei den Patienten angewandt werden, für die eine engmaschige Nachbeobachtung mit entsprechender Compliance gewährleistet ist. Im Falle eines Rezidives und Einleitung einer systemischen Chemotherapie benötigen zwischen 14 und 32 Prozent der betroffenen Patienten eine nachgeschaltete operative Resektion von residuellen Tumormassen nach erfolgter Chemotherapie. Auch mit der „Wait and see-Strategie" liegt die Überlebensrate dieser Patientengruppe bei circa 98%.

3. Die dritte Alternative im Stadium I ist eine primäre Chemotherapie mit 2 Zyklen nach durchgeführter Orchiectomie. Diese Chemotherapie reduziert die Wahrscheinlichkeit des Tumorrezidivs auf unter 2%. Gegen diese Therapie spricht nur die akute Toxizität der Chemotherapie; die Langzeitnebenwirkungen sind minimal (Pont et al. 1996). Wie bei der routinegemäß durchgeführten, primären retroperitonealen Lymphadenectomie werden aber 70% der Patienten einer unnötigen Therapie unterzogen, wenn die im folgenden aufgeführten Risikofaktoren zur Selektion der Patienten nicht herangezogen werden.

4.2.2 Identifikation von Hochrisikopatienten im Stadium I

Aus den oben aufgeführten Gründen der möglichen Übertherapie wurden risikoadaptierte Behandlungsstrategien entwickelt, die das individuelle Risikoprofil von Patienten im klinischen Stadium I des Nichtseminoms berücksichtigen. Eine Untersuchung des Medical Research Councils (Freedman et al. 1987) identifizierte folgende histologische Tumorcharakteristika, die erlauben, das individuelle Risiko für ein Rezidiv im Stadium I abzuschätzen: Infiltration der Venen oder von Lymphgefäßen, Fehlen von Yolk sac-Elementen im Primärtumor und Vorliegen von Embryonalzellcarcinom-Anteilen im Primärtumor. Basierend auf diesen Erkenntnissen wurde der sogenannte Freedmann-Score entwickelt. Diese o.g. Ergebnisse wurden von einer weiteren Studiengruppe bestätigt, die den Unterpunkt vasculäre Invasion als hochsignifikanten Faktor für das Rezidivrisiko im Stadium I nachwies. Die Rezidivrate in dieser Untersuchung in Abhängigkeit des Nachweises von Tumoreinbruch in die Venen liegt bei 19% versus 6% (Culine et al. 1996).

Eine weitere 1996 veröffentliche prospektive Studie untersuchte das Rezidivrisiko von Hochrisikopatienten nach dem Freedmann-Score nach adjuvanter Chemotherapie. Diese Patienten erhielten zwei Zyklen mit Cisplatin, Etoposid und Bleomycin (PEB-Regime). Die Progressionsrate lag bei nur 2%. Gleichzeitig ergaben sich nach zwei Zyklen adjuvanter Chemotherapie keine signifikanten Langzeittoxizitäten (Pont et al. 1996). In der Zwischenzeit sind weitere Faktoren in

Evaluation, wie der DNA-Index, Proliferationsmarker (Monoclonaler Antikörper MIB-1, S-Phase-Fraktion), und molekulare Faktoren, wie Anzahl der Kopien des Isochromosoms i(12p), Amplificationen des ras-Onkogens, hst-1, c-kit Expression und Alterationen von p53 (Bokemeyer et al. 1996a, Albers et al. 1997). Kombiniert man immunohistochemische (MIB-1), histopathologische (Anteil von Embryonal-zellcarcinom) und radiologische Untersuchungsergebnisse, so können schon heute Patienten mit einem extrem geringen Risiko einer Fernmetastasierung identifiziert werden, und diesen sollte eine „Surveillance"-Strategie angeboten werden (Leibo-vitch et al. 1998).

4.2.3 Klinisches Stadium IS

Das in der TNM-Klassifikation aufgeführte Klinische Stadium IS – persistierende Serumtumormarkererhöhung nach Orchiectomie ohne Nachweis einer dissemi-nierten Erkrankung – gilt als Indikation für eine chemotherapeutische Behandlung, da die Erhöhung von Tumormarkern auf eine occulte Metastasierung hinweist. Die Behandlung erfolgt je nach Höhe des persistierenden Tumormarkers, in der Regel mit 3 Zyklen PEB.

4.2.4 Stadium II A/B

Im Lugano Stadium II bei Patienten mit Nichtseminom und geringem Tumorvo-lumen wird eine retroperitoneale Lymphadenectomie weiterhin häufig als Stan-dardbehandlung bei Vorliegen von ipsilateralen solitären Lymphknotenmetastasen bis zu einer Größe von 3 cm angesehen. Die RLA sollte das Risiko eines Rezidives im Operationsgebiet auf ein Minimum reduzieren. In Abhängigkeit von der Lokali-sation der Lymphknoten soll eine nervenerhaltende Dissektion bevorzugt werden. Bei Vorliegen von Lymphknoten in der Größenordnung von 3–5 cm, auch bei einem solitären Lymphknoten, ist die Wahrscheinlichkeit groß, daß eine ausgedehntere Metastasierung vorhanden ist, als zunächst durch eine Computertomographie des Abdomens vermutet wird. Kommen Symptome wie Rückenschmerzen, suprahiläre oder retrocrurale Lymphadenopathie, beidseitige retroperitoneale Lymphknotenme-tastasen, oder contralaterale Lymphknoten (bei Vorliegen von ipsilateralen Lymph-knoten, die nach computertomographischen Kriterien nicht befallen zu sein scheinen) hinzu, so ist mit einer hohen Wahrscheinlichkeit von weiteren Metastasen auszugehen. In dieser Patientengruppe ist die initiale Chemotherapie mit drei Zyklen des PEB-Regimes indiziert, womit etwa 60–70% der Patienten eine komplette Remission erzielen. Circa 30% dieser Patienten müssen aufgrund von residuellen Tumormassen nach Chemotherapie allerdings einer sekundären Chirurgie unter-zogen werden.

Die routinemäßige adjuvante Applikation von Chemotherapie nach durchge-führter primärer retroperitonealer Lymphadenectomie im pathologischen Stadium IIA/B erscheint für Patienten notwendig, die mit hohem Rezidivrisiko behaftet sind, das durch mehr als sechs befallene Lymphknoten, jeder Lymphknoten größer als 2 cm, oder extranodalen Befall definiert wird. Die adjuvante Behandlung besteht aus zwei Zyklen des PEB-Schemas oder, wie in einer kürzlich durchgeführten Studie demonstriert, zwei Zyklen der Kombination Cisplatin und Etoposid (PE). Diese

Behandlung resultiert in einem rezidivfreien Überleben von 98% (Motzer et al. 1995). Patienten-Compliance, psychologische Faktoren und die Möglichkeiten einer kontinuierlichen Nachbeobachtung können zusätzlich die Entscheidung über den Einsatz einer adjuvanten Chemotherapie beeinflussen.

Eine randomisierte Untersuchung, die eine sofortige adjuvante Chemotherapie mit einer Chemotherapie bei Auftreten eines Rezidivs nach der RLA verglichen hat, erbrachte keine signifikanten Überlebensunterschiede zwischen den beiden Behandlungsarmen (Williams et al. 1987b). Hierbei ist allerdings zu berücksichtigen, daß diese Untersuchung wegen der geringen Zahl der Rezidive nur eine eingeschränkte statistische Aussagekraft besaß, um eine Überlebensdifferenz aufzudecken. Im Beobachtungsarm starben drei Patienten, während in dem Behandlungsarm mit adjuvanter Chemotherapie nach Operation nur ein Patient verstarb. Leider war es trotz der neuen Untersuchungsmöglichkeiten wie Flow-Zytometrie oder zytophotometrischer DNA-Analyse bisher nicht möglich, Risikofaktoren für ein Tumorrezidiv bei Patienten mit pathologischem Stadium IIA/B nach Operation zu identifizieren (Albers et al. 1995). Auf der anderen Seite ergibt die aufwendige histopathologische Untersuchung von Tumormaterial der Patienten möglicherweise eine verwertbare prognostische Information. Ähnlich wie im pathologischen Stadium I wies die Gefäßinvasion in aufgearbeiteten Lymphknoten ein höheres Risiko für ein Rezidiv nach retroperitonealer Lymphadenectomie im Stadium II auf (24,0 versus 63,5%, $N = 88$) (Sesterhenn et al. 1992). Es bleibt für die Therapiewahl im Stadium II festzuhalten, daß sowohl eine primäre Chemotherapie als auch die primäre RLA mit oder ohne adjuvante Chemotherapie zu vergleichbaren Überlebensraten führen und die Wahl damit auch von den zu erwartenden Nebenwirkungen und Komplikationen der Therapieoptionen als auch von der Compliance des Patienten abhängt.

4.2.5 Metastasierte nichtseminomatöse Keimzelltumoren

Patienten mit metastasierten Keimzelltumoren werden analog der IGCCCG-Klassifikation in eine „Good"-, „Intermediate"- und „Poor prognosis"-Gruppe eingestuft (s. Tab. 2).

4.2.5.1 „Good prognosis"

Mit dem Erfolg der cisplatinbasierenden Kombinationschemotherapie bei testiculären Keimzelltumoren haben sich die Zielsetzungen in der Patientengruppe mit sogenannter „Good prognosis" nach der IGCCCG-Klassifikation gewandelt. Es wird zunehmend versucht, die behandlungsbedingte Toxizität zu reduzieren, ohne die Langzeitüberlebensrate zu gefährden (Williams et al. 1987a, Birch et al. 1986). Bestand bis zur Mitte der 80er Jahre die Standardtherapie aus 4 Zyklen einer Kombination von Cisplatin, Vinblastin und Bleomycin (PVB×4), so hat sich bis zum heutigen Tage ein 5-Tages-Regime oder alternativ ein 3-Tages-Regime mit 3 Zyklen von $PE_{500}B$ für diese Patientengruppe durchgesetzt (de Wit et al. 2000, Williams et al. 1987, Birch et al. 1986, Saxman et al. 1998, Loehrer et al. 1995, Xiao et al. 1997, de Wit et al. 1997, Bosl et al. 1988, Bajorin et al. 1993b) (s. Tab. 4). Insgesamt repräsentieren Patienten der „Good prognosis"-Subgruppe circa 60% aller metastasierten Keimzelltumoren und weisen eine 5-Jahres-Überlebensrate von

Tabelle 4. Randomisierte Untersuchungen bei metastasierten Hodentumoren der „Good prognosis"-Gruppe

Autor	Klassifikation	Regime	Ziel der Untersuchung	CR-Rate	kontinuierliche CR-Rate	Kommentar
Saxman et al. 1998	Indiana	PEB × 4 PEB × 3	Reduktion der Therapiezyklen	97% 98%	88% 87%	Gleichwertig
Bosl et al. 1988	MSKCC	VAB-6 × 3 EP × 4	Neues 2-Zytostatika-regime	96% 93%	85% 82%	Gleichwertig
de Wit et al. 1997	EORTC	BEP × 4 EP × 4	Kein Bleomycin	95% 87%	91% 83%	EP × 4 schlechter
de Wit et al. 2000	IGCCCG	PEB × 3 PEB × 3/PE × 1 PEB (d$_{1-5}$) PEB (d$_{1-3}$)	Reduktion der Therapiezyklen/ 5-Tages- versus 3-Tages-Regime	n.a.	90% 89% 89% 90%	Gleichwertig Gleichwertig
Loehrer et al. 1995	Indiana	PEB × 3 PE × 3	Kein Bleomycin	94% 88%	86% 69%	PE × 3 schlechter
Bajorin et al. 1993b	MSKCC	EC × 4 EP × 4	Carbo- vs. Cisplatin	80% 88%	87% 76%	EC × 4 schlechter
Horwich et al. 1997b	MRC/ EORTC	CEB × 4 BEP × 4	Carbo- vs. Cisplatin	87% 94%	77% 91%	CEB × 4 schlechter
Bokemeyer et al. 1996b	Indiana	CEB × 4 PEB × 3	Carbo- vs. Cisplatin	96% 97%	68% 86%	CEB × 4 schlechter
Culine et al. 1999	Institut Gustave Roussy	PEB × 3 PE × 4	Kein Bleomycin, Erhöhung der Zyklenzahl	92% 91%	96% 97%	Gleichwertig

P = Cisplatin, E = Etoposid, B = Bleomycin, C = Carboplatin, VAB-6 = Cisplatin + Vinblastin + Dactinomycin + Bleomycin + Cyclophosphamid, CR = Komplette Remission, n.a. = nicht angegeben

90% auf. Versuche, Bleomycin aus der Dreifach-Kombination zu entfernen, um die Akut- und Langzeittoxizität zu reduzieren, waren nicht erfolgreich (Loehrer et al. 1995, de Wit et al. 1997). Auch der Ersatz des nephro- und neurotoxischen Cisplatins durch Carboplatin führte zu einem niedrigeren rezidivfreien Überleben und Gesamtüberleben (Horwich et al. 1997b, Bokemeyer et al. 1996b). Heute gelten 3 Kurse PEB als Standard. Bei Patienten mit vorbestehenden Lungenerkrankungen können alternativ 4 Zyklen PE verabreicht werden (Culine et al. 1999).

4.2.5.2 „Intermediate prognosis"

Die optimale Behandlung von Patienten mit intermediärer Prognose ist nicht abschließend definiert, da diese Subgruppe von Patienten mit metastasierten Hodentumoren erst kürzlich durch die Metaanalyse der IGCCCG-Studiengruppe charakterisiert wurde (Mead et al. 1997). Eine randomisierte Untersuchung, die Ifosfamid statt Bleomycin mit Platin und Etoposid (PEI×4 vs. PEBI×4) verglich, zeigte eine Langzeitüberlebensrate von 83% nach vier Zyklen PEB. Der Ersatz von Bleomycin durch Ifosfamid war nicht mit einer höheren Effizienz verbunden. Insgesamt wurde die Toxizität im PEI-Arm höher eingestuft (de Wit et al. 1998). Behandlungsstrategien, die einer Verbesserung der Prognose dieser Patientengruppe dienen könnten, sind einerseits der Einsatz der Hochdosis-Chemotherapie, der zur Zeit in der „Poor prognosis"-Patientengruppe evaluiert wird, oder andererseits der Einsatz neuer Zytostatika in Kombination zum derzeitigen Standard, dem PEB-Regime. Dieser Ansatz war Gegenstand einer Pilot-Untersuchung, in der PEB mit Paclitaxel kombiniert wurde (de Wit et al. 1999). Eine randomisierte EORTC-Studie, die vier Zyklen PEB mit oder ohne Paclitaxel vergleicht, wird derzeit durchgeführt. Außerhalb von Studien gelten derzeit 4 Zyklen PEB als adäquate Behandlung.

4.2.5.3 „Poor prognosis"

Diese Patientengruppe verfügt trotz einer cisplatinbasierenden Kombinationschemotherapie über einen unzureichenden Therapieerfolg. Vier Zyklen einer konventionell dosierten Chemotherapie resultieren in einer 5-Jahres-Gesamtüberlebensrate von 50% (Mead et al. 1997, Birch et al. 1986). Die in der Vergangenheit getesteten Behandlungsstrategien, wie z.B. alternierende Chemotherapie-Protokolle mit BOP/VIP-B oder PVB/PEB, zeigten, verglichen mit der Standardtherapie 4×PEB, keine signifikante Verbesserung der Remissions- oder Überlebensrate (Kaye et al. 1998, de Wit et al. 1995). Zusätzlich war die Toxizität der alternierenden Chemotherapieprotokolle deutlich höher. Die Ergebnisse randomisierter Studien bei „Poor prognosis"-Patienten sind in Tab. 5 dargestellt (Williams et al. 1987, Kaye et al. 1998, de Wit et al 1995, Nichols et al. 1998, Nichols et al. 1991, Wozniak et al. 1991, Ozols et al. 1988). In den letzten Jahren haben Konzepte einer dosisintensivierten Chemotherapie, nachfolgend Hochdosis-Chemotherapie genannt, zunehmend die experimentelle Therapie von „Poor prognosis"-Patienten bestimmt. Die Rationale einer Hochdosis-Chemotherapie basiert auf der Hypothese einer Dosis-Wirkung-Beziehung der verwendeten Zytostatika. Voraussetzung für ein solches Verfahren war die Entwicklung der peripheren autologen Blutstammzelltransplantation (PBSC) und die Verfügbarkeit von rekombinanten hämatopoetischen Wachstumsfaktoren (G-CSF, GM-CSF). Versuche, allein die Cisplatindosis

Tabelle 5. Randomisierte Untersuchungen bei metastasierten Hodentumoren der „Poor prognosis"-Gruppe

Autor	Klassifikation	Regime	Ziel der Untersuchung	CR-Rate	Kommentar
Williams et al. 1987a	Indiana	PVB × 4 PEB × 4	Etoposid anstelle von Vinblastin	38% 63%	PVB schlechter
Wozniak et al. 1991	SWOG	PVB × 4 PEV × 4	Etoposid anstelle von Bleomycin	77% 73%	Gleichwertig
Ozols et al. 1988	NCI	PVB × 4 $P_{(200)}$EBV × 4	Addition von Etoposid und verdoppelte Dosis von Cisplatin	67% 88%	PVB schlechter
Nichols et al. 1991	Indiana	PEB × 4 $P_{(200)}$EB × 4	Verdoppelte Dosis von Cisplatin	73% 68%	Gleichwertig
de Wit et al. 1995	EORTC	PEB × 4 PVB/BEP × 2	Alternierende Regime	72% 76%	Gleichwertig
Nichols et al. 1998	Indiana	PEB × 4 PEI × 4	Ifosfamid anstelle von Bleomycin	60% 63%	Gleichwertig
Kaye et al. 1998	MRC/EORTC	PEB × 6 BOP/VIP-B × 3	Sequentielle alternierende Regime	57% 54%	Gleichwertig

P = Cisplatin, V = Vinblastin, B = Bleomycin, E = Etoposid, I = Ifosfamid, O = Vincristin, CR = Komplette Remission zu steigern, waren an einem erhöhten Toxizitätsniveau und fehlendem Wirksamkeitsanstieg gescheitert (Nichols et al. 1991). Andere aktive Substanzen, wie Ifosfamid und Etoposid, deren Dosiseskalation zunächst vorwiegend mit einer Steigerung der Hämatoxizität verbunden ist, konnten dagegen durch die Verfügbarkeit von hämatopoetischen Wachstumsfaktoren und der peripheren autologen Blutstammzelltransplantation in der Dosis deutlich gesteigert werden.

Die bislang einzige randomisierte Studie, die ein Hochdosis-Chemotherapieregime mit einer standarddosierten Chemotherapie verglichen hat, zeigte keinen Vorteil für den experimentellen Studienarm. Diese Studie verfolgte das Prinzip einer Hochdosistherapie als Konsolidierung. Die Bewertung der Studie ist durch die relativ geringe Dosisintensität und Kumulativdosis des Hochdosis-Chemotherapiearms, das gewählte Regime und durch Imbalancen der Patienten in beiden Studienarmen erschwert (Chevreau et al. 1993). In Deutschland wurde eine sequentielle Hochdosis-Chemotherapie mit dem Konzept der frühen Dosisintensivierung getestet. Die verwendeten Substanzen waren Cisplatin, Etoposid und Ifosfamid (PEI-Regime). Die Rationale der frühen Dosiseskalation bestand in der Vermeidung einer sich rasch entwickelnden Zytostatikaresistenz des Tumors bei Vorliegen von großen Tumormassen und unterschiedlicher Konzentrationsanflutung der Zytostatika im Gegensatz zur sonst praktizierten Hochdosischemotherapie als späte Konsolidierung. Nach einem standarddosierten PEI-Zyklus zur Sammlung von Blutstammzellen wurden drei bis vier Zyklen der Hochdosis-Chemotherapie mit PBSC-Support appliziert. Zwischen 1990 und 1999 sind 294 Patienten mit „Advanced disease"-Kriterien (nach der Indiana-University-Klassifikation) auf acht verschiedenen Dosisstufen behandelt worden. Die retrospektive Auswertung der Dosisstufen 1–5 nach der IGCCCG-Klassifikation ergab 99 Patienten mit „Poor prognosis" und 42 mit „Intermediate prognosis". Nach einer medianen Nachbeobachtungszeit von 2,6 Jahren ließen sich Zwei-Jahres-Überlebensraten von 70 sowie 89% für die „Poor-" und „Intermediate-prognosis"-Patienten erzielen (Bokemeyer et al. 1998b). Basierend auf dieser Studie wurde in Kooperation mit der Indiana University, USA, eine retrospektive „Matched-pair"-Analyse durchgeführt. Vergleichbare Patientengruppen, die entweder mit Hochdosis-PEI-Chemotherapie und PBSC-Transplantation ($n = 147$) oder mit Standard-PEB-Therapie ($n = 309$) behandelt wurden, zeigten eine Differenz von 11% (82% vs. 71%) bezüglich des rezidivfreien und 16% (75% vs. 59%) bezüglich des Gesamtüberlebens zugunsten der HD-Chemotherapie (Bokemeyer et al. 1999b). Diese Untersuchung gibt einen Anhalt über das Ausmaß der möglichen Verbesserungen durch eine „First-line"-Hochdosis-Chemotherapie, die als frühe Intensivierung bei malignen Keimzelltumoren mit „Poor prognosis"-Kriterien durchgeführt wird.

Im Jahre 1996 startete in den USA eine prospektiv randomisierte Untersuchung für Patienten mit intermediärer und schlechter Prognose, bei der die Standardtherapie ($4 \times$ PEB) mit einer Doppel-Hochdosis-Chemotherapie ($2 \times$ PEB $+ 2 \times$ HD-CEC) verglichen wird. Ergebnisse werden spätestens 2002 erwartet. Die EORTC legte 1999 eine ähnliche Studie auf, die das deutsche sequentielle HD-PEI-Regime einsetzt. Parallel laufen weitere Anstrengungen, die primäre Hochdosis-Chemotherapie zu optimieren. Einerseits wird durch den Einsatz zusätzlicher aktiver Substanzen, wie z. B. Paclitaxel, untersucht, ob eine Effizienzsteigerung erreicht werden kann. Auf der anderen Seite werden Maßnahmen zur Reduktion der Nebenwirkungsrate und zur Steigerung der Verträglichkeit der Hochdosis-Chemotherapie getestet (Hartmann et al. 2001a, Hartmann et al. 2001b). Neben den Daten der deutschen Arbeitsgruppe weisen auch neue englische Untersuchungen und eine Studie vom Memorial-Sloan Kettering Center auf die gute Verträglichkeit und hohe Effizienz der primären Hochdosis-Chemotherapie hin (Decatris et al. 2000; Motzer et al. 2000). Außerhalb von kontrollierten klinischen Studien sollte die primäre Hochdosis-Chemotherapie bei „Poor risk"-Hodentumoren nicht eingesetzt werden.

5. Behandlung von Residuen nach erfolgter Chemotherapie

Die sekundäre Resektion von residuellen Tumormassen nach Chemotherapie und Markernormalisierung ist ein etablierter Teil der Behandlungsstrategie von metastasierten nichtseminomatösen Keimzelltumoren. Unsicherheiten bestehen weiterhin, ab welcher Größe der residuellen Herde eine chirurgische Intervention notwendig ist. Insgesamt findet sich folgende histologische Verteilung in der Aufarbeitung von Residualtumoren bei Patienten mit normalisierten Tumormarkern nach Chemotherapie: 15–20% der Präparate zeigen einen vitalen undifferenzierten Tumor, 45–50% necrotisches Material sowie 30–40% differenziertes Teratom (Steyerberg et al. 1994). Nur Patienten, deren residuelle Tumormassen differenziertes Teratom oder entdifferenzierten Tumor aufweisen, profitieren letztendlich von der chirurgischen Intervention. Differenzierte Teratome neigen zur malignen Transformation und sind mit Chemotherapie nicht zu beeinflußen. Patienten, deren residuelle Tumormassen necrotisches Material oder undifferenzierten Tumor beinhalten, würden von einer sicheren Vorhersage der Histologie, die sie vor einer unnötigen Operation, verbunden mit einem Morbiditäts- und Mortalitätsrisiko, bewahrt, profitieren. Die erstere Gruppe bedarf eigentlich keiner chirurgischen Intervention, während sich die zweite Gruppe für eine Salvage-Chemotherapie qualifiziert (Einhorn et al. 1981).

1995 wurde erstmals ein Modell für die Vorhersage der Histologie in residuellen Tumormassen präsentiert (Steyerberg et al. 1995). Unabhängige Faktoren für necrotisches Gewebe waren die Abwesenheit von teratomatösen Elementen im Primärtumor, normales AFP und β-HCG vor Einleitung der Chemotherapie, erhöhte LDH, geringe Tumormasse vor und nach Chemotherapie sowie eine Größenabnahme des Tumors von mehr als 70% während der Chemotherapie. Faktoren, die eine Unterscheidung zwischen undifferenziertem Tumor und differenziertem Teratom ermöglichen sollen, waren eine hohe LDH vor Chemotherapie, große residuelle Herde nach Chemotherapie und eine relativ geringe Größenabnahme der residuellen Herde unter Chemotherapie. Insgesamt ließ dieses Modell eine relativ gute Vorhersage für das Vorliegen von necrotischem Gewebe zu, aber die präoperative Unterscheidung von undifferenziertem Tumor und differenziertem Teratom war weniger gut möglich (Steyerberg et al. 1998), so daß das Routinevorgehen derzeit weiterhin die Resektion aller residuellen Massen darstellt. Tab. 6 zeigt die Überlebensdaten von insgesamt 893 Patienten mit metastasiertem nichtseminomatösem Keimzelltumor, die einer sekundären Resektion von residuellen Tumormassen nach „first-line" cisplatinhaltiger Chemotherapie unterzogen wurden (Hartmann et al. 1997b, Toner et al. 1990, Fox et al. 1993, Hendry et al. 1993, Fossa et al. 1989b, Mulders et al.

Tabelle 6. Resultate von Untersuchungen sekundärer Resektion residueller Tumormassen nach Cisplatin-haltiger Chemotherapie bei metasta-sierten nichtseminomatösen Keimzelltumoren (modifiziert nach Hartmann et al. 1997)

Autor	N (Pat)	Progressions-freies Überleben (%)				Gesamt-Überleben (%)				Nachbe-obachtungs-zeit (Monate)	Kommentar
		nec	td	vt	alle	nec	td	vt	alle		
Fossa et al. 1989b	101	92	95	58	89	92	86	58	94	55 (1–102)	
Mulders et al. 1990	55	–	–	–	72	93	92	27	78	36 (5–96)	inkl. 15 Pt. mit Seminom und 10 Pt
Hendry et al. 1993	231	–	–	–	–	93	88	41	80	60*	ohne komplette Markernormalisation
Steyerberg et al. 1993	86	–	–	–	85	–	–	–	87	60*	
Toner et al. 1990	157+	–	–	–	–	93	88	45	–	60*	inkl. postoperative CT bei vt
Fox et al. 1993	43	–	–	56	–	–	–	56	–	36	Follow-up überlebender Pt, inkl. postoperative CT bei 27 pts
Gerl et al. 1995a	115	77	80	62	77	85	83	77	83	60*	inkl. postoperative CT bei vt
Hartmann et al. 1997b	109	78	67	66	72	90	83	77	84	60*	inkl. postoperative CT bei vt

– = nicht angegeben; nec = Necrose, td = differenziertes Teratom; vt = vitaler Tumor; * kalkuliertes 5-Jahres-Überleben nach Kaplan-Meier; + Untersuchung enthielt 185 Pt, Überlebensdaten sind nur für Ft, die einer retroperitonealen Resektion unterzogen wurden, verfügbar

1990, Gerl et al. 1995a, Steyerberg et al. 1993). Zwischen 72–89% aller Patienten sind nach drei Jahren erkrankungsfrei. Während die Überlebensraten für Patienten mit Necrose oder differenziertem Teratom in den resezierten Operationspräparaten zwischen 80% und 95% betrugen, ist ein undifferenzierter Tumor im Resektat mit einer deutlich schlechteren Prognose behaftet (Hendry et al. 1993, Steyerberg et al. 1993, Tait et al. 1984, Donohue et al. 1994a). Ob durch die postoperative Gabe von cisplatinhaltiger „additiver" Chemotherapie die Prognose verbessert werden kann, ist unklar. Drei retrospektive Studien demonstrieren allerdings deutliche Unterschiede im erkrankungsfreien Überleben mit einer postoperativen Chemotherapie im Vergleich zu historischen Kontrollgruppen (Fox et al. 1993, Tait et al. 1984, Donohue et al. 1994a). Eine retrospektive Metaanalyse der Daten mehrerer europäischer Zentren prüft zur Zeit den Wert einer additiven Chemotherapie nach Resektion von undifferenziertem Tumor (Fizazi et al. 1999).

Ein spezielles Problem stellen Patienten mit mehreren residuellen Raumforderungen an verschiedenen Lokalisationen, da die histologischen Resultate der einzelnen Restherde nicht zwangsläufig identisch sein müssen. Es liegen zur Zeit sechs Untersuchungen vor, die unterschiedliche Histologien – Necrose, Teratom oder vitaler Tumor – in einer Spanne von 25–47% der untersuchten Patienten aufzeigen (Gerl et al. 1994, Brenner et al. 1996, Tiffany et al. 1997, Qvist et al. 1997, Mandelbaum et al. 1997, Hartmann et al. 1997a). Hieraus ist zu schließen, daß – wenn technisch durchführbar – eine Operation aller residuellen Tumormassen anzustreben ist (Brenner et al. 1996, Hartmann et al. 1997a).

Die Komplikationsrate einer RLA nach Chemotherapie ist höher als bei einer primären Operation, und es besteht kein Konsensus über die notwendige Ausdehnung der abdominellen Operation. Bei ausgewählten Patienten ohne schwere chemotherapieassoziierte desmoplastische Veränderungen im Retroperitoneum und bei kleinen Restherden ist es teilweise technisch möglich, Nervenfasern zu identifizieren oder eine eingeschränkte chirurgische Intervention i.S. einer „Lumpectomy" durchzuführen. Eine Studie mit 472 Patienten zeigte, daß etwa 20% der Patienten, die eine retroperitoneale Lymphadenectomie nach Chemotherapie erhielten, nervensparend operiert werden konnten. Von diesen 93 Patienten wurden 81 bezüglich des Ejaculationsstatus nachverfolgt. Die meisten Patienten erhielten eine unilaterale Lymphadenopathie bei geringem Tumorvolumen bereits vor Einleitung der Induktionschemotherapie. Nach einer mittleren Nachbeobachtung von drei Jahren berichteten drei Viertel der Patienten über ein normales Ejaculationsverhalten, und es wurden zehn Schwangerschaften registriert. Von den sechs Patienten, die ein Rezidiv erlitten, trat keines im Operationsfeld auf (Coogan et al. 1996).

Bezüglich der Verteilung der Histologie residueller Tumoren scheint im Retroperitoneum häufiger vitaler Tumor als intrapulmonal vorzuliegen.

In den letzten Jahren wurde zunehmend die Positronenemissionstomographie, meist mit 2-Fluoro-2-deoxy-Glucose (FDG), als zusätzliche diagnostische Maßnahme eingesetzt. Zwar ist das Verfahren nicht in der Lage, eine Unterscheidung zwischen Necrose und differenziertem Teratom im Resttumor zu erreichen, da beide Gewebe einen relativ geringen metabolischen Index aufweisen, aber eine deutliche FDG-Aufnahme mehr als 3 Wochen nach Ende der Chemotherapie spricht mit hoher Wahrscheinlichkeit für das Vorliegen von vitalem undifferenziertem Tumor (Stephens et al. 1996, Ganjoo et al. 1999).

Die Sekundäroperation bei Patienten mit seminomatöser Histologie und post-chemotherapeutischen residuellen Tumormassen wird besonders konträr diskutiert. Im Gegensatz zu nichtseminomatösen Keimzelltumoren ist die perioperative Morbidität bei seminomatösen Tumoren aufgrund der schweren desmoplastischen Reaktion und der Obliteration von Gewebsstrukturen deutlich höher (Ellison et al. 1988, Herr et al. 1997). Auf der anderen Seite ist das Risiko eines undifferenzierten Tumors deutlich niedriger. Die Wahrscheinlichkeit liegt bei etwa 10%. Diese Beobachtungen und das fehlende Auftreten von differenziertem Teratom sprechen für eine abwartende Haltung hinsichtlich der Sekundäroperation bei metastasierten oder extragonadalen Seminomen (Bokemeyer et al. 2001). Nach Daten der MSKCC erbringt die Resektion von residuellen Massen > 3 cm eine Verbesserung der Prognose verglichen mit alleiniger Beobachtung (Herr et al. 1997, Puc et al. 1996). Der Einsatz additiver Strahlentherapie bei residuellen Tumormassen nach Chemotherapie metastasierter Seminome ist ohne gesicherten Vorteil (Duchesne et al. 1997). Insgesamt scheint sich die Mehrzahl der großen Studiengruppen zunehmend gegen die Nachoperation von Residuen beim Seminom zu entscheiden.

6. Behandlung von Rezidiven nach Chemotherapie

Patienten mit Keimzelltumoren, die nicht adäquat auf eine primäre Chemotherapie mit Cisplatin ansprechen oder nach einer platinhaltigen Chemotherapie rezidivieren, haben eine deutlich schlechtere Prognose (Nichols et al. 1994). Allerdings sollte vor Applikation einer Salvage-Chemotherapie das Rezidiv eindeutig gesichert werden. Mögliche klinische Situationen, die ein Rezidiv vortäuschen, sind: 1. Das Auftreten von nodulären Läsionen gegen Ende oder nach Komplettierung einer bleomycinhaltigen Chemotherapie bei Normalisierung der Tumormarker. Diese Konstellation kann auf Bleomycin-induzierte pulmonale Schäden hinweisen. 2. Im Falle einer Progression der Metastasen trotz Tumormarkernormalisierung sollte an ein „growing teratoma syndrome" gedacht werden, und infolgedessen die Induktions-Chemotherapie komplettiert und anschließend eine operative Resektion vorgenommen werden. 3. Erhöhte Tumormarkerkonzentrationen – insbesondere von β-HCG – ohne klinisch aktive Erkrankung können durch Laborfehler, Kreuzreaktivität mit luteinisierendem Hormon, Marihuana-Abusus oder bei ausgedehnten Tumormassen vor Chemotherapie und initialer Tumormarkerkonzentration größer als 50.000 U/L mit anschließendem Markerplateau verursacht werden. 4. Falsch positive Erhöhungen von AFP können durch Hepatome, Lebercirrhose oder Hepatitis hervorgerufen werden. 5. Das Vorliegen einer Remission ohne radiologischen Tumornachweis nach der Chemotherapie bei gleichzeitig steigenden Tumormarkern weist auf occulte Tumorlokalisationen wie ZNS oder contralateraler Hoden hin.

6.1 Konventionell dosierte Salvage-Chemotherapie

Etoposid, Ifosfamid, Gemcitabin und Paclitaxel haben als Monotherapeutika Aktivität bei mit Cisplatin vorbehandelten oder -refraktären Patienten gezeigt. Für Vinblastin liegen keine Daten zur Monotherapie vor. Im ersten Rezidiv werden

Tabelle 7. Resultate standarddosierter „Salvage"-Chemotherapie in relapierten oder refraktären Hodentumoren (nach Hartmann et al. 1999c)

Autor	Regime	N (Pat)	CR/PRm- (%)	Rezidiv nach CR/PRm- (%)	Rezidivfreies Überleben (%)
Bosl et al. 1985	P, E, I	45	18	50	9
Hainsworth et al. 1985	P, E ± andere	45	43	53	20
Pizzocaro et al. 1985	P, E ± andere	18	44	50	22
Loehrer et al. 1988	P, I, E, or V	48	37	56	15
Motzer et al. 1990	P, I, E	42	24	40	15
Harstrick et al. 1991	P, I, E	30	53	88	7
Josefsen et al. 1993	Verschiedene	55	78	67	25
Ledermann et al. 1994	Verschiedene	38	47	28	39
Gerl et al. 1995b	Verschiedene	67	57	66	22
Farhat et al. 1996	Verschiedene	54	44	58	19
McCaffrey et al. 1997	P, I, E oder V	56	36	35	23
Loehrer et al. 1998	P, I, V	135	47	49	24
Motzer et al.* 2000	P, I, T	37	62	22	41

P = Cisplatin; E = Etoposid; I = Ifosfamid; V = Vinblastin; T = Paclitaxel
* Patienten mit guter Prognose

cisplatinhaltige Kombinationstherapien, wie das PEI-Regime oder das PVbl-Regime, eingesetzt. Obwohl 30–60% der Patienten damit eine objektive Remission erreichen, ist ein Langzeitüberleben nur für 20% der Patienten zu erzielen (Tab. 7). Prognostische Faktoren für den Therapieerfolg unter standarddosierter Chemotherapie im Rezidiv sind eine komplette Remission nach Induktionschemotherapie, möglichst lang anhaltende Remissionsdauer, ein testiculärer Primärtumor, gering erhöhte Tumormarker im Rezidiv sowie eine begrenzte Vortherapie (Motzer et al. 1990, Fossa et al. 1999). Mehr als die Art der Rezidivtherapie entscheiden diese prognostischen Faktoren über die Heilungschancen des Patienten im Rezidiv.

6.2 Hochdosis-Salvage-Chemotherapie

Seit Mitte der 80er Jahre ist die Hochdosis-Chemotherapie mit autologer Stammzelltransplantation bei rezidivierenden oder cisplatinrefraktären Keimzelltumoren evaluiert worden. Initial durchgeführte Untersuchungen verwendeten Monotherapien mit Etoposid, Cyclophosphamid oder Kombinationen dieser beiden Zytostatika. Obwohl die Patienten partiell ansprachen, verliefen die Ergebnisse bezüglich des Langzeitüberlebens zunächst enttäuschend. 1989 führte die Kombination von hochdosiertem Carboplatin und Etoposid (HD-CE) zu einer objektiven Remissionsrate von 44%, verbunden mit dauerhaften (länger als ein Jahr) Remissionen bei 12% der Patienten in einer Serie von 32 Patienten der Indiana University (Nichols et al. 1989). Andere Untersuchungen aus den USA und Europa konnten diese Resultate mit einigen Modifikationen der Kombination von Carboplatin und Etoposid bestätigen. Ursprünglich wurde die Hochdosis-Chemotherapie in den ersten Untersuchungen nur bei Patienten mit multiplen Rezidiven, die mit konventionell dosierter Therapie als incurabel galten, durchgeführt. Mit steigender Erfahrung im Management der Nebenwirkungen dieser Behandlungsform wurde die Hochdosis-Chemotherapie zunehmend auch bei Patienten im ersten Rezidiv eingesetzt. Zur Zeit gelten Patienten aus den folgenden drei Gruppen als Kandidaten für eine Hochdosis-Chemotherapie im Rezidiv: 1. Patienten mit inadäquater Remission unter Erstlinien-Therapie, 2. Patienten, die unter oder kurz nach Erstlinien-Therapie rezidivieren, sowie 3. Patienten mit inadäquater Remission oder Rezidiv nach konventionell dosierter Salvage-Therapie. Tab. 8 faßt die Phase-II-Untersuchungen zur Hochdosis-Chemotherapie bei rezidivierenden Keimzelltumoren zusammen. Heutzutage werden der Hochdosis-Chemotherapie zunächst mindestens ein oder mehrere Zyklen konventionell dosierter Chemotherapie vorangestellt, um zunächst die Chemothera-

Tabelle 8. Phase-II-Untersuchungen zur Hochdosischemotherapie bei Patienten mit mehr-fach rezidivierten Keimzelltumoren (nach Hartmann et al. 1999c)

Autor	Jahr	Regime	N (Pat)	CR/NED (%) initial	kontinuierlich
Wolff et al.	1984	E	11	20	0
Blijham et al.	1981	ECyc	13	40	0
Mulder et al.	1988	Ecyc	11	18	9
	Gepoolte Daten		35	26	3
Nichols et al.	1989	CE	33	25	12
Broun et al.	1992	CE	38	24	13
Rosti et al.	1992	CE	17	33	7
Broun et al.	1995	CE (×2)	33	14	7
Lampe et al.	1995	CE (×2)	23	37	26
	Gepoolte Daten		144	27	13
Droz et al.	1993	PECyc	25	38	24
Linkesch et al.	1992	CECyc	41	32	24
Motzer et al.	1996	CECyc	58	40	21
Siegert et al.	1994	CEI	68	31	28
Margolin et al.	1996	CEI (×2)	19	40	40
Beyer et al.	1998	CET	80	43	27
Bhatia et al.	1998	CE (×2)	49	65	51 (1-J)
Rodenhuis et al.	1999	CTCyc (×2)	34	–	51
Harstrick et al.	1999	CeCyc (×2)	46	61	57 (1-J)
Motzer et al.*	2000	TI(x2)/CE(×3)	37	57	40
	Gepoolte Daten		473	43	35

Cyc = Cyclophosphamid, I = Ifosfamid, E = Etoposid, C = Carboplatin, P = Cisplatin,
T = Thiotepa, T = Paclitaxel
* Schlechte Prognosekonstellation

piesensitivität des Tumors vor der Hochdosis-Chemotherapie zu testen und um eine periphere autologe Blut-Stammzellseparation vorzunehmen.

Die behandlungsassoziierte Mortalität liegt heute durch die Entwicklung der modernen Supportivtherapie in erfahrenen Kliniken bei maximal 2–3% der behandelten Patienten. Im Rahmen einer kürzlich abgeschlossenen Studie der interdisziplinären Arbeitsgemeinschaft Hodentumoren in Deutschland wurden rezidivierte Patienten mit einer intensiven konventionell dosierten Salvage-Chemotherapie (Paclitaxel, Ifosfamid, Cisplatin = TIP) und anschließend mit einem Hochdosiszyklus bestehend aus Carboplatin, Etoposid und Thiotepa (CET) behandelt. Insgesamt 80 Patienten wurden unter der Rationale einer Optimierung der konventionellen Therapie mit der Einführung von Paclitaxel und der Hochdosis-Chemotherapie mit Einschluß von Thiotepa rekrutiert; 62 Patienten (78%) erhielten die vollständige Chemotherapie. Von den 62 verfügbaren Patienten erreichten 34 eine markernegative partielle oder eine komplette Remission. Die projizierte ereignisfreie 2-Jahres-Überlebenszeit liegt bei 27% und das 2-Jahres-Überleben bei 40% (Beyer et al. 1998). Die Nebenwirkungen bestanden insbesondere aus einer sensorischen peripheren Polyneuropathie und aus sensomotorischen Beeinträchtigungen WHO °II bei 80% sowie WHO °III/IV bei 10% der Patienten.

Die aktuell offene Studie zur Hochdosis-Rezidivtherapie in Deutschland untersucht das Prinzip der sequentiellen Hochdosistherapie gegenüber dem der Hochdosiskonsolidierung. Ein Therapiearm besteht aus einem Zyklus konventionellem PEI gefolgt von drei sequentiellen Zyklen Hochdosis-Carboplatin/Etoposid (PEI/3 × HD-CE) mit PBSC-Rescue, während der zweite Arm drei konventionell dosierte Zyklen PEI gefolgt von einem Hochdosis-Chemotherapiezyklus mit Carboplatin, Etoposid und Cyclophosphamid beinhaltet (3 × PEI / HD-CEC).

6.3 Prognostische Faktoren für den Ausgang der Hochdosis-Salvage-Chemotherapie

Trotz der Rezidivtherapie mit Hochdosis-Chemotherapie-Protokollen zeigen zwei Drittel der behandelten Patienten keine langfristig bestehende Remission. Aus diesem Grunde wurde versucht, Patienten zu identifizieren, die von einer Hochdosis-Chemotherapie profitieren. In einer multiinstitutionalen Analyse wurden 283 Patienten bezüglich verschiedener prognostischer Indikatoren untersucht (Beyer et al. 1996). Faktoren, wie progredientes Wachstum unter konventionell dosierter Chemotherapie vor Applikation der Hochdosis-Chemotherapie, primärer mediastinaler nichtseminomatöser Keimzelltumor, Refraktärität unter cisplatinbasierender konventionell dosierter Behandlung sowie hohe β-HCG-Spiegel vor der Rezidivtherapie, deuten als multivariat geprüfte unabhängige Faktoren auf eine schlechte Prognose hin. Basierend auf den genannten Variablen wurde ein dreiteiliger Score entwickelt, der das ereignisfreie 2-Jahres-Überleben nach Hochdosis-Chemotherapie in drei Kategorien ("gut", "intermediär", "schlecht") einteilt (Tab. 9). Mit diesem Score können Subgruppen von Patienten mit extrem schlechter Prognose im voraus selektioniert werden, die sonst unnötig einer Hochdosis-Chemotherapie unterzogen würden.

Tabelle 9. Ungünstige Prognosefaktoren für das Überleben nach Hochdosischemotherapie im Rezidiv (nach Beyer et al. 1996)

Faktor	Score
Primärer mediastinaler Keimzelltumor	1
Erkrankungsprogression vor HD-CT	1
Refraktäre Erkrankung vor HD-CT[a]	1
Absolut refraktäre Erkrankung vor HD-CT[b]	2
β-HCG > 1000 U/l vor HD-CT	2

HD-CT = Hochdosischemotherapie
[a] Mindestens stabile Erkrankung, aber Progression innerhalb vier Wochen nach Cisplatin-haltiger Chemotherapie
[b] Zu keiner Zeit stabile Erkrankung unter Cisplatin-haltiger Chemotherapie

6.4 Vergleich der konventionellen und der Hochdosis-Chemotherapie im Rezidiv

Zur Zeit ist unklar, ob die Hochdosis-Chemotherapie im ersten Rezidiv einer konventionell dosierten Salvage-Chemotherapie überlegen ist. Die Hochdosis-Chemotherapie scheint eine Behandlungsoption für primär refraktäre (aber nicht absolut refraktäre) Patienten zu sein. Weiterhin erscheint diese sinnvoll für Patienten, die unter einer konventionell dosierten Salvage-Therapie keine Erkrankungsfreiheit erreichen, und für Patienten mit zweitem oder drittem Rezidiv nach konventioneller Therapie. Preliminäre Daten einer laufenden prospektiven randomisierten Phase-III-Untersuchung in der ersten Rezidivsituation bei cisplatinsensitiven Patienten zeigen, daß der Therapiegewinn einer Hochdosis-Chemotherapie möglicherweise weniger als 20% beträgt. Dies wird durch eine kürzlich veröffentlichte retrospektive Analyse untermauert, die Patienten nach Hochdosis- oder konventionell dosierter Salvage-Therapie im ersten Rezidiv im Sinne einer Matched-pair-Analyse untersucht hat (Beyer et al. 1999). Eine abschließende Beurteilung des Stellenwerts der Hochdosis-Chemotherapie in der Rezidivsituation ist allerdings noch nicht zu treffen. Daher wird dringend empfohlen, diese Patienten im Rahmen von prospektiven Studien zu behandeln. Die potentiellen Kurz- und Langzeittoxizitäten sowie die Prinzipien der frühen Intensivierung oder der späten Konsolidierung durch Hochdosis-Chemotherapie sollten in kontrollierten klinischen Studien evaluiert werden.

7. Chirurgische Intervention nach Salvage-Chemotherapie

Die histologischen Ergebnisse von resezierten Tumormassen nach „Secondline"- oder „Salvage"-Chemotherapie unterscheiden sich deutlich von denen nach primärer Chemotherapie. Differenziertes Teratom oder undifferenzierter Tumor lassen sich in 10–40% bzw. 50–80% der untersuchten Operationspräparate nachweisen. Ausschließlich necrotisches Gewebe findet sich nur bei einem Bruchteil der Patienten. Grundsätzlich sollten Patienten mit Tumormarkererhöhung nach Salvage-

Chemotherapie keiner Operation unterzogen werden. Allerdings bietet die sogenannte „Desperation"-Operation bei selektionierten Patienten mit erhöhten Tumormarkern ein curatives Potential bei fehlenden therapeutischen Alternativen (Murphy
et al. 1993, Wood et al. 1992). Patienten mit einer solitären retroperitonealen Meta-
stase und erhöhten AFP-Werten scheinen für diesen Ansatz die besten Kandidaten
darzustellen. Diese Fälle sollten allerdings spezialisierten Zentren vorgestellt werden.

8. Spätrezidive

Insgesamt treten Spätrezidive, d. h. nach einem mindestens zwei Jahre anhaltendem
erkrankungsfreien Intervall, bei 2–4% aller Patienten auf. Die überwältigende Mehr-
heit aller Rezidive betrifft das erste und etwas geringer das zweite Jahr nach
Therapie. Es können zwei prognostische Gruppen betrachtet werden. Die erste
Gruppe wird von Patienten gebildet, die ein isoliertes Teratom aufweisen und nach
Excision dieser Läsion eine gute Prognose besitzen. Die zweite Gruppe beinhaltet
Patienten mit markerpositivem Carcinom, die ein Rezidiv mit hohem Tumorvo-
lumen aufweisen. Diese Patienten sprechen nur mäßig auf Chemotherapie an, und
ein aggressives operatives Vorgehen erscheint daher indiziert (Baniel et al. 1995).
Trotzdem bleibt die Prognose der zweiten Patientengruppe relativ ungünstig.

9. Neue Substanzen in der Behandlung von testiculären Keimzelltumoren

Patienten, die nach konventionell dosierter oder Hochdosis-Salvage-Therapie ein
Rezidiv erleiden, besitzen keine curative Behandlungsoption (Mead et al. 1997,
Nichols et al. 1994, Beyer et al. 1996). Die Entwicklung von neuen Substanzen mit
klinisch relevanter Aktivität bei Keimzelltumoren muß daher weiter vorangetrieben
werden. Trotz der Verfügbarkeit einer Reihe von neuen Zytostatika sind nur wenige
Vertreter der neuen Substanzgruppen bei Keimzelltumoren aktiv. Prolongiert oral
verabreichtes Etoposid induziert eine vorübergehende oder in Einzelfällen länger
andauernde Tumorkontrolle selbst bei Patienten, die refraktär auf standarddosiertes,
intravenöses Etoposid sind, und erscheint daher als palliative Behandlungsmaß-
nahme indiziert. In seltenen Fällen führt diese Therapie auch zu einer erneut operablen Erkrankungssituation.

Paclitaxel unterscheidet sich bezüglich seines Wirkungsmechanismus von den
DNA-interagierenden Substanzen Cisplatin und Ifosfamid und ist bei cisplatinre-
sistenten Tumoren partiell aktiv (Fossa et al. 1995, Rowinsky et al. 1991, Motzer
et al. 1997, Dunn et al. 1997). Klinische Phase-II-Studien haben die Aktivität von
Paclitaxel als Monotherapie bei Keimzelltumoren belegt (Bokemeyer et al. 1994,
Motzer et al. 1994, Bokemeyer et al. 1996c, Sandler et al. 1998) (Tab. 10). Zur Zeit
wird Paclitaxel in verschiedenen Kombinationschemotherapien evaluiert (Motzer
et al. 1997, Bokemeyer et al. 1996c, Partyka et al. 1996). Die Kombination von
Paclitaxel, Ifosfamid und Cisplatin wurde auch von der deutschen Arbeitsgemeinschaft Hodentumoren im ersten oder konsekutiven Rezidiv angewendet (Beyer et al.
1998, Bokemeyer et al. 1998c). Motzer und Mitarbeiter haben eine Paclitaxel-

Tabelle 10. Phase-II-Studien von Paclitaxel bei rezidivierten und/oder cisplatin-refraktären Keimzelltumoren

Autor	Dosis und Schema (mg/m^2)	N Pt	Remissionsrate (%) (CR/PR)
Bokemeyer et al. 1994	135 bis 225; 3 oder 6 Std.-Inf.	10	30 (0/3)
Motzer et al. 1994	250*; 24 Std.-Inf.	31	26 (3/5)
Bokemeyer et al. 1996	225; 3 Std.-Inf.	24	25 (2/4)
Sandler et al. 1998	170; 24 Std.-Inf.	18	11 (0/2)
Gepoolte Daten		83	23 (5/14)

* Mit G-CSF-Begleittherapie

haltige Rezidivtherapie mit oder ohne zusätzliche Hochdosischemotherapie mit Erfolg eingesetzt (Motzer et al. 2000). Auch das Nukleosid-Analogon Gemcitabin induzierte bei 19% der intensiv vorbehandelten Patienten partielle Remissionen oder Markerabfälle >90%. Das mediane progressionsfreie Überleben lag mit dieser Therapie bei 4 Monaten (Bokemeyer et al. 1999a, Einhorn et al. 1999). Weitere Substanzen, wie Temozolomid oder Oxaliplatin, werden zur Zeit getestet.

10. Chemotherapieassoziierte Toxizität

Während die akuten Nebenwirkungen der Chemotherapie heutzutage weitgehend vermeidbar bzw. kontrollierbar sind – akute Übelkeit/Erbrechen durch die Kombination von 5-HT$_3$-Antagonisten und Dexamethason (The Italian Group for Antiemetic Research 1995), akute Nephrotoxizität durch prophylaktische intensive Hydrierung und den Einsatz von Mannitol oder anderen Diuretica (Vogelzang et al. 1985, Bosl et al. 1986, Hartmann et al. 2000a) –, stellen die Intermediär- oder Langzeittoxizitäten der Chemotherapie weiterhin ein erhebliches Problem dar.

Cisplatinhaltige Chemotherapie führt zu einer Reduktion der glomerulären Filtrationsrate und zu tubulärer Schädigung der Niere, die irreversibel ist (Hartmann et al. 1999a). Ifosfamid selbst besitzt nephrotoxisches Potential (Motzer et al. 1990, Hartmann et al. 2000a). Die bisher durchgeführten Untersuchungen bezüglich der Nephroprotektion durch das Aminothiolderivat Amifostin lassen den Einsatz zum Erhalt der glomerulären Filtrationsrate sinnvoll erscheinen (Hartmann et al. 2000b). Die hierfür notwendige Dosis ist ungeklärt (Hartmann et al. 2000c).

Eine Knochenmarksdepression nach Chemotherapien mit PEB, oder noch ausgeprägter nach dem PEI-Regime, tritt häufig auf (Nichols et al. 1998). Neutropenisches Fieber wird bei 20–40% der Patienten, die mit dosisintensivierten Schemata behandelt werden, beobachtet. Hier erscheint der prophylaktische Einsatz von hämatopoetischen Wachstumsfaktoren, insbesondere bei Patienten, die eine „Salvage"-Chemotherapie erhalten, von Vorteil (Bokemeyer et al. 1996d). Der prophylaktische Einsatz von Granulozyten-stimulierenden Faktoren bei Patienten mit schlechter Prognose scheint die Applizierbarkeit der geplanten Therapie zu verbessern und führt zu einer Reduktion toxizitätsassoziierter Todesfälle (Fossa et al.

1998). Eine behandlungsinduzierte Anämie tritt bei den meisten Patienten auf, führt aber während der Induktionschemotherapie nur selten zur Transfusionspflicht. Auch eine schwere Thrombozytopenie ist eher selten nach „First-line"-PEB-Chemotherapie, tritt aber häufiger während einer ifosfamidhaltigen „Salvage"-Therapie auf.

Mit dem Behandlungserfolg der modernen Chemotherapie-Regime hat die Langzeittoxizität in der klinischen Forschung an Bedeutung gewonnen (Bokemeyer et al. 1996e, Boyer et al. 1990, Osanto et al. 1992). Die behandelten Patienten sind meist zwischen 25 und 35 Jahre alt und können nach einer erfolgreichen Behandlung eine annähernd normale Lebensspanne erwarten. Eine schlechtere Lebensqualität, eine erhöhte Inzidenz sekundärer Morbidität und der sozioökonomische Aspekt der Behandlung von Langzeittoxizitäten drohen als potentielle therapieinduzierte Komplikationen. Die Wiedereingliederung in das bestehende Sozialsystem und die berufliche Rehabilitation seien ebenfalls in diesem Zusammenhang erwähnt. Inzwischen sind eine Reihe von Publikationen, die sich mit der Langzeittoxizität auseinandersetzen, erschienen: Oto-, Neuro- und Nephrotoxizität sind die dosislimitierenden Toxizitäten von Cisplatin; Neurotoxizität und vasculäre Komplikationen – insbesondere das Raynaud-Phänomen – wurden nach Vinca-Alkaloiden berichtet; die vasculäre Toxizität, sowie pulmonale Fibrose nach Bleomycin und der substantielle Einfluß verschiedener zytostatischer Substanzen auf die Fertilität und das Zweitcarcinomrisiko wurden dargelegt (Bokemeyer et al. 1996e, Boyer et al. 1990, Osanto et al. 1992, Roth et al. 1988, Bokemeyer et al. 1995b, Berger et al. 1995, Boyer et al. 1992, Vogelzang et al. 1981, Berger et al. 1996, Weijl et al. 2000, Hartmann et al. 1999b).

Eigene Untersuchungen zu Spätnebenwirkungen nach Chemotherapie bei Langzeitüberlebenden mit Hodentumoren zeigen, daß vielfältige Veränderungen des Hormonhaushalts detektierbar sind. Eine Leydig-Zellinsuffizienz findet sich in einem Drittel der Patienten und eine Erhöhung des Follikel-stimulierenden Hormons persistiert bei 60% der Fälle. Die häufigsten symptomatischen Toxizitäten 5 Jahre nach der Therapie betreffen das Raynaud-Phänomen bei 30%, die Schädigung des Hörorgans bei 21% und die periphere sensorische Polyneuropathie bei 17% der Patienten (Bokemeyer et al. 1996e, Berger et al. 1995, Berger et al. 1996). Des weiteren finden sich cardiovasculäre Risikofaktoren bei einem Viertel der untersuchten Patienten; 15% der Patienten zeigten deutlich erhöhte Serumcholesterinwerte oder eine arterielle Hypertonie nach Chemotherapie. Als Hauptrisikofaktor für die Entwicklung von Langzeittoxizität wurde die kumulative Dosis von Cisplatin identifiziert. Deutlich erhöhte Inzidenzen von Oto-, Neuro- und gonadaler Toxizität sowie arterieller Hypertension bestand bei Patienten, die eine kumulative Dosis von mehr als 400 mg/m^2 Cisplatin erhalten hatten (Tab. 11). Die subjektiv vom Patienten wahrgenommenen Spätfolgen korrelierten ebenfalls mit der verabreichten Cisplatin-Dosis (Bokemeyer et al. 1996e). Individuelle Patientencharakteristika hatten statistisch eine untergeordnete Bedeutung (z. B. Rauchverhalten, Alter) mit Ausnahme der für das Auftreten von Ototoxizität prädisponierenden vorherigen Lärmexposition (Bokemeyer et al. 1998a).

Der Verlust der Fortpflanzungsfähigkeit nach Chemotherapie ist eine weitere relevante Nebenwirkung für Patienten mit Hodentumoren. Untersuchungen zeigen eine Einschränkung der Fertilität bereits vor Einleitung der Behandlung bei bis zu 50% der Patienten. Die Chemotherapie beeinflußt das Keimepithel durch direkt

Tabelle 11. Langzeittoxizität nach Cisplatin-haltiger Chemotherapie (nach Bokemeyer et al. 1996e)

Dauer	Ototoxizität	Neurotoxizität	Raynaud-Syndrom	Arterielle Hypertension	Gonadale Toxizität
Persistierend	21%	17%	30%	15%	63%
Transient	9%	33%	7%	–	n.d.
Total	30%	50%	37%	15%	63%

Ototoxizität per Audiometrie; Neurotoxizität nach klinischer Untersuchung; Raynaud-Syndrom nach Lichtplethysmographie und Dopplersonographie; gonadale Toxizität nach Hormonstatus, n.d. = nicht durchgeführt

schädigende Effekte (Berger et al. 1996, Lampe et al. 1997, Leitner et al. 1986). Allerdings kann noch zwei Jahre nach Beendigung der Behandlung, insbesondere bei jüngeren Patienten, eine Erholung der Fertilität einsetzen. Faktoren, die die Erholung der Spermatogenese negativ beeinflussen, sind eine niedrige Spermatozytenzahl vor der Chemotherapie und die Anwendung einer hohen kumulativen Dosis von Cisplatin (Lampe et al. 1997). Eine Spermacryokonservierung vor Chemotherapie wird daher empfohlen, auch bei Patienten, die bei Diagnosestellung subfertile Werte aufweisen. Mit den modernen Methoden der In-vitro-Fertilisierung, wie die intrazytoplasmatische Spermatozyten-Injektion (ICSI), ist eine Befruchtung mit minimalen Spermienzahlen möglich. Neben der Fertilität haben psychologische Faktoren einen erheblichen Einfluß auf Sexualitätserleben und Lebensqualität geheilter Hodentumorpatienten. Etwa ein Viertel aller Patienten weist 5 Jahre nach Behandlung Einschränkungen im Sexualverhalten, wie Erektions- oder Ejaculationsstörungen (nach retroperitonealer Chirurgie), auf oder bewertet das eigene Sexualleben deutlich negativer als Kontrollgruppen nach alleiniger Orchiectomie (Hartmann et al. 1999b).

Neben metachronen contralateralen Hodentumoren, die in einer Häufigkeit von 2–4% auftreten, sind sekundäre behandlungsinduzierte Malignome zwar selten, aber ein erhöhtes Risiko, das länger als 20 Jahre nach Diagnose besteht, wurde in Studien beschrieben (Travis et al. 1997). Sekundäre Leucaemien, die charakteristischerweise balanzierte Translokationen mit Einschluß des Chromosoms 11q aufweisen, treten bei weniger als 0,5% der Patienten auf, die eine Gesamtdosis unter 2 g/m^2 Etoposid erhalten haben (Bajorin et al. 1993a, Nichols et al. 1993). Diese Form der Leucaemie tritt allerdings bei bis zu 2% der Patienten auf, die mit höheren Etoposid-Dosen (> 2 g/m^2) behandelt wurden (Pedersen-Bjergaard et al. 1991, Kollmannsberger et al. 1998). Das Auftreten von sekundären soliden Tumoren, vor allem epithelialen gastrointestinalen Tumoren und Sarcomen, ist vorrangig mit der Anwendung der Strahlentherapie verbunden (van Leeuwen et al. 1993, Bokemeyer et al. 1993). Insgesamt ist das Risiko für Sekundärmalignome ca. 2–3fach im Vergleich zur Normalbevölkerung erhöht (Bokemeyer et al. 1995a).

11. Keimzelltumoren extragonadalen Ursprungs

Während Keimzelltumoren überwiegend im Hoden entstehen, machen die sogenannten extragonadalen Keimzelltumoren einen Anteil von 2–5% aller Keimzelltumoren des Mannes aus (Collins, Pugh 1964). Histologisch unterscheiden sich diese
nicht von den primär testiculären Tumoren. Obwohl grundsätzlich die Möglichkeit
besteht, daß durch Regression des Primärtumors mit oder ohne residuelle Narbe im
Hodengewebe die Metastasen dieses Tumors mit einem extragonadalen Keimzelltumor verwechselt werden können, sprechen folgende Hinweise für die Existenz von
extragonadalen Keimzelltumoren als eigenständige Entität. 1. Sie entstehen nicht
nur an den Lokalisationen, wo die Metastasen von primär gonadalen Keimzelltumoren gewöhnlich auftreten, sondern auch als solitäre Läsionen in Lokalisationen,
die als Metastasierungsorte von testiculären Keimzelltumoren sehr ungewöhnlich
sind, z. B. in der Sakrococcygeal-Region oder im Corpus pineale. 2. Histologische
Untersuchungen zeigen eine Häufung von reinen endodermalen Sinustumoren in
mediastinalen Keimzelltumoren, die in dieser Frequenz in primär gonadalen
Tumoren des Erwachsenen nicht vorkommt. 3. Bezüglich der nichtseminomatösen
mediastinalen Keimzelltumoren finden sich überzufällig häufig das Auftreten
beim Klinefelter-Syndrom und die Entwicklung von assoziierten hämatologischen
Erkrankungen (Hartmann et al. 2000d, Nichols et al. 1990).

Es existieren zwei Hypothesen für die Entstehung von extragonadalen Keim-
zelltumoren, nämlich einerseits die Mißmigration von Keimzellen während der
Embryogenese, oder andererseits eine physiologisch vorliegende Verteilung von
Keimzellen in Leber, Knochenmark und ZNS unter der Vorstellung, daß diese
Zellen wichtige regulatorische Funktionen an den jeweiligen Stellen wahrnehmen
oder hämatologische und immunologische Informationen besitzen (Friedman 1987).

Aufgrund der relativ geringen Zahl von Patienten mit extragonadalen Keimzelltumoren und der vergleichbaren biologischen Eigenschaften sind die extragonadalen Keimzelltumoren in die Behandlungskonzepte von testiculären Hodentumoren mit einbezogen worden.

Außer der zuvor beschriebenen Verbindung von nichtseminomatösen mediastinalen Keimzelltumoren mit hämatologischen Malignomen weisen die extragonadalen Keimzelltumoren kein erhöhtes spezifisch biologisches Risiko für die
Entwicklung von sekundären Tumoren auf (Hartmann et al. 2000e). Die hämatologischen Neoplasien repräsentieren ein biologisches Phänomen und sind nicht
behandlungsassoziiert. Sie betreffen vorwiegend die megakaryozytäre Reihe der
Hämatopoese als akute megakaryoblastäre Leucaemie (AML, M7), Myelodysplasie
mit abnormalen Megakaryozyten oder idiopathische/essentielle Thrombozytose
(Hartmann et al. 2000d). Das Risiko der Entwicklung einer hämatologischen
Neoplasie ist gegenüber einer altersstandardisierten Normalbevölkerung 250fach
erhöht. Die jährliche Inzidenz liegt bei 2% (Konf.-Intervall 1,1–3,1%). Semi-
nomatös differenzierte Keimzelltumoren des Mediastinums weisen diese Assozia-
tion nicht auf (Bokemeyer et al. 2001). Im Gegensatz zu den nichtseminomatösen
mediastinalen Tumoren, die eine schlechte Prognose besitzen, weisen mediastinale
Seminome eine Überlebenswahrscheinlichkeit von > 80% nach 5 Jahren auf, die der
metastasierter testiculärer Seminome nach adäquater Cisplatin-basierender Chemotherapie entspricht (Bokemeyer et al. 2001, Hartmann et al. 2001c).

12. Zusammenfassung und Ausblick

Testiculäre Keimzelltumoren sind bösartige solide Tumore, die selbst bei Nachweis einer Metastasierung häufig erfolgreich behandelt werden können. Unter Berücksichtigung aller Stadien liegt die Heilungsrate etwa bei 90–95%. Daher liegt der Schwerpunkt der Optimierung von Behandlungsstrategien heutzutage in der Minimierung von Behandlungsnebenwirkungen unter Erhalt der hohen Heilungsrate. Diese Patientengruppe ist daher nicht nur ein Modell für eine durch Chemotherapie curativ behandelbare Erkrankung, sondern auch für die Überprüfung von behandlungsassoziierten Spätfolgen und deren Vermeidung durch die stadiengerechte Anwendung moderner onkologischer Therapieverfahren im interdisziplinären Verbund von Urologie, Strahlentherapie und internistischer Onkologie.

Literatur

[1] Ahlgren AD, Simrell CR, Triche TJ, et al. (1984) Sarcoma arising in a residual testicular teratoma after cytoreductive chemotherapy. Cancer 54: 2015–2018.

[2] Albers P, Albers J, Cummings OW, et al. (1995) Flow cytometric and cytophotometric DNA analysis cannot predict subsequent tumour recurrence in pathological stage IIA/B non-seminomatous testicular germ cell tumour patients who do not receive adjuvant chemotherapy [letter]. Eur J Cancer 31A: 848–849.

[3] Albers P, Bierhoff E, Neu D, et al. (1997) MIB-1 immunohistochemistry in clinical stage I nonseminomatous testicular germ cell tumors predicts patients at low risk for metastasis. Cancer 79: 1710–1716.

[4] Bajorin DF, Motzer RJ, Rodriquez E, et al. (1993a) Acute nonlymphocytic leukemia in germ cell tumor patients treated with etoposide-containing chemotherapy. J Natl Cancer Inst 85: 60–62.

[5] Bajorin DF, Sarosdy MF, Pfister DG, et al. (1993b) Randomized trial of etoposide and cisplatin versus etoposide and carboplatin in patients with good-risk germ cell tumors: A multiinstitutional study. J Clin Oncol 11: 598–606.

[6] Bamberg M, Schmidberger H, Meisner C, et al. (1999) Radiotherapy for stages I and IIA/B testicular seminoma. Int J Cancer 83(6): 823–827.

[7] Baniel J, Foster RS, Gonin R, et al. (1995) Late relapse of testicular cancer. J Clin Oncol 13: 1170–1176.

[8] Batata M, Chu F, Hilaris B, et al. (1982) Testicular cancer in cryptorchids. Cancer 49: 1023–1030.

[9] Bhatia S, Cornetta K, Broun R, et al. (1998) High dose chemotherapy with peripheral stem cell or autologous bone marrow transplant as initiaal salvage chemotherapy for testicular cancer. Proc Am Soc Clin Oncol 17: 321a (abstr. 1239).

[10] Berger CC, Bokemeyer C, Schneider M, et al. (1995) Secondary Raynaud's phenomenon and other late vascular complications following chemotherapy for testicular cancer. Eur J Cancer 31: 2229–2238.

[11] Berger CC, Bokemeyer C, Schuppert F, et al. (1996) Endocrinological late effects after chemotherapy for testicular cancer. Br J Cancer 73: 1108–1114.

[12] Beyer J, Kramar A, Mandanas R, et al. (1996) High-dose chemotherapy as salvage treatment in germ cell tumors: A multivariate analysis of prognostic variables. J Clin Oncol 14: 2638–2645.

[13] Beyer J, Kingreen D, Krause M, et al. (1997) Long-term survival of patients with recurrent or refractory germ cell tumors after high dose chemotherapy. Cancer 79: 161–168.

[14] Beyer J, Stenning A, Gerl S, et al. (1999) High-dose versus conventional-dose first-salvage treatment in nonseminoma: A matched-pair analysis. Proc Am Soc Clin Oncol 18: 326a (abstr. 1255).

[15] Birch R, Williams S, Cone A, et al. (1986) Prognostic factors for favourable outcome in disseminated germ cell tumors. J Clin Oncol 4: 400–407.

[16] Blijham G (1981) The treatment of advanced testicular carcinoma with high dose chemotherapy and autologous marrow support. Eur J Cancer Clin Oncol 17: 433–441.

[17] Bokemeyer C, Schmoll HJ (1993) Secondary neoplasms following treatment of malignant germ cell tumors. J Clin Oncol 11: 1703–1709.

[18] Bokemeyer C, Schmoll HJ, Natt F, et al. (1994) Preliminary results of a phase I/II trial of paclitaxel in patients with relapsed or cisplatin-refractory testicular cancer. J Cancer Res Clin Oncol 120: 754–757.

[19] Bokemeyer C, Schmoll HJ (1995a) Treatment of testicular cancer and the development of secondary malignancies. J Clin Oncol 13: 283–292.

[20] Bokemeyer C, Schmoll HJ, Kuczyk MA, et al. (1995b) Risk of secondary leukemia following high cumulative doses of etoposide during chemotherapy for testicular cancer. J Natl Cancer Inst 87: 58–60.

[21] Bokemeyer C, Kuczyk MA, Serth J, et al. (1996a) Treatment of clinical stage I testicular and cancer and the possible role for new biological prognostic parameters. J Clin Oncol Res Clin Oncol 122: 575–584.

[22] Bokemeyer C, Köhrmann O, Tischler J, et al. (1996b) A randomized trial of cisplatin, etoposide and bleomycin (PEB) versus carboplatin, etoposide and bleomycin (CEB) for patients with 'good-risk' metastatic non-seminomatous germ cell tumours. Ann Oncol 7: 1015–1021.

[23] Bokemeyer C, Kuczyk MA, Kohne H, et al. (1996d) Hematopoietic growth factors and treatment of testicular cancer: biological interactions, routine use and dose-intensive chemotherapy. Ann Hematol 72: 1–9.

[24] Bokemeyer C, Berger CC, Kuczyk MA, et al. (1996e) Evaluation of long-term toxicity after chemotherapy for testicular cancer. J Clin Oncol 14: 2923–2932.

[25] Bokemeyer C, Beyer J, Rüther U, et al. (1996c) Phase II study of paclitaxel in patients with relapsed or cisplatin-refractory testicular cancer. Ann Oncol 7: 31–34.

[26] Bokemeyer C, Berger CC, Hartmann JT, et al. (1998a) Analysis of risk factors for cisplatin-induced ototoxicity in patients with testicular cancer. Br J Cancer 77: 1355–1362.

[27] Bokemeyer C, Harstrick A, Beyer C, et al. (1998b) The use of dose-intensified chemotherapy in the treatment of metastatic nonseminomatous testicular germ cell tumors. Semin Oncol 25(suppl. 4): 24–32.

[28] Bokemeyer C, Hartmann JT, Kuczyk MA, et al. (1998c) The role of paclitaxel in chemosensitive urological malignancies: Current strategies in bladder cancer and testicular germ-cell tumors. World J Urol 16: 155–162.

[29] Bokemeyer C, Gerl A, Schöffski, et al. (1999a) Gemcitabine in patients with relapsed or cisplatin-refractory testicular cancer. J Clin Oncol 17: 512–516.

[30] Bokemeyer C, Kollmannsberger C, Meisner C, et al. (1999b) First-line high-dose chemotherapy compared with standard-dose PEB/VIP chemotherapy in patients with advanced germ cell tumors: A multivariate and matched-pair analysis. J Clin Oncol. 17(11): 3450–3456.

[31] Bokemeyer C, Hartmann JT, Droz JP, et al. (2000) Prognostic factors and outcome of patients with extragonadal germ cell tumors (EGGCT). Proc Am Soc Clin Oncol 19: 328a (abstr. 1288).

[32] Bokemeyer C, Droz JP, Horwich A, et al. (2001) Extragonadal seminoma – an international multicenter analysis of prognostic factors and longterm treatment outcome. Cancer (in press).

[33] Bosl GJ, Geller LN, Cirricione C, et al. (1983) Multivariate analysis of prognostic variables in patients with metastatic cancer. Cancer Res 43: 3403–3404.

[34] Bosl GJ, Yagoda A, Golbey RB, et al. (1985) Role of etoposide-based chemotherapy in the treatment of patients with refractory or relapsing germ cell tumors. Am J Med 78: 423–428.

[35] Bosl GJ, Leitner SP, Atlas SA, et al. (1986) Increased plasma renin and aldosterone in patients treated with cisplatin-based chemotherapy for metastatic germ-cell tumors. J Clin Oncol 4: 1684–1689.

[36] Bosl GJ, Geller NL, Bajorin D, et al. (1988) A randomized trial of etoposide+cisplatin versus vinblastine+bleomycin+cisplatin+cyclophosphamide+dactinomycin in patients with good-prognosis germ cell tumor. J Clin Oncol 6: 1231–1238.

[37] Bosl GJ, Ilson DH, Rodriguez E, et al. (1994) Clinical relevance of the i(12p) marker chromosome in germ cell tumors. J Natl Cancer Inst 86: 349–355.

[38] Boyer M, Raghavan D, Harris PJ, et al. (1990) Lack of late toxicity in patients treated with cisplatin-containing combination chemotherapy for metastatic testicular cancer. J Clin Oncol 8: 21–26.

[39] Boyer M, Raghavan D (1992) Toxicity of treatment of germ cell tumors. Sem Oncol 2: 128–142.

[40] Brenner PC, Harry W, Morse MJ, et al. (1996) Simultaneous retroperitoneal, thoracic, and cervical resection of postchemotherapy residual masses in patients with metastatic nonseminomatous germ cell tumors of the testis. J Clin Oncol 14: 1765–1769.

[41] Broun ER, Nichols CR, Kneebone P, et al. (1992) Long-term outcome of patients with relapsed and refractory germ cell tumors treated with high-dose chemotherapy and autologous bone marrow rescue. Ann Intern Med 117: 124–128.

[42] Broun ER, Nichols CR, Mandanas R, et al. (1995) Dose escalation study of high-dose carboplatin and etoposide with autologous bone marrow support in patients with recurrent and refractory germ cell tumors. Bone Marrow Transplant 16: 353–358.

[43] Buetow SA (1995) Epidemiology of testicular cancer. Epidemiol Rev 17: 433–449.

[44] Cavalli F, Monfardini S, Pizzocaro G (1980) Report on the International Workshop on Staging and Treatment of Testicular Cancer. Eur J Cancer 16: 1367–1372.

[45] Chaganti RS, Rodriguez E, Bosl GJ (1993) Cytogenetics of male germ cell tumors. Urol Clin North Am 20: 55–66.

[46] Chevreau C, Droz JP, Pico JC, et al. (1993) Early intensified chemotherapy with autologous bone marrow transplantation in first line treatment of poor risk non-seminomatous germ cell tumors. Eur Urol 23: 213–218.

[47] Clemm C, Gerl A, Hentrich M, et al. (1995) Chemotherapy for far advanced seminoma. Onkologie 18: 189 (abstr. 909).

[48] Clemm C, Bokemeyer C, Gerl A, et al. (2000) Randomized trial comparing cisplatin/etoposide/ifosfamide with carboplatin monochemotherapy in patients with advanced metastatic seminoma. Proc Am Soc Clin Oncol 19: 326a (abstr. 1283).

[49] Collins DH, Pugh RCB (1964) Classification and frequency of testicular tumours. Br J Urol 36 (Suppl.): 1.

[50] Coogan CL, Hejase MJ, Wahle GR, et al. (1996) Nerve sparing post-chemotherapy retroperitoneal lymph node dissection for advanced testicular cancer. J Urol 156: 1656–1658.

[51] Culine S, Kerbrat P, Bouzy J, et al. (1999) Are 3 cycles of Bleomycin, etoposide and cisplatin (3BEP) or 4 cycles of etoposide and cisplatin (4EP) equivalent regimens for patients (pts) with good-risk metastatic non seminomatous germ cell tumors (NSGCT)? Preliminary results of a randomized trial. Proc Am Soc Clin Oncol 18: 309a (abstr. 1188).

[52] Cullen MH, Stenning SP, Parkinson MC, et al. (1996) Short course adjuvant

chemotherapy in high risk stage I non-seminomatous germ cell tumours of the testis: A medical research council report. J Clin Oncol 14: 1106–1113.

[53] Decatris MP, Wilkinson PM, Welch RS, et al. (2000) High-dose chemotherapy and autologous haematopoietic support in poor risk non-seminomatous germ-cell tumours: An effective first-line therapy with minimal toxicity. Ann Oncol 11: 427–434.

[54] de Wit R, Stoter G, Sleijfer DT, et al. (1995) Four cycles of BEP versus an alternating regime of PVB and BEP in patients with poor-prognosis metastatic testicular non-seminoma. A randomised study of the EORTC Genitourinary Tract Cancer Coopera-tive Group. Br J Cancer 71: 1311–1314.

[55] de Wit R, Stoter G, Kaye SB, et al. (1997) Importance of bleomycin in combination chemotherapy for good-prognosis testicular nonseminoma. A randomized study of the European Organization for Research and Treatment of Cancer Genitourinary Tract Cancer Cooperative Group. J Clin Oncol 15: 1837–1843.

[56] de Wit R, Stoter G, Sleijfer DT, et al. (1998) Four cycles of BEP versus four cycles of VIP in patients with intermediate-prognosis metastatic testicular non-seminoma. A randomised study of the EORTC Genitourinary Tract Cancer Cooperative Group. Br J Cancer 78: 828–832.

[57] de Wit R, Louwerens M, de Mulder PH, et al. (1999) Management of intermediate-prognosis germ-cell cancer: Results of a phase I/II study of Taxol-BEP. Int J Cancer 83(6): 831–833.

[58] de Wit R, Roberts JT, Wilkinson P, et al. (2000) Final analysis demonstrating the equivalence of 3 BEP vs. 4 cycles and the 5 day schedule vs. 3 days per cycle in good prognosis germ cell cancer. Proc Am Soc Clin Oncol 19: 326a (abstr. 1281).

[59] Dieckmann KP, Pichlmeier U (1977) The prevalence of familiar testicular cancer: An analysis of two patient populations and a review of the literature. Cancer 80: 1954–1960.

[60] Dieckmann KP, Loy V (1996) Prevalence of contralateral testicular intraepithelial neoplasia in patients with germ cell neoplasia. J Clin Oncol 14: 3126–3132.

[61] Donohue JP, Zachary JM, Maynard BR (1982) Distribution of nodal metastases in nonseminomatous testis cancer. J Urol 128: 315–320.

[62] Donohue JP, Foster RS, Rowland RG, et al. (1990) Nerve-sparing retroperitoneal lymphadenectomy with preservation of ejaculation. J Urol 144: 287–291.

[63] Donohue JP, Thornhill JA, Foster RS, et al. (1993) Primary retroperitoneal lymph node dissection in clinical stage A non-seminomatous germ cell testis cancer: Review of the Indiana University experience 1965–1989. Br J Urol 71: 326–335.

[64] Donohue JP, Fox EP, Williams SD, et al. (1994a) Persistent cancer in postchemo-therapy retroperitoneal lymph-node dissection: Outcome analysis. World J Urol 12: 190–195.

[65] Donohue JP, Thornhill JA, Foster RS, et al. (1994b) Stage I nonseminomatous germ-cell testicular cancer – Management options and risk-benefit considerations. World J Urol 12: 170–176.

[66] Droz JP, Kramar A, Pico JL (1993a) Prediction of long-term response after high-dose chemotherapy with autologous bone marrow transplantation in the salvage treatment of non-seminomatous germ cell tumours. Eur J Cancer 29A: 818–821.

[67] Droz JP, van Oosterom AT (1993b) Treatment options in clinical stage I non-semi-nomatous germ cell tumours of the testis: A wager on the future? A review. Eur J Cancer 29A: 1038–1044.

[68] Duchesne GM, Stenning SP, Aass N, et al. (1997) Radiotherapy after chemotherapy for metastatic seminoma – A diminishing role. MRC Testicular Tumour Working Party. Eur J Cancer 33: 829–835.

[69] Dunn TA, Grunwald V, Bokemeyer C, et al. (1997) Pre-clinical activity of taxol in non-

seminomatous germ cell tumor cell lines and nude mouse xenografts. Invest New Drugs 15: 91–98.

[70] Einhorn L, Williams S, Mandelbaum I, et al. (1981) Surgical resection in disseminated testicular cancer following chemotherapeutic cytoreduction. Cancer 48: 904–908.

[71] Einhorn LH, Stender MJ, Williams SD (1999) Phase II trial of gemcitabine in refractory germ cell tumors. J Clin Oncol. 17(2): 509–511.

[72] Ellison M, Mostofi F, Flanigan R (1988) Treatment of the residual retroperitoneal mass after chemotherapy for advanced seminoma. J Urol 140: 618–620.

[73] Farhat F, Culine S, Theodore C, et al. (1996) Cisplatin and ifosfamide with either vinblastine or etoposide as salvage therapy for refractory or relapsing germ cell tumor patients: The Institut Gustave Roussy experience. Cancer 77: 1193–1197.

[74] Fizazi K, Ragan D, Bokemeyer C, et al. (1999) Viable malignant cells after primary chemotherapy for metastatic non-seminomatous germ-cell tumors (NSGCT): Results from an international study. Proc Am Soc Clin Oncol 18 (abstr.).

[75] Fleming ID (ed) (1997) Testis. AJCC Cancer Staging Manual. 5th Ed. Lippincott-Raven, Philadelphia, S. 225–230.

[76] Fossa SD, Borge L, Ass N, et al. (1987) The treatment of advanced metastatic seminoma. Experience in 55 cases. J Clin Oncol 5: 1071–1077.

[77] Fossa S, Aass N, Kaalhus O (1989a) Radiotherapy for testicular seminoma stage I: Treatment results and long-term post-irradiation morbidity in 365 patients. Int J Radiat Oncol Biol Phys 16: 383–388.

[78] Fossa SD, Ous S, Lien HH, et al. (1989b) Post-chemotherapy lymph node histology in radiologically normal patients with metastatic nonseminomatous testicular cancer. J Urol 141: 557–559.

[79] Fossa SD, Droz JP, Stoter G, et al (1995) Cisplatin, vincristine and ifosphamide combination chemotherapy of metastatic seminoma: Results of EORTC trial 30874. EORTC GU Group. Br J Cancer 71: 619–624.

[80] Fossa SD, Kaye SB, Mead GM, et al. (1998) Filgrastim during combination chemotherapy of patients with poor-prognosis metastatic germ cell malignancy. J Clin Oncol 16: 716–724.

[81] Fossa SD, Stenning SP, Gerl A, et al. (1999) Prognostic factors in patients progressing after cisplatin-based chemotherapy for malignant non-seminomatous germ cell tumours. Br J Cancer 80(9): 1392–1399.

[82] Fox E, Weathers T, Williams S, et al. (1993) Outcome analysis for patients with persistent nonteratomatous germ cell tumor in postchemotherapy retroperitoneal lymph node dissections. J Clin Oncol 11: 1294–1299.

[83] Friedman NB (1987) The function of the primordial germ cell in extragonadal tissues. Int J Androl 10(1): 43–49.

[84] Freedman LS, Parkinson MC, Jones WG, et al. (1987) Histopathology in the prediction of relapse of patients with stage I testicular teratoma treated by orchiectomy alone. Lancet 2 (8554): 294–298.

[85] Ganjoo KN, Chan RJ, Sharma M, et al. (1999) Positron emission tomography scans in the evaluation of postchemotherapy residual masses in patients with seminoma. J Clin Oncol 17(11): 3457–3460.

[86] Gerl A, Clemm C, Schmeller N, et al. (1994) Sequential resection of residual abdominal and thoracic masses after chemotherapy for metastatic non-seminomatous germ cell tumours. Br J Cancer 70: 960–965.

[87] Gerl A, Clemm C, Schmeller N, et al. (1995a) Outcome analysis after post-chemotherapy surgery in patients with non-seminomatous germ cell tumours. Ann Oncol 6: 483–488.

[88] Gerl A, Clemm C, Schmeller N, et al. (1995b) Prognosis after salvage treatment for unselected male patients with germ cell tumours. Br J Cancer 72: 1026–1032.

[89] Gietema JA, Sleijfer DTh, Willemse PHB, et al. (1992) Long-term follow-up of cardiovascular risk factors in patients given chemotherapy for disseminated nonseminoma tous testicular cancer. Ann Intern Med 116: 709–715.

[90] Gregory C, Peckham M (1986) Results of radiotherapy for stage II testicular seminoma. Radiother Oncol 6: 285–292.

[91] Hainsworth JD, Williams SD, Einhorn LH, et al. (1985) Successful treatment of resistant germinal neoplasms with VP-16 and cisplatin: Results of a Southeastern Cancer Study Group trial. J Clin Oncol 3: 666–671.

[92] Harstrick A, Caspar J, Guba R, et al. (1989) Comparison of the antitumor activity of cisplatin, carboplatin and iproplatin against established human testicular cancer cell lines in vivo and in vitro. Cancer 63: 1079–1083.

[93] Harstrick A, Schmoll HJ, Wilke H, et al. (1991) Cisplatin, etoposide and ifosfamide salvage therapy for refractory or relapsed germ cell carcinoma. J Clin Oncol 9: 1549–1555.

[94] Harstrick A, Schleucher N, Andresen E, et al. (1999) Tandem high-dose chemotherapy with carboplatin, etoposide and cyclophosphamide followed by peripheral blood stem cell retransfusion in cisplatin refractory germ cell cancer patients. Proc Am Soc Clin Oncol 18: 327a (abstr. 1259).

[95] Hartmann JT, Candelaria M, Kuczyk MA, et al. (1997a) Comparison of histological results from the resection of residual masses at different sites after chemotherapy for metastatic non-seminomatous germ cell tumours. Eur J Cancer 33: 843–847.

[96] Hartmann JT, Schmoll H-J, Kuczyk MA, et al. (1997b) Postchemotherapy resections of residual masses from metastatic non-seminomatous testicular germ cell tumors. Ann Oncol 8: 531–538.

[97] Hartmann JT, Kollmannsberger C, Kanz L, et al. (1999a) Platinum organ toxicity and possible prevention in patients with testicular cancer. Int J Cancer 83: 866–869.

[98] Hartmann JT, Schmoll H-J, Albrecht C, et al. (1999b) Long-term effects on sexual functioning and fertility after treatment of testicular cancer. Br J Cancer 80: 801–807.

[99] Hartmann JT, Kanz L, Bokemeyer C (1999c) Diagnosis and treatment of patients with testicular germ cell cancer Drugs 58(2): 257–281.

[100] Hartmann JT, Kuczyk MA, Kollmannsberger C, et al. (1999d) Future prospects in the chemotherapy of metastatic nonseminomatous testicular germ-cell cancer. World J Urol 17(5): 324–333.

[101] Hartmann JT, Fels LM, Franzke A, et al. (2000a) Comparative study of the acute nephrotoxicity from standard dose cisplatin ± ifosfamide and high-dose chemotherapy with carboplatin and ifosfamide. Anticancer Res 20: 1177–1182.

[102] Hartmann JT, Fels LM, Knop S, et al. (2000b) A randomized trial comparing the nephrotoxicity of cisplatin/ifosfamide-based combination chemotherapy with or without amifostine in patients with solid tumors. Invest New Drugs 18: 281–289.

[103] Hartmann JT, Knop S, Fels LM, et al. (2000c) The use of reduced doses of amifostine to ameliorate nephrotoxicity of cisplatin/ifosfamide-based chemotherapy in patients with solid tumors. Anti Cancer Drugs 11: 1–6.

[104] Hartmann JT, Nichols CR, Droz JP, et al. (2000d) Extragonadal germ cell tumors (EGGCT) and hematological disorders: Incidence and outcome from an international database. J Natl Cancer Inst 92: 54–61.

[105] Hartmann JT, Nichols CR, Droz JP, et al. (2000e) The relative risk of second nongerminal malignancies in patients with extragonadal germ cell tumors. Cancer 88(11): 2629–2635.

[106] Hartmann JT, von Vangerow A, Fels LM, et al. (2001a) A randomized trial of amifostine in patients with high dose VIC chemotherapy plus autologous blood stem cell transplantation. Br J Cancer (in press).

[107] Hartmann JT, Schleucher N, Metzner B, et al. (2001b) Phase I/II study of sequential

high dose VIP plus paclitaxel supported by PBSC in patients with 'poor prognosis' germ cell tumor (GCT). Proc Am Soc Clin Oncol (in press).

[108] Hartmann JT, Nichols CR, Droz JP, et al. (2001c) Salvage chemotherapy for patients with relapsed nonseminomatous extragonadal germ cell tumors. J Clin Oncol (in press).

[109] Hendry WF, A'Hern RP, Hetherington JW, et al. (1993) Para-aortic lymphadenectomy after chemotherapy for metastatic non-seminomatous germ cell tumours: Prognostic value and therapeutic benefit. Br J Urol 71: 208–213.

[110] Hernes EH, Harstad K, Fossa SD (1992) Changing incidence and delay of testicular cancer in southern Norway (1981–1992). Eur Urology 30: 349–357.

[111] Herr HW, Sheinfeld J, Puc HS, et al. (1997) Surgery for a post-chemotherapy residual mass in seminoma. J Urol 157: 860–862.

[112] Horwich A, Dearnaley DP, A'Hern R, et al. (1992) The activity of single-agent carboplatin in advanced seminoma. Eur J Cancer 28A: 1307–1310.

[113] Horwich A, Paluchowska B, Normann A, et al. (1997a) Residual mass following chemotherapy of seminoma. Ann Oncol 8: 37–40.

[114] Horwich A, Sleijfer DT, Fossa SD, et al. (1997b) Randomized trial of bleomycin, etoposide, and cisplatin compared with bleomycin, etoposide and carboplatin in good-prognosis metastatic nonseminomatous germ cell cancer: A Multiinstitutional Medical Research Council/European Organization for Research and Treatment of Cancer trial. J Clin Oncol 15: 1844–1852.

[115] Horwich A, Oliver RTD, Fossa SD, et al. (2000) A MRC randomised trial of single agent carboplatin versus etoposide and cisplatin for advanced metastatic seminoma. Br J of Cancer 83(12): 1623–1629.

[116] Jacobsen G, Henriksen OB, von der Maase H (1981) Carcinoma in situ of testicular tissue adjacent to malignant germ-cell tumors: A study of 105 cases. Cancer 47(11): 2660–2662.

[117] Jones DM, Amato LC, Pagliari R, et al. (1997) Carboplatin (CBDCA) and cyclophosphamide (CTX) and delayed consolidation in advanced seminoma. Proc Am Soc Clin Oncol 16: 323a (abstr. 1149).

[118] Josefsen D, Ous S, Hoie J, et al. (1993) Salvage treatment in male patients with germ cell tumours. Br J Cancer 67: 568–572.

[119] Kaye B, Mead GM, Fossa S, et al. (1998) Intensive induction-sequential chemotherapy with BOP/VIP-B compared with treatment with BEP/EP for poor prognosis metastatic nonseminomatous germ cell tumor: A randomized medical research council/European organization for research and treatment of cancer study. J Clin Oncol 16: 692–701.

[120] Kollmannsberger C, Beyer J, Droz J-P, et al. (1998) Secondary leukemia following high cumulative doses of stoposide in patients treated for advanced germ cell tumors. J Clin Oncol 16: 3386–3391.

[121] Lampe H, Dearnaley DP, Price A, et al. (1995) High-dose carboplatin and etoposide for salvage chemotherapy of germ cell tumours. Eur J Cancer 31A: 717–723.

[122] Lampe H, Horwich A, Norman A, et al. (1997) Fertility after chemotherapy for testicular germ cell cancers. J Clin Oncol 15: 239–245.

[123] Ledermann JA, Holden L, Newlands ES, et al. (1994) The long-term outcome of patients who relapse after chemotherapy for non-seminomatous germ cell tumours. Br J Urol 74: 225–230.

[124] Leibovitch I, Foster RS, Kopecky KK, et al. (1998) Identification of clinical stage a nonseminomatous testis cancer patients at extremely low risk for metastatic disease: A combined approach using quantitive immunohistochemical, histopathologic, and radiologic assessment. J Clin Oncol 16: 261–268.

[125] Leitner SP, Bosl GJ, Bajorunas D (1986) Gonadal dysfunction in patients treated for metastatic germ-cell tumors. J Clin Oncol 4: 1500–1505.

[126] Linkesch W, Krainer M, Wagner A (1992) Phase I/II trial of ultrahigh carboplatin, etoposide, cyclophosphamide with ABMT in refractory or relapsed non-seminomatous germ cell tumors (NSGCT). Proc Am Soc Clin Oncol 11: 196 (abstr. 600).

[127] Loehrer PJ Sr, Johnson D, Elson P, et al. (1995) Importance of bleomycin in favorable-prognosis disseminated germ cell tumors: An Eastern Cooperative Oncology Group trial. J Clin Oncol 13: 470–476.

[128] Loehrer PJ, Birch R, Williams SD, et al. (1987) Chemotherapy of metastatic seminoma: The Southeastern Cancer Study Group Experience. J Clin Oncol 5: 1212–1220.

[129] Loehrer PJ, Gonin R, Nichols CR, et al. (1998) Vinblastine plus ifosfamide plus cisplatin as initial salvage therapy in recurrent germ cell tumor. J Clin Oncol 16: 2500–2504.

[130] Loehrer PJ, Lauer R, Roth BJ, et al. (1988) Salvage therapy in recurrent germ cell cancer: Ifosfamide and cisplatin plus either vinblastine or etoposide. Ann Intern Med 109: 540–546.

[131] Logothetis CJ, Samuels ML, Ogden SL, et al. (1987) Cyclophosphamide and sequential cisplatin for advanced seminoma: Long-term follow up in 52 patients. J Urol 138: 789–794.

[132] Logothetis CJ, Samuels ML, Trindade A, et al. (1982) The growing teratoma syndrome. Cancer 50: 1629–1635.

[133] Mandelbaum I, Yaw PB, Einhorn LH, et al. (1983) The importance of one-stage median sternotomy and retroperitoneal node dissection in disseminated testicular cancer. Ann Thorac Surg 36: 524–528.

[134] Manivel J, Jessurun J, Wick M, et al. (1987) Placental alkaline phosphatase immunoreactivity in testicular germ-cell neoplasms. Am J Surg Pathol 11: 21–29.

[135] Margolin K, Doroshow JH, Ahn C, et al. (1996) Treatment of germ cell cancer with two cycles of high-dose ifosfamide, carboplatin, and etoposide with autologous stem-cell support. J Clin Oncol 14: 2631–2637.

[136] McCaffrey JA, Mazumdar M, Bajorin DF, et al. (1997) Ifosfamide- and cisplatin-containing chemotherapy as first-line salvage therapy in germ cell tumors: Response and survival. J Clin Oncol 15: 2559–2563.

[137] McGuire WP, Rowinsky EK, Rosenshein NB, et al. (1989) Taxol: A unique antineoplastic agent with significant activity in advanced ovarian epithelial neoplasms. Ann Intern Med 111: 273–279.

[138] McLeod DG, Weiss RB, Stablein DM, et al. (1991) Staging relationships and outcome in early stage testicular cancer: A report from the Testicular Cancer Intergroup Study. J Urol 145: 1178–1183.

[139] Mead GM, Stenning SP, Cook P, et al. (1997) International germ cell consensus classification: A prognostic factor-erased staging system for metastatic germ cell cancers. J Clin Oncol 15: 594–603.

[140] Mencel PJ, Motzer RJ, Mazumdar M, et al. (1994) Advanced seminoma: Treatment results, survival, and prognostic factors in 142 patients. J Clin Oncol 12: 120–126.

[141] Molenaar WM, Oosterhuis JW, Meiring A, et al. (1986) Histology and DNA contents of a secondary malignancy arising in a mature residual lesion six years after chemotherapy for a disseminated nonseminomatous testicular tumor. Cancer 58: 264–268.

[142] Mostert MMC, van de Pol M, Olde-Weghuis D, et al. (1996) Comparative genomic hybridization of germ cell tumors of the adult testis: Confirmation of karyotypic findings and identification of a 12p-amplicon. Cancer Genet Cytogenet 89: 146–152.

[143] Mostofi FK, Seterhenn IA (1998) WHO Classification of Testicular Cancer, 2nd Ed. Springer, Berlin.

[144] Motzer RJ, Bajorin DF, Schwartz LH, et al. (1994) Phase II trial of paclitaxel shows

antitumor activity in patients with previously treated germ cell tumors. J Clin Oncol 12: 2277–2283.

[145] Motzer RJ, Cooper K, Geller NL, et al. (1990) The role of ifosfamide plus cisplatin-based chemotherapy as salvage therapy for patients with refractory germ cell tumors. Cancer 66: 2476–2481.

[146] Motzer RJ, Gulati SC, Crown JP, et al. (1992) High-dose chemotherapy and autologous bone marrow rescue for patients with refractory germ cell tumors. Cancer 69: 550–556.

[147] Motzer RJ, Mazumdar M, Subhash CG, et al. (1993) Phase II trial of high-dose carboplatin and etoposide with autologous bone marrow transplantation in first-line therapy for patients with poor-risk germ cell tumors. J Natl Cancer Inst 85: 1828–1835.

[148] Motzer RJ, Sheinfeld J, Mazumdar M, et al. (1995) Etoposide and cisplatin adjuvant therapy for patients with pathologic stage II germ cell tumors. J Clin Oncol 13: 2700–2704.

[149] Motzer RJ, Mazumdar M, Bosl GJ, et al. (1996) High-dose carboplatin, etoposide, and cyclophosphamide for patients with refractory germ cell tumors: Treatment results and prognostic factors for survival and toxicity. J Clin Oncol 14: 1098–1105.

[150] Motzer RJ, Mazumdar M, Sheinfeld J, et al. (2000) Sequential dose-intensive paclitaxel, ifosfamide, carboplatin, and etoposide salvage therapy for germ cell tumor patients. J Clin Oncol 18(6): 1173–1180.

[151] Mulder POM, de Vries EG, Koops HS, et al. (1988) Chemotherapy with maximally tolerable doses of VP-16-123 and cyclophosphamide followed by autologous bone marrow transplantation for the treatment of relapsed or refractory germ cell tumors. Eur J Cancer Clin Oncol 24: 675–679.

[152] Mulders PFA, Oosterhoff GON, Boetse C, et al. (1990) The importance of prognostic factors in the individual treatment of patients with disseminated germ cell tumours. Br J Urol 66: 425–429.

[153] Murphy B, Breeden E, Donohue J, et al. (1993) Surgical salvage of chemorefractory germ cell tumors. J Clin Oncol 11: 324–329.

[154] Nichols CR, Tricot G, Williams S, et al. (1989) Dose-intensive chemotherapy in refractory germ cell cancer: A phase I/II trial of high-dose carboplatin and etoposide with autologous bone marrow transplantation. J Clin Oncol 7: 932–939.

[155] Nichols CR, Roth BJ, Heerema N, et al. (1990) Hematologic neoplasia associated with primary mediastinal germ-cell tumors. N Engl J Med 322(20): 1425–1429.

[156] Nichols CR, Williams SD, Loehrer PJ, et al. (1991) Randomized study of cisplatin dose intensity in poor-risk germ cell tumors: A Southeastern Cancer Study Group and Southwest Oncology Group protocol. J Clin Oncol 7: 1163–1172.

[157] Nichols CR, Breeden ES, Loehrer PJ (1993) Secondary leukemia associated with a conventional dose of etoposide: Review of serial germ cell tumor protocols. J Natl Cancer Inst 85: 36–40.

[158] Nichols CR, Roth BJ, Loehrer PJ, et al. (1994) Salvage chemotherapy for recurrent germ cell cancer. Sem Oncol 5 (Suppl. 12): 102–108.

[159] Nichols CR, Catalano PJ, Crawford ED, et al. (1998) Randomized comparison of cisplatin and etoposide and either bleomycin or ifosfamide in treatment of advanced disseminated germ cell tumors: An Eastern Cooperative Oncology Group, Southwest Oncology Group, and Cancer and Leukemia Group B study. J Clin Oncol 16: 1287–1293.

[160] Osanto S, Bukman A, Van Hoek F, et al. (1992) Long-term effects of chemotherapy in patients with testicular cancer. J Clin Oncol 10: 574–579.

[161] Osterlind A (1986) Diverging trends in incidence and mortality of testicular cancer in Denmark, 1943–1982. Br J Cancer 53: 501–505.

[162] Ozols RF, Ihde DC, Linehan WM, et al. (1988) A randomized trial of standard chemo-

therapy versus a high-dose chemotherapy regimen in the treatment of poor prognosis nonseminomatous germ-cell tumors. J Clin Oncol 6: 1031–1040.

[163] Partyka S, Hutchinson L, Amato R (1996) Preliminary results of taxol/cisplatin chemotherapy in patients with refractory or relapsed nonseminomatous germ cell tumor. Proc Am Assoc Cancer Res 37: 169 (abstr. 1161).

[164] Peckham MJ, Barrett A, Husband JE, et al. (1982) Orchiectomy alone in testicular stage I nonseminomatous germ cell tumors. Lancet 2(8300): 678–680.

[165] Pedersen-Bjergaard J, Daugaard G, Hansen ST, et al. (1991) Increased risk of myelodysplasia and leukemia after etoposide, cisplatin, and bleomycin for germ-cell tumors. Lancet 338(8763): 359–363.

[166] Pizzocaro G, Pasi M, Salvioni R, et al. (1985) Cisplatin and etoposide salvage therapy and resection of the residual tumor in pretreated germ cell testicular cancer. Cancer 56: 2399–2403.

[167] Pizzocaro G, Salvioni R, Piva L, et al. (1986) Cisplatin combination chemotherapy in advanced seminoma. Cancer 58: 1625–1629.

[168] Pizzocaro G (1996) Rationale for lymphadenectomy in stage I nonseminoma: In: Horwich A (ed) Testicular Cancer, 2nd Ed. Chapman and Hall, London, S. 193–200.

[169] Pont J, Albrecht W, Postner G, et al. (1996) Adjuvant chemotherapy for high-risk clinical stage I nonseminomatous testicular germ cell cancer: Long-term results of a prospective trial. J Clin Oncol 14: 441–448.

[170] Pryor JP, Cameron KM, Chilton CP, et al. (1983) Carcinoma in situ in testicular biopsies from men presenting with infertility. Br J Urol 55: 780–784.

[171] Puc HS, Heelan R, Mazumdan M, et al. (1996) Management of residual mass in advanced seminoma: Results and recommendations from the Memorial Sloan Kettering Cancer Center. J Clin Oncol 14: 454–460.

[172] Qvist HL, Fossa SD, Ous S, et al. (1991) Post-chemotherapy tumour residuals in patients with advanced nonseminomatous testicular cancer. Is it necessary to resect all residual masses? J Urol 145: 300–303.

[173] Raghavan D, Vogelzang NJ, Bosl GJ, et al. (1982) Tumor classification and size in germ-cell testicular cancer: Influence on the occurrence of metastases. Cancer 50: 1591–1595.

[174] Rick O, Bokemeyer C, Beyer J, et al. (2001) Salvage treatment with paclitaxel, ifosfamide, and cisplatin plus high-dose carboplatin, etoposide, and thiotepa followed by autologous stem-cell rescue in patients with relapsed or refractory germ cell cancer. J Clin Oncol 19: 81–88.

[175] Rodenhuis S, de Wit R, de Mulder PMH, et al. (1999) A prospective trial of repeated high-dose chemotherapy in relapsing germ cell cancer. Proc Am Soc Clin Oncol 18: 310a (abstr. 1190).

[176] Rodriguez E, Mathew S, Reuter V, et al. (1992) Cytogenetic analysis of 124 prospectively ascertained male germ cell tumors. Cancer Res 52: 2285–2291.

[177] Rosti G, Albertazzi L, Salioni R, et al. (1992) High-dose chemotherapy supported with autologous bone marrow transplantation (ABMT) in germ cell tumors: A phase two study. Ann Oncol 3: 809–812.

[178] Roth BJ, Einhorn LH, Greist A (1988) Long-term complications of cisplatin-based chemotherapy for testis cancer. Sem Oncol 15: 345–350.

[179] Rowinsky EK, Gilbert MR, McGuire WP, et al. (1991) Sequences of taxol and cisplatin: A phase I and pharmacologic study. J Clin Oncol 9: 1692–1703.

[180] Sandler AB, Christou A, Fox S, et al. (1998) A phase II trial of paclitaxel in refractory germ cell neoplasms. Cancer 82: 1381–1386.

[181] Satge D, Sasco AJ, Cure H, et al. (1997) An excess of testicular germ cell tumors in Down's syndrome. Cancer 80: 929–935.

[182] Saxman SB, Finch D, Gonin R, et al. (1998) Long-term follow-up of a phase III study

of three versus four cycles of bleomycin, etoposide, and cisplatin in favorable-prognosis germ-cell tumors: The Indiana University experience. J Clin Oncol 15: 702–706.

[183] Schmoll HJ, Harstrick A, Bokemeyer C, et al. (1993) Single-agent carboplatinum for advanced seminoma. A phase II study. Cancer 72: 237–242.

[184] Schmoll HJ (1989) The role of ifosfamide in testicular cancer. Semin Oncol 16 (Suppl 3): 82–95.

[185] Sesterhenn IA, Weiss RB, Mostofi FK, et al. (1992) Prognosis and other clinical correlates of pathologic review in stage I and II testicular carcinoma: A report from the Testicular Cancer Intergroup Study. J Clin Oncol 10(1): 69–78.

[186] Siegert W, Beyer J, Strohscheer I, et al. (1994) High-dose treatment with carboplatin, etoposide, and ifosfamide followed by autologous stem-cell transplantation in relapsed or refractory germ cell cancer: A phase I/II study. The German Testicular Cancer Cooperative Study Group. J Clin Oncol 12: 1223–1231.

[187] Sleijfer S, Willemse PHB, de Vries EGE, et al. (1996) Treatment of advanced seminoma with cyclophosphamide, vincristine and carboplatin on an outpatient basis. Br J Cancer 74: 947–950.

[188] Stephens WS, Gonin R, Hutchins GD, et al. (1996) Positron emission tomography evaluation of residual radiographic abnormalities in postchemotherapy germ cell tumour patients. J Clin Oncol 14: 1637–1641.

[189] Steyerberg EW, Keizer HJ, Zwartendijk J, et al. (1993) Prognosis after resection of residual masses following chemotherapy for metastatic nonseminomatous testicular cancer: A multivariate analysis. Br J Cancer 68: 195–200.

[190] Steyerberg EW, Keizer HJ, Stoter G, et al. (1994) Predictors of residual mass histology following chemotherapy for metastatic non-seminomatous testicular cancer: A quantitative overview of 996 resections. Eur J Cancer 30: 1231–1239.

[191] Steyerberg EW, Keizer HJ, Fossa SD, et al. (1995) Prediction of residual retroperitoneal mass histology after chemotherapy for metastatic nonseminomatous germ cell tumor: Multivariate analysis of individual patient data from six study groups. J Clin Oncol 13: 1177–1187.

[192] Steyerberg EW, Gerl A, Fossa SD, et al. (1998) Validity of predictions of residual retroperitoneal mass histology in nonseminomatous testicular cancer. J Clin Oncol 16: 269–274.

[193] Stone J, Cruickshank D, Sandeman T, et al. (1991) Trebling of the incidence of testicular cancer in Victoria, Australia (1950–1985). Cancer 68: 211–219.

[194] Tait D, Peckham MJ, Hendry WF, et al. (1984) Post-chemotherapy surgery in advanced non-seminomatous germ-cell testicular tumours: The significance of histology with particular reference to differentiated (mature) teratoma. Br J Cancer 50: 601–609.

[195] The Italian Group for Antiemetic Research (1995) Dexamethasone, granisetron, or both for the prevention of nausea and vomiting during chemotherapy for cancer. N Engl J Med 332: 1–5.

[196] Tiffany P, Morse MJ, Bosl G, et al. (1986) Sequential excision of residual thoracic and retroperitoneal masses after chemotherapy for stage III germ cell tumours. Cancer 57: 978–983.

[197] Toner GC, Panicek DM, Heelan RT, et al. (1990) Adjunctive surgery after chemotherapy for nonseminomatous germ cell tumors: recommendations for patient selection. J Clin Oncol 8: 1683–1694.

[198] Travis LB, Curtis RE, Storm H, et al. (1997) Risk of second malignant neoplasms among long-term survivors of testicular cancer. J Natl Cancer Inst 89: 1429–1439.

[199] van Leeuwen F, Stiggelbout A, van den Belt-Dusebout A, et al. (1993) Second

cancer risk following testicular cancer: A follow up study of 1,909 patients. J Clin Oncol 11: 415–424.

[200] Vogelzang NJ, Bosl GJ, Johnson K (1981) Raynaud's phenomenon: A common toxicity after combination chemotherapy for testicular cancer. Ann Intern Med 95: 288–292.

[201] Vogelzang NJ, Torkelson JL, Kennedy BJ (1985) Hypomagnesemia, renal dysfunction, and Raynaud's phenomenon in patients treated with cisplatin, vinblastine, and bleomycin. Cancer 56: 2765–2770.

[202] Vos A, Oosterhuis W, de Jong B, et al. (1990) Cytogenetics of carcinoma in situ of the testis. Cancer Genet Cytogenet 46: 75–81.

[203] Warde P, von der Maase H, Horwich A, et al. (1998) Stage I testicular seminoma: Results of adjuvant irradiation and surveillance. Proc Am Soc Clin Oncol 17: 309a (abstr. 1188).

[204] Weijl NI, Rutten MFJ, Zwinderman AH, et al. (2000) Thromboembolic events during chemotherapy for germ cell cancer: A cohort study and review of the literature. J Clin Oncol 18(10): 2169–2178.

[205] Willan BD, McGowan DG (1985) Seminoma of the testis: A 22-year experience with radiation therapy. Int J Radiat Oncol Biol Phys 11: 1769–1775.

[206] Williams SD, Birch R, Einhorn LH, et al. (1987a) Treatment of disseminated germ-cell tumors with cisplatin, bleomycin, and either vinblastine or etoposide. N Engl J Med 316: 1435–1440.

[207] Williams SD, Stablein DM, Einhorn LH, et al. (1987b) Immediate adjuvant chemotherapy versus observation with treatment at relapse in pathological stage II testicular cancer. N Engl J Med 317: 1433–1438.

[208] Wolff SN, Johnson DH, Hainsworth JD, et al. (1984) High dose VP-16-213 monotherapy for refractory germinal malignancies. A phase II study. J Clin Oncol 4: 271–274.

[209] Wood D, Herr H, Motzer R, et al. (1992) Surgical resection of solitary metastases after chemotherapy in patients with nonseminomatous germ cell tumors and elevated serum tumor markers. Cancer 70: 2354–2357.

[210] Wozniak AJ, Samson MK, Shah NT, et al. (1991) A randomized trial of cisplatin, vinblastine, and bleomycin versus vinblastine, cisplatin, and etoposide in the treatment of advanced germ cell tumors of the testis: A Southwest Oncology Group study. J Clin Oncol 9: 70–76.

[211] Xiao H, Mazumdar M, Bajorin DF, et al. (1997) Long-term follow-up of patients with good-risk germ cell tumors treated with etoposide and cisplatin. J Clin Oncol 15: 2553–2558.

[212] Zagars GK, Babaian RJ (1987) Stage I testicular seminoma: Rationale for postorchidectomy radiation therapy. Int J Radiat Oncol Biol Phys 13: 155–162.

Korrespondenz: Dr. Jörg Thomas Hartmann, Medizinische Klinik II, Universitätsklinikum Tübingen, Eberhard-Karls-Universität, Otfried-Müller-Straße 10, D-72076 Tübingen, Deutschland. Tel.: +49-7071-2984477, Fax: +49-7071-293675.

Prostatacarcinom

Bob Djavan, Christian Seitz und *Michael Marberger*

Das Prostatacarcinom ist eine Erkrankung des älteren Mannes mit einem Häufigkeitsgipfel zwischen dem 7. und dem 8. Dezennium. In der männlichen Bevölkerung der westlichen Industriestaaten steht das Prostatacarcinom hinter dem Bronchuscarcinom an der 2. Stelle der tumorbedingten Todesursachen, wobei es in Österreich sogar die häufigste malignombedingte Todesursache darstellt. Die Inzidenzrate liegt in Europa derzeit bei durchschnittlich 84 pro 100.000 pro Jahr und ist mit einer durchschnittlichen jährlichen Steigerungsrate von 3,7% deutlich im Vormarsch. Ob diese Inzidenzzunahme Ausdruck eines erhöhten Krankheitsrisikos ist oder es sich dabei um eine Verbesserung der Diagnostik handelt, ist noch nicht abschließend geklärt. Fest steht jedoch, daß das PSA einen der wichtigsten Faktoren zum Screening und zur Früherkennung des Prostatacarcinoms darstellt. Wesentlich in der Diagnostik, aber auch in der Therapie des Prostatacarcinoms, ist das biologische Verhalten des Tumors. So besteht eine deutliche Diskrepanz zwischen dem latenten Prostatacarcinom (oder auch dem in einer Autopsie zufällig entdeckten Carcinom), dem diagnostizierten und dem zum Tode führenden Prostatacarcinom. So können latente Prostatacarcinome in Autopsiestudien bei 30% aller Männer zwischen dem 40. und 50. Lebensjahr und bei fast 80% aller Männer über 80 nachgewiesen werden. Die Wahrscheinlichkeit für die Diagnose eines Prostatacarcinoms liegt bei 50jährigen Männern derzeit bei 9,5%; das Risiko, daran zu sterben, bei ca. 3%. Die Mortalität des Prostatacarcinoms ist in der höheren Altersgruppe (70 bis 80jährige) mit 32% am höchsten. Außer familiären Risikofaktoren gibt es eindeutige Hinweise, daß Umweltfaktoren, vor allem Eßgewohnheiten (tierische Fettsäuren), ein erhöhtes Prostatacarcinomrisiko in sich bergen. Rezente Studien konnten zeigen, daß vor allem Phytoöstrogene eine protektive Wirkung auf die Entstehung des Prostatacarcinoms haben.

1. Chemoprävention

Unter Chemoprävention versteht man die Prävention der Carcinogenese und Hemmung der Carcinomprogression durch Arzneistoffe, die genetische Progression im

Sinne eines Verlustes zellulärer Kontrollfunktionen, Entstehung von Dysplasien (PIN), bis hin zu einem Carcinoma *in situ* und letztendlich invasivem Wachstum über einen längeren Zeitraum. Chemoprävention bezieht sich auf den gesamten Bereich der Carcinogenese, jedoch nur so lange, bis ein invasives Wachstum entdeckt wird. Zur Zeit verwendete Substanzen sind u. a. Hormone (Antiandrogene und Antiöstrogene: z. B. Flutamid, Toremifene, Raloxifene, Steroidaromatasehemmer), Vitamine (Retinoide: z. B. Fenretinid und 9-Cis-Retinoidsäure, Vitamin E), Vitaminanaloga (Vitamin D-Analoga), Spurenelemente (Selenium), RAMBAs: Retinoidsäure metabolisch blockierende Substanzen, Sojaisoflavone: (z. B. Genestein), steroidale 5-Alpha-Reduktasehemmer (Finasterid), Apoptose-induzierende Substanzen (Perilyll-Alkohol).

Chemopräventive Substanzen müssen als Langzeittherapeutikum bei eventuell lebenslanger Einnahme minimale Toxizität aufweisen.

Carcinogenetische Grundlagenforschung konnte zahlreiche molekulare Angriffspunkte, die stark mit der Auslösung und der Progression von Carcinomvorstufen zu einer invasiven Erkrankung verbunden sind, identifizieren. Mögliche Chemopräventionsstrategien verwenden Substanzen, die die Expression und/oder Aktivität dieser Moleküle vermindern.

Eine chemopräventive Wirkung zur Wachstumshemmung von Prostatacarcinomzellen wird bei antiinflammatorischen Substanzen wie Lipoxygenasehemmern und selektiven COX-2-Hemmern angenommen (z. B. die Kombination von Selen mit Vitamin E). Eine großangelegte Phase-III-Studie mit Finasterid, einem 5-α-Reduktasehemmer, zur Prävention des Prostatacarcinoms ist in Ausarbeitung. Frühexperimentelle Daten vermuten, daß Retinoide sowie Fenretinoide und 9-Cis-Retinoidsäure eine chemopräventive Wirkung in der Prostata zeigen. In einer Studie von finnischen Rauchern konnte eine Reduktion der Prostatacarcinominzidenz (32%) in der Studiengruppe, die 50 mg/Tag Vitamin E einnahm, verglichen mit einer Placebo- oder Betacarotingruppe, beobachtet werden. Aufgrund der Annahme, daß Testosteron und Östrogen im Rahmen der Prostatacarcinogenese eine Rolle spielen, müßten Antiöstrogene und Antiandrogene eine doch beträchtlich chemopräventive Wirkung haben, zumal sie in Kombination zusätzlich bekannte, unangenehme Begleiterscheinungen wie die der antiandrogenen Gynäkomastie reduzieren könnten. Die Präsenz von Vitamin D-Rezeptoren im Prostatacarcinom und niedrigen Vitamin D-Serumspiegel bei Prostatacarcinom-Patienten lassen vermuten, daß Vitamin-D-Analoga potentielle chemopräventive Substanzen sind.

2. Früherkennung und Diagnostik des Prostatacarcinoms

Das Screening des Prostatacarcinoms ist weiterhin ein umstrittenes Thema. Ziel eines Screening sollte primär die Senkung der Mortalität, eine optimale Therapie und zuletzt eine Verbesserung der Lebensqualität der Betroffenen sein. In Anbetracht der hohen Mortalität und Morbidität im jungen Alter und des eher latenten Verlaufs im höheren Alter sollte die Frühdiagnose des Prostatacarcinoms bei jüngeren Männern intensiviert und im höheren Alter auf eine ausführliche Diagnostik verzichtet werden. Das prostataspezifische Antigen (PSA) ist zweifellos einer der wichtigsten Tumormarker nicht nur in der Urologie, sondern in der Medizin überhaupt. Die transrectale Sonographie hat in der derzeitigen Form aufgrund der ungünstigen Sensitivität und Spezifität an Wertigkeit verloren, so daß die Kombination der digital-rectalen Untersuchung und der PSA-Bestimmung momentan den goldenen Standard in der Prostatacarcinomdiagnostik darstellt. Das PSA ist jedoch kein carcinomspezifischer Parameter. Die PSA-Serum-Werte sind unter anderem auch bei benigner Prostatahyperplasie (BPH), Prostatitis und sonstigen entzündlichen Erkrankungen des unteren Harntraktes sowie nach Manipulationen an der Prostata erhöht. Daher kann in der diagnostischen Grauzone zwischen 4 und 10 ng/ml das Prostatacarcinom von der BPH nur schwer unterschieden werden. Diesbezüglich wurden mehrere Konzepte entwickelt, um die Spezifität des PSA zu verbessern und damit unnötige Biopsien zu vermeiden. So ist die PSA-Dichte der Übergangszone (PSA-TZ) hinsichtlich der Kombination aus Sensitivität und Spezifität allen bisherigen Markern überlegen (Cut-off 0,35 ng/ml/cm^3, darüber Carcinomverdacht). Sie stellt eine Relation zwischen Serum-PSA und dem Volumen der Übergangszone der Prostata dar. Der Quotient aus freiem und totalem (PSA, f/t-PSA) konnte ebenfalls die Spezifität des PSA deutlich erhöhen. Der Cut-off ist aber hier vom verwendeten Testverfahren abhängig und liegt zwischen 19% und 24% (bei niedrigeren Werten steigt die Wahrscheinlichkeit, ein PCa bei einer Biopsie zu entdecken). Dieser Marker beruht auf der Erkenntnis, daß Carcinome einen deutlich höheren Anteil gebundener PSA-Moleküle produzieren und somit mit niedrigeren Serumwerten des freien PSA verbunden sind. Ein weiteres interessantes Konzept stellen die altersspezifischen PSA-Grenzwerte dar. Um die Diagnostik des Prostatacarcinoms im jüngeren Alter zu verbessern und eine höhere Toleranz im höheren Alter zu erreichen, wurden neue Grenzwerte anhand einer in den USA durchgeführten, multizentrischen Studie eruiert (40. bis 50. Lebensjahr: 2,5 ng/ml; 50. bis 60. Lebensjahr: 3,5 ng/ml; 60. bis 70. Lebensjahr: 4,5 ng/ml; und über dem 70. Lebensjahr: 6,5 ng/ml). Im Falle einer suspekten rectalen Palpation oder eines suspekten PSA-Wertes ist eine Prostatabiopsie im Sinne einer ultraschallgezielten transrectalen Probeentnahme unumgänglich. Diese ist kurz, schmerzlos, kann ambulant durchgeführt werden, und ist nur mit einer minimalen Morbidität (passagere Hämaturie und Harnwegsinfektion) verbunden. Die Österreichische Gesellschaft für Urologie (Arbeitskreis Urologische Onkologie) empfiehlt derzeit ein Screening für alle Männer zwischen dem 50. und dem 74. Lebensjahr, bei denen eine Lebenserwartung von mindestens 10 Jahren anzunehmen ist. Hierbei gilt die Kombination aus rectaler Palpation und Bestimmung des PSA-Wertes als goldener Standard. In einer kürzlich präsentierten Studie konnte zum ersten Mal eine Senkung der Mortalität des Prostatacarcinoms in einer konsequent einem Screeningprogramm zugeführten Bevölkerungsgruppe in den USA nachgewiesen werden. Obwohl die genetische Beeinflussung der Carcinomentstehung und im weiteren Verlauf die Gentherapie des Prostatacarcinoms zweifelsohne heutige Therapieformen ablösen werden, sind derzeit eine effektive Früherkennung und Therapie die einzigen zielführenden Möglichkeiten, die Prostatacarcinomsterblichkeit zu senken.

2.1 Prostataspezifisches Antigen (PSA)

2.1.1 Bildung und Sekretion

PSA ist ein in den Prostataepithelien gebildetes Glycoprotein (33 kD) mit chymotrypsinähnlicher enzymatischer Aktivität. Prostatacarcinom-Zellen geben in der Regel größere PSA-Mengen ans Blut ab als nichtmaligne entartete Zellen dieses Organs. Durch mRNA-in-situ-Hybridisierung und mit Hilfe monoclonaler Antikörper konnte ferner gezeigt werden, daß Prostatacarcinom-Zellen alpha-1-Antichymotrypsin (ACT) sezernieren, während dies bei BPH-Zellen nicht der Fall ist.

Eine der physiologischen PSA-Aufgaben ist die Proteolyse bzw. Verflüssigung des Samencoagulums. Während PSA in der Samenflüssigkeit vorwiegend ungebunden vorliegt, wird es im Serum größtenteils von alpha-1-Antichymotrypsin (ACT) bzw. alpha-2-Macroglobulin komplexiert, und nur ein kleiner Teil des PSA ist im Blut in freier Form vorhanden.

Zur Zeit werden über 83 PSA-Bestimmungsverfahren auf dem Markt angeboten. Da sie mit verschiedenen, gegen unterschiedliche PSA-Antigen-Bindungsstellen (Epitope) gerichteten Antikörpern arbeiten, messen sie auch unterschiedliche PSA-Konzentrationen in derselben Blutprobe. Wie schon erwähnt, ist PSA im Serum größtenteils an ACT bzw. alpha-2-Macroglobulin gebunden. Während aber die PSA-Epitope durch alpha-2-Macroglobulin komplett gedeckt werden, bindet ACT nur an einen Teil des PSA-Moleküls und verdeckt somit auch nur einen Teil der PSA-Epitope.

Je nach PSA-Epitop, das von verschiedenen PSA-Verfahren erkannt wird, kann freies, mehrheitlich freies oder aber auch gleichermaßen freies und gebundenes PSA gemessen werden. Dies erklärt auch die Tatsache, daß je nach Testverfahren starke Variationen hinsichtlich der Meßergebnisse vorliegen können.

Das größte Problem der alleinigen Serum-PSA-Messung ist aber die mangelnde Spezifität dieses Tumor-Markers. Um diese zu verbessern und so die Zahl unnötiger Biopsien zu verringern, wurden verschiedene PSA-Variationen eingeführt. Dazu zählen die PSA-Dichte der gesamten Prostata (PSAD) bzw. der Übergangszone (PSA-TZ), altersspezifische PSA-Grenzwerte, der Quotient aus freiem und Gesamt-PSA (f/t-PSA), die PSA-Anstiegsrate (PSAV) sowie die PSA-Verdopplungszeit.

2.1.2 Möglichkeiten zur Verbesserung der Spezifität von PSA in der Prostatacarcinom-Früherkennung zur Vermeidung unnötiger Biopsien

2.1.2.1 PSA-Dichte der gesamten Prostata (PSAD)

Zwar bildet eine einzelne Epithelzelle bei einer BPH mehr PSA als eine Carcinomzelle, aber im Falle der Carcinomzelle gelangt eine höhere Menge des PSA in den Blutkreislauf. Trotzdem kann eine Volumenszunahme der Prostata, wie es bei der BPH der Fall ist, auch zu einer deutlichen Erhöhung des Serum-PSA führen.

Um diesen Einfluß der Prostata-Größe zu korrigieren, führten Benson et al. (1992) den Begriff der PSA-Dichte der gesamten Prostata ein (PSAD = Serum-PSA dividiert durch Prostata-Volumen). Sie definierten als Cut-off-Wert 0,15 ng/ml/cm³ und stellten dabei eine deutliche Verbesserung der PSA-Carcinom-Spezifität fest.

Diese Daten wurden jedoch von Brawer et al. (1993) widerlegt, die keinen Vorteil nachweisen konnten. Dies lag primär an der geringen Präzision der transrectalen Volumetrie der Prostata, aber auch an der intraindividuellen Variabilität der gemessenen Volumina. Weiterhin konnte nachgewiesen werden, daß bei einem gegebenen BPH-Volumen unterschiedliche PSA-Werte vorhanden sein können.

2.1.2.2 PSA-Dichte der Übergangszone (PSA-TZ)

Da im Falle einer normalen Prostata bzw. einer BPH der überwiegende Anteil des Serum-PSA aus der Übergangszone (Transitionalzone) der Prostata stammt und nachgewiesen wurde, daß die transrectale Volumetrie der Übergangszone genauer als jene der gesamten Prostata ist, wurde der Begriff der PSA-Dichte der Übergangszone (PSA-TZ = Serum-PSA dividiert durch Volumen der Übergangszone) eingeführt. Anhand einer großangelegten Studie konnte die Überlegenheit des PSA-TZ nachgewiesen werden (Djavan et al. 1997). Trotzdem liegt auch hier der Nachteil bei der unpräzisen Ultraschall-Volumetrie und der Tatsache, daß ein transrectales Ultraschallgerät vorhanden sein muß. Prinzipiell ist aber die PSA-Dichtemessung eine nützliche Methode, um bei Männern mit ausgeprägter BPH unnötige zusätzliche Biopsien zu vermeiden (PSA-TZ-cut-off-Wert = 0,35 ng/ml/cm^3).

2.1.2.3 Altersspezifische PSA-Grenzwerte

Mit zunehmendem Alter steigt auch das Serum-PSA an. Wird die Prostata-Biopsie altersunabhängig erst ab einem häufig genannten Serum-PSA-Grenzwert von 4 ng/ml durchgeführt, entgehen jene 20 Prozent der Prostata-Carcinome der Entdeckung, die niedrigere PSA-Werte aufweisen. Umgekehrt werden 70 Prozent der Patienten mit PSA-Werten zwischen 4 und 10 ng/ml unnötig biopsiert, da kein Carcinom, sondern eine BPH vorliegt. Im Rahmen von Früherkennungsuntersuchungen in den USA wurden deshalb die PSA-Werte altersentsprechend ausgewertet und von Oesterling et al. (1993) die normalen altersspezifischen Serum-PSA-Grenzwerte wie folgt definiert:

    40.–50. LJ: 2,5 ng/ml,
    50.–60. LJ: 3,5 ng/ml,
    60.–70. LJ: 4,5 ng/ml,
    >70. LJ: 6,5 ng/ml.

Der große Vorteil der altersspezifischen Grenzwerte ist, daß man auf Kosten zusätzlicher Biopsien im jungen Alter mehr heilbare und aggressive Carcinome entdecken kann, andererseits im höheren Alter klinisch insignifikante Carcinome einer übermäßigen Diagnostik entzieht.

2.1.2.4 Quotient aus freiem und Gesamt-PSA (f/t-PSA)

Interessanterweise bestehen signifikante Unterschiede zwischen Patienten mit Prostata-Carcinomen bzw. BPH hinsichtlich des freien Serum-PSA. Während bei Patienten mit Prostata-Carcinom der freie PSA-Anteil eher gering und somit der an ACT (alpha-1-Antichymotrypsin) bzw. alpha-2-Macroglobulin komplexierte Anteil eher hoch ist, liegen bei BPH-Patienten meist umgekehrte Verhältnisse vor. In verschiedenen Studien konnte durch die zusätzliche Bestimmung des freien PSA eine 20- bis 31prozentige Verbesserung der Prostata-Carcinom-Spezifität des Gesamt-PSA gezeigt werden. Der Grenzwert für den Quotienten aus freiem und Gesamt-PSA ist natürlich vom verwendeten Testverfahren abhängig und liegt derzeit zwischen 19 und 24 Prozent. Bei niedrigeren Quotienten besteht Carcinom-verdacht.

Im Rahmen einer prospektiven Studie an über 600 Patienten unserer Abteilung konnte nachgewiesen werden, daß der Quotient f/t-PSA besonders bei Prostata-Volumina unter 30 cm³ von Vorteil ist, während bei Volumina über 30 cm³ das PSA-TZ zuverlässiger war. Ein großes Problem bei der Bestimmung des freien PSA ist die Abhängigkeit dieses Wertes von verschiedenen Lagerungs-und Verarbeitungs-bedingungen. Je nach Lagerungstemperatur und Zeitintervall zwischen Abnahme der Blutprobe und Untersuchung können Variationen zwischen 0,5 und 6 Prozent entstehen.

2.1.2.5 PSA-Anstiegsrate (PSAV) und PSA-Verdoppelungszeit (PSADT)

Bei Patienten mit Prostata-Carcinom wurde im Verlauf mehrerer Jahre ein expo-nentieller Serum-PSA-Anstieg beobachtet. Carter et al. (1992) konnten signifikante Unterschiede hinsichtlich der PSA-Anstiegsrate (PSAV) zwischen BPH und Prostata-Carcinom nachweisen. Bei einer Steigerung über 0,75 ng/ml/Jahr sollte ein Prostata-Carcinom vermutet werden. Voraussetzung dafür sind aber mindestens 3 aufeinanderfolgende PSA-Bestimmungen innerhalb von 2 Jahren mit mindestens sechsmonatlichen Intervallen.

Das Problem der PSAV ist die 20- bis 25prozentige biologische Schwankung des PSA, die einen PSA-Anstieg zwischen zwei Messungen vortäuschen könnte. Dazu addieren sich Interassay-Schwankungen von bis zu zehn Prozent. Aufgrund dieser Probleme wird die PSA-Anstiegsrate, wie sie von Carter beschrieben wurde, in der Prostatacarcinom-Frühdiagnostik kaum verwendet. Ähnliches trifft auf die PSA-Verdoppelungszeit (PSADT) zu, bei der dieselben Einschränkungen gelten. Obwohl ein konstanter Anstieg des Serum-PSA immer den Verdacht auf ein Prostata-Carcinom weckt, ist die PSA-Anstiegsrate als Parameter mit einem gesetzten Grenzwert nicht etabliert.

Die vorgestellten PSA-Parameter können zweifelsohne die Spezifität des Serum-PSA in der Prostata-Carcinom-Frühdiagnostik erhöhen. Dies bedeutet eine geringere Zahl an unnötigen Biopsien und somit eine geringere Patientenbelastung, aber auch beträchtliche Kosteneinsparungen.

Trotzdem sollte bei jedem über den altersspezifischen Grenzwert erhöhten Serum-PSA-Wert und/oder jedem suspekten Rectalbefund zunächst eine erste Prostata-Biopsie erfolgen (siehe Abb. 1). Im Falle einer positiven DRE oder eines suspekten PSA-Wertes ist eine Prostatabiopsie im Sinne einer ultraschallgezielten transrectalen Probeentnahme unumgänglich. Diese ist kurz, schmerzlos, kann ambu-lant durchgeführt werden und ist nur mit einer minimalen Morbidität (pasagere Hämaturie und Harnwegsinfekt) verbunden.

PSA-Parameter wie die PSA-TZ oder der Quotient f/t-PSA sollten nur dazu verwendet werden, um dem Patienten im Falle einer negativen Erst-Biopsie gege-

Bei Männern ab dem 50. Lebensjahr (bei positiver spezifischer Familien-
Anamnese ab dem 40. LJ) einmal jährlich:

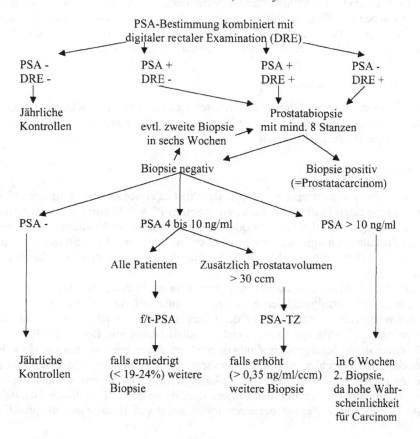

PSA - =   PSA nicht höher als altersentsprechender Grenzwert
          oder zumindest nicht höher als 4,0 ng/ml
DRE - =   unauffälliger digitaler rectaler Tastbefund

Abb. 1. PSA-Bestimmung kombiniert mit digitaler rectaler Examination (DRE).
Nach Djavan et al. (2000)

benenfalls weitere Biopsien zu ersparen. Derzeit ist aber noch ungeklärt, ob diese
Parameter herangezogen werden sollen, um bereits die zweite oder erst die dritte
Biopsie zu vermeiden.

Die zur Zeit aussichtsreichste und wahrscheinlich günstigste Methode zur
Erhöhung der diagnostischen Effizienz des PSA ist die Bestimmung des freien PSA.
Besonders beim jungen Patienten sollte aber hinsichtlich der geringen Morbidität der
Prostatabiopsie eine ausführliche Prostatacarcinom-Früherkennung durchgeführt
werden, auch wenn dadurch unnötige Biopsien in Kauf genommen werden müssen.

2.2 Digito-rectale Untersuchung

Die DRU, die am besten beim stehenden, vornübergebeugten Patienten durchgeführt wird, ist neben der PSA-Bestimmung die wichtigste Untersuchung zur Erkennung eines Prostatacarcinoms insbesondere bei Patienten mit unauffälligen Serum-PSA-Werten. Sie ist zudem überall schnell und einfach durchzuführen.

2.3 Transrectaler Ultraschall

Die Indikation zur Durchführung des transrectalen Ultraschalls (TRUS) in der Urologie beschränkt sich auf die genaue Volumetrie der Prostata sowie auf die sonographisch gesteuerte Stanzbiopsie.

2.4 Prostatabiopsie

Die Indikation zur transrectalen Biopsie der Prostata ergibt sich bei Vorliegen eines carcinomsuspekten Tastbefundes oder einer Serum-PSA-Erhöhung. Auch nach transurethraler Resektion der Prostata oder Adenomectomie bei Vorliegen eines inzidenten Prostatacarcinoms oder nach radikaler Prostatectomie bzw. Strahlentherapie mit curativer Zielsetzung ergibt sich die Indikation zur Biopsie zum Ausschluß eines Lokalrezidivs.

Die Prostatabiopsie sollte in Form einer ultraschallgesteuerten systematischen Sextantenbiopsie erfolgen. Hierbei ist die Entnahme von Stanzzylindern vor allem aus der peripheren – aber auch aus der Übergangszone – wichtig. Sonographisch oder palpatorisch auffällige Areale werden zusätzlich biopsiert. Bei großen Prostatae sollte eine entsprechend größere Zahl von Stanzen entnommen werden, um ein volumenbedingtes Verfehlen von Carcinomherden zu vermeiden. Rezente Studien konnten zeigen, daß die wahrscheinlich häufigste Ursache für das Verfehlen eines Prostatacarcinoms bei der initialen Biopsie seine dorsoapicale Lokalisation darstellt. Deshalb sollte diese Region bei einer initial negativen Biopsie gezielt punktiert werden.

2.5 Artifizielle neuronale Netzwerke (ANN)

Mit neuen Fortschritten in der Computertechnologie und zunehmendem Verständnis neuronaler Kalkulationsprozesse ist es nun möglich, individuelle Risikoprofile z. B. bezüglich eines lokalisierten oder fortgeschrittenen Prostatacarcinoms zu erstellen. Konnte bisher mittels „starrer" Tabellen prognostischer Parameter das statistische Risiko, z. B. positive Lymphknoten zu entdecken, abgelesen werden (Partin tables), so ist es jetzt möglich, ein neuronales Netzwerk mit einer Vielzahl von individuellen Parametern zu speisen, so daß sich dieses System durch ständiges Lernen immer weiter selbst optimiert und adaptiert. In rezenten Studien konnte eine korrekte Vorhersage des Prostatacarcinomstadiums in 80% der Fälle vorhergesagt werden. Die Verwendung neuronaler Netzwerke könnte schon in naher Zukunft die Erstellung eines individuellen Risikoprofils und damit eine maßgeschneiderte Diagnostik ermöglichen.

3. Therapie des lokalisierten Prostatacarcinoms

Während beim fortgeschrittenen Prostata-Carcinom meist Androgen-Entzug bzw. Blockade im Vordergrund der Behandlung stehen, hängt die Therapie-Entscheidung beim lokalisierten Prostata-Carcinom nicht nur von der Präferenz des Arztes und des Patienten, sondern auch von einer Reihe klinischer und histologischer Befunde ab. Das Behandlungsergebnis beim lokal begrenzten Prostata-Carcinom korreliert mit dem klinischen Stadium und dem histologischen Differenzierungs-Grad (Gleason-Score oder WHO-Score). Während etwa die Metastasierungs-Rate und Mortalität nach 10 Jahren bei einem T1/Grad I-Tumor acht bzw. vier Prozent betragen, erreichen sie 74 und 66 Prozent im Falle eines T1-T2/Grad III-Tumors. Für die Beurteilung des Therapie-Erfolges ist deshalb eine genaue Charakterisierung der Patienten notwendig. In diesem Rahmen soll primär die Therapie des klinisch insignifikanten „inzidentiellen" Prostata-Carcinoms (T1-NO-MO) sowie jene des klinisch apparenten, organbegrenzten Prostata-Carcinoms (T2-NO-MO) besprochen werden.

Besonders in skandinavischen Ländern und in Großbritannien wird auf eine invasive chirurgische Therapie verzichtet. Dies beruht auf der Erkenntnis, daß die Wahrscheinlichkeit eines Mannes, zeitlebens ein histologisches Prostata-Carcinom zu entwickeln, 30 Prozent, jene, mit einem klinischen Prostata-Carcinom diagnostiziert zu werden, aber nur 8–10 Prozent beträgt. Die lebenslange Wahrscheinlichkeit, an einem Prostata-Carcinom zu versterben, liegt bei drei Prozent. Deshalb wurden Bedenken geäußert, daß aufgrund der Häufigkeit des latenten Prostatacarcinoms ein intensiveres Screening zur Früherkennung vieler insignifikanter Tumoren führen würde, die eigentlich keiner Therapie bedürfen.

Rezente Studien konnten nachweisen, daß diese Befürchtung weitgehend unrealistisch ist, da mit Hilfe der derzeitigen Screening-Parameter – PSA, digitale rectale Untersuchung und eventuell transrectaler Ultraschall – in der Regel signifikante Tumoren mit einem Volumen über 0,5 cm³ entdeckt werden. Tatsächlich waren die im Rahmen von Cystectomien zufällig entdeckten und somit klinisch unauffällige Prostatacarcinome durchschnittlich kleiner als 0,5 cm³. Ferner ist zu betonen, daß die Morbidität bzw. Kosten, die mit einer intensiveren Früherkennung verbunden sind, dem klinischen Nutzen der Diagnose eines noch lokalisierten und somit heilbaren Prostata-Carcinoms unterzuordnen sind. Es besteht allerdings Bedarf an prospektiv kontrollierten, randomisierten Studien, in denen „Watchful waiting" beispielsweise mit einer chirurgischen Therapie verglichen wird.

3.1 Therapieverfahren

Im Falle des organbegrenzten (= lokalisierten) Prostata-Carcinoms stehen zur Zeit folgende Optionen zur Wahl:

- **radikale Prostatectomie** (retropubisch oder perineal)
- **Strahlentherapie** (extracorporal, Brachytherapie oder Kombinationen)
- **Hormontherapie** (besonders beim alten Patienten)
- **minimal invasive Alternativ-Verfahren:** Cryotherapie, Radiofrequenz-interstitielle Tumorablation (RITA)
- **„Watchful waiting".**

3.2 Probleme beim Vergleich unterschiedlicher Therapie-Methoden

Beim Vergleich der genannten Methoden muß der natürliche Verlauf des Prostata-Carcinoms beachtet werden. Es ist zu erwarten, daß klinische Ergebnisse nach jeglicher Therapie eines T1/G I-Tumors eher günstig und Ergebnisse bei einem T2/G III-Tumor eher ungünstig sind. Im Fall der chirurgischen Behandlung und der Strahlentherapie besteht das Problem darin, daß dedifferenzierte Carcinome eher einer Strahlentherapie zugeführt, prognostisch günstigere Tumoren dagegen für eine radikal-chirurgische Sanierung in Betracht gezogen werden. Dies bedeutet aber, daß die Ergebnisse dieser beiden Therapieoptionen nicht direkt vergleichbar sind, da es sich um unterschiedliche Patientengruppen handelt. Während ein PSA von 0 im Falle einer RPE als „Heilung" gilt (PSA-Nadir), wird in strahlentherapeutischen Serien ein PSA-Nadir von 1 ng/ml angegeben. Die 5-Jahres- bzw. 10-Jahres-Überlebensraten nach radikaler Prostatectomie betragen 95 bzw. 79 Prozent, jene nach Strahlentherapie 87 bzw. 63 Prozent.

3.2.1 Radikale retropubische Prostatectomie

Bei der radikalen Prostatectomie werden die gesamte Prostata sowie beide Samenblasen entfernt und die Blase mit der Harnröhre reanastomosiert. In der Regel wird die radikale Prostatectomie mit einer Staging-Lymphadenectomie kombiniert. Wenn große tumorbefallene Lymphknoten vorliegen, wird meistens auf die radikale Prostatectomie verzichtet und, da ein N1-Stadium vorliegt, ein Androgen-Entzug bzw. -Blockade eingeleitet. Da der Tumor bei der radikalen Prostatectomie *in toto* chirurgisch entfernt wird, kann eine gewisse Gruppe von Patienten definitiv geheilt werden. Bei Patienten mit einem High-risk-Tumor (Gleason Score > 8 und/oder > pT3) kommt es jedoch oft zu einem späteren Zeitpunkt zu einer Tumor-Progression bis hin zur Metastasierung, die zum Tod führen kann. In diesem Fall bringt die radikale Prostatectomie keinen therapeutischen Vorteil.

Somit können drei Patienten-Gruppen unterschieden werden:

(1) Männer mit lokalisiertem Prostata-Carcinom, die über einen langen Zeitraum auch unbehandelt einen guten Verlauf zeigen und somit keiner chirurgischen Therapie bedürfen, wenn ihre Lebenserwartung geringer ist als die zu erwartende Zeit bis zur Tumor-Progression.

(2) Patienten, die die Tumor-Progression erleben würden, aber durch radikale Prostatectomie im lokalisierten Stadium geheilt werden können.

(3) Männer mit High-risk-Carcinomen, die trotz radikaler chirurgischer Therapie eine Tumorprogression und Metastasierung erfahren.

Obwohl kein idealer Parameter zur Verfügung steht, um eine genaue Zuordnung der Patienten zu einer der 3 Gruppen zu ermöglichen, kann durch die kombinierte Auswertung von histologischem Differenzierungsgrad (Gleason Score), präoperativem PSA-Wert, Anzahl der positiven Biopsien sowie dem Prozentsatz der befallenen Biopsie-Stanzen eine relative Aussage über das biologische Potential getroffen werden.

Seit der Einführung der radikalen Prostatectomie (RPE) wird die Indikationsstellung diskutiert, wobei für lokal begrenzte Tumoren diese Operation heute als

Methode der Wahl allgemein akzeptiert wird. Die Problematik hängt eng mit der Epidemiologie des Prostatacarcinoms zusammen. Dem Anstieg der Prostatacarcinominzidenz von 1987–1992 um 108% folgte ein langsamer Abfall auf circa 120 pro 100.000 pro Jahr. Trotz dieses Abfalls sind die Werte noch deutlich höher als vor dem Einsatz des PSA in der Früherkennung des Prostatacarcinoms. Zudem kam es noch zu Änderungen der altersspezifischen Inzidenzraten im Sinne einer Verminderung des Patientenalters zum Zeitpunkt der Diagnose um circa zwei Jahre. Hinsichtlich der Überlebensrate kam es ebenfalls zu deutlichen Veränderungen im Laufe der letzten Jahre. Die 5 und 10 Jahre Überlebensrate für alle Stadien des Prostatacarcinoms stieg in den letzten 20 Jahren von 45,1% und 21,8% auf 70% und 32,2%. Auch die tumorspezifische 5-Jahres-Überlebensrate stieg in den letzten 20 Jahren von 62% auf 93%. Um jedoch die Indikation der radikalen Prostatectomie und die Patientenselektion zu optimieren, sind folgende Tatsachen zu beachten:

(1) Ist die tumorspezifische Carcinommortalität deutlich höher bei jüngeren Patienten, so beträgt die tumorspezifische 5-Jahres-Überlebensrate bei einem 40–50jährigen für alle Stadien des Carcinoms circa 80%, und sie ist fast 96% bei einem 50–70jährigen.

(2) Weiters ist die relative tumorspezifische Überlebensrate bei Patienten mit einem lokalisierten Prostatacarcinom deutlich höher (98%) als bei solchen mit Metastasen (35%).

Zudem können seit der Einführung der PSA-Serumwertbestimmung mehr als 70% aller diagnostizierten Prostatacarcinome im organbegrenzten Stadium erkannt werden. Bei organbegrenzten Tumoren können durch die radikale Prostatectomie heute Überlebensraten erreicht werden, die sich nicht von denen eines tumorfreien Vergleichskollektivs unterscheiden. Das krankheitsspezifische Überleben beträgt nach 10 Jahren 90% und nach 15 Jahren 82%. Bei Patienten mit schlechter Prognose (geringer Differenzierungsgrad) sind jedoch die Ergebnisse der radikalen Prostatectomie, wie aber auch alle anderen Therapieoptionen, deutlich schlechter. Im Falle von hoch differenzierten Tumoren (Gleason Score < 4 oder WHO Grad I) können jedoch ähnliche Ergebnisse mit einem „Watchful waiting" erzielt werden. Ein retrospektiver Vergleich aller Therapieverfahren in dieser Subgruppe zeigte, das es zwischen der behandelten und nicht behandelten Patientengruppe keine signifikanten Unterschiede hinsichtlich Überleben gab. Ein besonderes Problem stellen Patienten mit einem Prostatacarcinom im Stadium T3, also einem lokal fortgeschrittenen Tumor, dar. Zunächst wurde zwar für diese Patienten keine Indikation zur radikalen Prostatectomie gesehen, wobei die Hauptargumente darauf basierten, daß bei vielen Patienten eine systemische Erkrankung vorlag, welche nicht mehr radikal chirurgisch behandelt werden konnte (33–39% dieser Patienten wiesen Lymphknotenmetastasen auf.) Dennoch lassen sich auch bei diesen vorgeschrittenen Tumoren nach Durchführung der radikalen Prostatectomie gute Ergebnisse erzielen. Scardino und Zincke konnten bei Patienten mit einer radikalen Prostatectomie und bilateraler Lymphadenectomie eine PSA-rezidivfreie Überlebensrate von über 54% nach 5 Jahren erreichen. Durch Hinzufügen einer adjuvanten Hormontherapie konnte diese Rate sogar auf 78% erhöht werden. Vor allem aber entsteht bei Verzicht auf die Durchführung der radikalen Prostatectomie im Stadium T3 das Problem, daß allen Patienten mit einem pathologischen T2-Stadium und einem fehlerhaften

Überstaging eine potentiell curative Therapie vorenthalten bleibt. Dies ist bei 18–30% der Patienten mit einem klinischen T3-Tumor der Fall. Grundsätzlich ist aber beim lokoregionären Prostatacarcinom eine curative Therapie im Sinn einer radikalen Prostatectomie anzustreben. Es sollten vor allem tumorbezogene Prognosefaktoren, die Biologie und der natürliche Verlauf der Erkrankung, die Lebenserwartung und natürlich die Lebensqualität des Patienten berücksichtigt werden. Unter Berücksichtigung dieser Faktoren kann die radikale Prostatectomie dem Patienten eine definitive Heilung anbieten. Durch eine zielgerichtete Risikoabschätzung sollten in Zukunft Kandidaten für ein „Watchful waiting"-Vorgehen oder solche, die von einer radikalen Prostatectomie mehr oder weniger profitieren würden, identifiziert werden. Eine gute Möglichkeit zur Risikoabschätzung erlauben die Partin-Tabellen, bei welchen PSA, klinisches Stadium und Gleason Score miteinander in Beziehung gesetzt werden, um das pathologische Stadium abschätzen zu können.

3.2.2 Nervenerhaltende Prostatectomie

1985 beschrieb Walsh die nervenerhaltende Prostatectomie zur Potenzerhaltung. Obwohl die Impotenzrate hier etwas geringer ausfiel (Erhaltung der Potenz in höchstens 50% der Patienten jünger als 60 Jahre), stellt sich die Frage, ob die Potenzerhaltung nicht auf Kosten der Radikalität des Eingriffs geht, da das Prostatacarcinom häufig die Kapsel penetriert, und zwar über die Perineuralspalten bis hin zu den Nervenaustrittsstellen. Aus diesem Grund ist eine Nervenerhaltung auf der Seite positiver Stanzen contraindiziert.

3.2.3 Perineale Prostatectomie

In den letzten Jahren wurde ein anderes Operations-Verfahren, die radikale perineale Prostatectomie, erneut aktualisiert und von vielen auch favorisiert. Die Vorteile gegenüber der radikalen retropubischen Prostatectomie liegen in einer kürzeren Operationsdauer, geringeren Morbidität, kürzeren Rekonvaleszenz-Zeit bzw. Spitals-Aufenthaltsdauer. Trotzdem ist auch hier die Frage einer geringeren Radikalität im Bereich des Blasenhalses weiterhin offen, obwohl in rezenten Studien kein Unterschied zur radikalen retropubischen Prostatectomie gefunden wurde.

3.2.4 Komplikationen nach radikaler Prostatectomie

Obwohl die Mortalität der radikalen Prostatectomie äußerst gering ist (0–0,4%), kann es doch zu einer erheblichen Morbidität kommen, die jedoch mit den heutigen technischen Möglichkeiten durchaus behandelt bzw. behoben werden kann. Die Entscheidung zur chirurgischen Sanierung sollte immer gemeinsam mit dem Patienten unter Berücksichtigung der Heilungschancen, aber auch möglichen Komplikationen getroffen werden. Durch die zunehmende Erfahrung und Verbesserung der Technik konnte die Komplikationsrate in den letzten Jahren deutlich gesenkt werden. Eine therapiebedürftige Incontinenz findet sich bei 3% der Patienten, die jedoch durch den Einsatz eines künstlichen Schließmuskels erfolgreich behoben werden kann. Besonders jüngere Patienten leiden unter der postoperativen Impotenz, welche sich oft durch die Anwendung nervenerhaltender Operationsverfahren vermeiden lassen kann. Je nach Ausdehnung des Tumors und Operationsverfahren beträgt die Impotenzrate zwischen 49% und 78%. Zu den Spätkomplikationen (über 30 Tage postoperativ) zählen vor allem die Blasenhalsenge in 9% der Fälle und die Lymphozele in 1,8% der Fälle. Auch diese sind durch einfache Eingriffe schnell und einfach zu beheben. Trotzdem ist die Zufriedenheit der Patienten, welche mittels einer radikalen Prostatectomie behandelt wurden, als hoch anzusehen. Bei einer multizentrischen standardisierten Befragung von Patienten nach radikaler Prostatectomie gaben 88% an, mit der Therapie zufrieden zu sein, 7% waren einigermaßen zufrieden und nur 5% eher unzufrieden.

3.2.5 Strahlentherapie

Bei der Strahlentherapie handelt es sich um eine fraktionierte Hochvolt-Therapie nach CT-Planung mit oder ohne Einbeziehung der regionären Lymphknoten oder um eine Brachytherapie. Die Indikation zur Strahlentherapie wird in Abhängigkeit von tumorspezifischen Risikofaktoren gestellt, die einmal die lokale biologische Aggressivität, zum anderen das Metastasierungspotential berücksichtigen. Das PSA wird dabei sowohl für das primäre Ansprechen als auch für die Beurteilung des weiteren Krankheitsverlaufes herangezogen. Die Therapieergebnisse sind mit denen der radikalen Prostatectomie vergleichbar. Jedoch ist zu beachten, daß in der Regel klinische Stadien bei der Strahlentherapie mit pathologischen Stadien bei den operativen Verfahren verglichen werden. Im Gegensatz zur radikalen Prostatectomie hat die Strahlentherapie beim Prostatacarcinom nur bei 7 bis 30 Prozent der Patienten eine curative Intention. Das Hauptziel der Strahlentherapie ist dagegen die Verbesserung der Lebensqualität und die Prävention einer weiteren Tumor-Progression.

Besonders die „konformale" externe Strahlentherapie hat zunehmend Anhänger gewonnen. Hierbei wird nach genauer CT-Planung unter Schonung der periprostatischen Strukturen eine Maximaldosis auf die Prostata gerichtet. Im Falle der Brachytherapie werden die Strahlenquellen interstitiell unter transrectaler Schallkontrolle in die Prostata eingeführt. Die alleinige externe Radiotherapie (Teletherapie) wird seit ihrer Einführung in den 60er Jahren, als eine fraktionierte Therapie mit 60–70 Gray über 6–7 Wochen durchgeführt. Die 15 Jahre Langzeitüberlebensrate liegt bei T1 bei 65% und bei T2 bei 50%. In den letzten Jahren sind die Möglichkeiten der Teletherapie durch die Einführung der Konformationsradiotherapie (systemische Integration der 3D-Planung, Verbesserung der zielgenauen Applikation) erweitert worden. Bei Befall der Prostata bzw. bei kapselüberschreitendem Befall wird die Prostata oder die Loge entsprechend der individuellen Topographie bestrahlt (Behandlungsvolumen 400–600 ml). Das PSA-rezidivfreie 5-Jahres-Überleben kann durch eine Dosiseskalation vor allem für prognostisch ungünstige Gruppen z. B. mit einem Ausgangs-PSA > 10 ng/ml deutlich verbessert werden (55% vs. 79%). Die Lebensqualität der Patienten nach abgeschlossener Radiotherapie wird nur wenig beeinträchtigt.

3.2.6 Brachytherapie

Die zweite Möglichkeit der Bestrahlung ist die interstitielle Radiotherapie (Brachytherapie). Dieses neuere Verfahren hat ältere Verfahren, wie z. B. die retropubische Applikation im Rahmen einer Laparotomie, völlig abgelöst. Diese Strahlenquellen werden entweder permanent implantiert (Seeds-Strahler mit geringer Dosisleistung (LDR, Jod 125), oder nur für einen kurzen Zeitraum, für Minuten, im Rahmen eines Kurzzeit-Afterloading-Strahlers mit einer hohen Dosisleistung (HDR, Iridium 192). Neuerdings werden auch weitere künstlich hergestellte Radionuklide angewandt, z. B. Palladium (LDR). Durch die Einführung des transrectalen Ultraschalls in die Planung und Durchführung dieser perinealen interstitiellen Brachytherapie konnten die Ergebnisse und die Zielgenauigkeit dieser Methode deutlich verbessert werden. Der Vorteil dieses Verfahrens liegt in der sehr genauen Anpassung des behandelten Volumens an das Prostatavolumen. Im Frühstadium stellt die permanente Jodimplantation eine Alternative zur radikalen Prostatectomie und zur externen Radiotherapie dar. In fortgeschrittenen Stadien kann die Kurzzeit-Afterloading-Brachytherapie mit Iridium 192 zur Dosiserhöhung in einem kleinen Volumen und somit zur Verbesserung der lokalen Tumorkontrolle eingesetzt werden.

3.2.7 Kombinierte operativ-strahlentherapeutische Behandlungsverfahren mit curativer Zielsetzung

Ein Teil der Patienten, die einer radikalen Prostatectomie zugeführt werden, haben positive Resektionsränder und sind somit nicht radikal operiert. Weiters haben 30–40% einen organüberschreitenden Tumor ($\geq$ pT3). Dies ist in erster Linie auf eine ungenaue präoperative Stadieneinteilung zurückzuführen, da bis zu 40% der Patienten entsprechend dem operativ-pathohistologisch ermittelten Stadium höher eingestuft werden müssen, als primär klinisch vermutet. Weitere wichtige Kriterien eines erhöhten Rezidivrisikos sind ein niedriger Differenzierungsgrad und das postoperativ erhöhte Serum-PSA.

Bei diesen Patienten wird zunehmend eine kleinvolumige externe Radiotherapie mit 60–65 Gray eingesetzt, die das Lokalrezidiv-Risiko senken kann. Die adjuvante Radiotherapie erfolgt in der Regel 8–12 Wochen im Anschluß an die Operation bei eindeutigen Hinweisen auf eine lokale Tumorprogression bzw. ein Lokalrezidiv.

3.2.8 Kombinierte neoadjuvant hormonelle und strahlentherapeutische Behandlungsverfahren mit curativer Zielsetzung

Bei Patienten mit einem primär deutlich erhöhten Rezidivrisiko (T3, PSA > 10 ng/ml, Gleason Score > 6) scheint eine Kombination aus neoadjuvanter Hormontherapie und definitiver hochdosierter Radiotherapie die besten Resultate zu liefern. Dabei werden krankheitsfreie Überlebensraten von 85% nach 5 Jahren erreicht. Dabei kommt es zu einer Volumensreduktion der Prostata um 30–40%. Ob eine Weiterführung der Hormontherapie nach Abschluß der Radiotherapie sinnvoll ist, ist zur Zeit noch unklar. In jedem Fall sollte allerdings in einer prognostisch ungünstigen Gruppe eine curative Therapie unter Einschluß der definitiven Radiotherapie angestrebt werden, da der überwiegende Anteil der Patienten in eine anhaltende Remission überführt werden kann.

3.2.9 Nebenwirkungen der Strahlentherapie

Die moderne Strahlentherapie ermöglicht neben einer recht genauen Zielerfassung eine durchaus bemerkenswerte Schonung der benachbarten Organe. Durch eine CTgestützte dreidimensionale Therapieplanung können Prostata und Samenbläschen in ihrer Beziehung zu den umliegenden Risikoorganen (Rectum und Blase) sehr gut dargestellt werden. Während der Strahlentherapie kommt es meist zu keinen Nebenwirkungen, jedoch ist ab der vierten Woche post Bestrahlung häufig eine medikamentöse Therapie urogenitaler Nebenwirkungen (20% Dysurie, Pollakisurie, Hämaturie) oder eine antiphlogistische Therapie proktitischer Beschwerden (27%) notwendig. Die Anzahl der Patienten, die auch zu Ende der Therapie keine rectalen Beschwerden haben, ist durch die Reduktion des bestrahlten Volumens um 20% gesteigert worden. Intermittierende rectale Blutungen stellen aber nach wie vor die häufigste Spätmorbidität nach Bestrahlung dar. Diese Komplikation tritt typischerweise 3–18 Monate nach Radiatio auf. Zum Großteil sistieren die Blutungen aber nach medikamentöser Therapie (z. B. lokale Glucocorticoide). Das Ausmaß und die Häufigkeit dieser Nebenwirkungen zeigt eine deutliche Abhängigkeit von der applizierten Dosis. Die Literatur spricht von 9,4% rectalen Blutungen bei einer Dosis von 65–70 Gray in einem Kollektiv von 712 Patienten. Bei einer Steigerung der Dosis auf 74–76 Gray steigt der Prozentsatz, der an dieser Nebenwirkung leidender Patienten auf über 25%. Weit über 30% beträgt dieser Anteil bei Dosen über 76 Gray. Eine weitere Nebenwirkung der Strahlentherapie sind obstruktive Harnbeschwerden, die eine chirurgische Intervention erforderlich machen können (z. B. Urethrotomie, Ostiumschlitzungen).

Ebenso kann es 3–9 Monate nach Radiatio zu cystitischen Beschwerden kommen. In der Literatur wird eine transurethrale Resektion (TUR) vor Bestrahlung als Risikofaktor für die Entwicklung einer Harnröhrenstenose aber auch einer Incontinenz beschrieben. Die Komplikationsrate nach TUR liegt bei 16% versus 6% nach alleiniger Stanzbiopsie. Eine vorangegangene Lymphknotendissektion stellt hingegen kein erhöhtes Risiko für die Bestrahlung dar. Zwei von 65 Patienten haben ein reversibles Lymphödem nach Lymphknotendissektion und Bestrahlung. Die sexuelle Potenz kann bei 37 von 60 Patienten erhalten werden. Es wird von einer 66%igen Potenzrate nach konformaler Radiatio bis zu einer Dosis von 65–70 Gray gesprochen.

3.3 Minimal invasive Therapieverfahren

3.3.1 Laparoskopische radikale Prostatectomie

Die retropubische radikale Prostatectomie stellt nach wie vor die am häufigsten durchgeführte Operation beim lokalisierten Prostatacarcinom dar. Bei steigendem Interesse an minimal invasiven Therapien in Verbindung mit kürzeren Liegezeiten und zunehmendem Kostenbewußtsein seitens der Krankenhausträger und Ärzteschaft stellt die laparoskopische RPE eine Alternative zur konventionellen Methode dar. Es wird berichtet, daß neben einer verminderten perioperativen Morbidität geringere Incontinenz- und Impotenzraten durch eine optimierte Visualisierung (Vergrößerungseffekt, Anastomosennaht unter Sicht) erreicht werden sollen. Langzeitergebnisse einer möglicherweise geringeren Incontinenzrate und höheren Potenzrate sind noch zu erbringen. Es wird sich zeigen, entsprechende onkologische Ergebnisse vorausgesetzt, ob die laparoskopische Prostatectomie ihren festen Platz in der Therapie des lokalisierten PCa einnehmen wird. Ein weit verbreiteter Einsatz ist derzeit durch die doch erhebliche Lernkurve (> 120 Fälle) nicht zu erwarten. Trotzdem scheint die laparoskopische radikale Prostatectomie ein vielversprechender Ansatz in der chirurgischen Therapie des Prostatacarcinoms zu sein.

3.3.2 Radiofrequenz-interstitielle Tumorablation (RITA)

Radiofrequenzwellen haben sich als Methode, mit der man sowohl tierisches als auch menschliches Gewebe zerstören kann, etabliert. Die Sicherheit und Effektivität dieser Methode wurde beim hepatozellulären Carcinom, verschiedensten Metastasen, Lebertumoren, Osteoiden und MTX-Tumoren bei Mäusen bewiesen.

Rossi et al. zeigten, daß die RITA eine effektive Methode bei der Zerstörung von Lebertumoren ist und zusätzlich den Vorteil einer kurzen Behandlungszeit bietet. Im behandelten Gebiet wird eine Koagulationsnecrose erzeugt, die das Gewebe irreversibel schädigt, wobei am Rand der Läsion weder eine Thrombosierung noch eine Blutung nachweisbar ist. Die Behandlung kann ambulant durchgeführt werden, und die beobachteten Komplikationen sind minimal.

Djavan et al. beschrieben die Reproduzierbarkeit und Prediktabilität von thermalen Läsionen durch RITA und ebenso die Zweckmäßigkeit einer MRI für das postoperative Monitoring. Es sind jedoch noch weitere prospektive Phase-II- und Phase-III-Studien erforderlich, um diese Therapieform als etablierte Alternative zuzulassen.

3.3.3 High-Intensity-Focused Ultrasound (HIFU)

Bei dieser Methode wird die Gewebezerstörung durch den Gebrauch von Temperaturen höher als 100 Grad induziert. Diese Temperaturen werden mittels fokussiertem Ultraschall generiert, mit dem Vorteil, kein umliegendes Gewebe zu schädigen, und gleichzeitiger Ultraschallsicht während der Therapie. Sowohl Versuche beim Kaninchen als auch beim Menschen zeigten, daß der HIFU in der Lage ist, prostatisches Gewebe ohne Kontakt und Irradiation zu zerstören. Der Schallkopf wird dabei transrectal eingeführt, da man bei diesem Zugang die Reichweite des Schallkopfes optimal einsetzen kann und umgebende Strukturen soweit wie möglich schont.

Die transrectale HIFU-Therapie induzierte konstant scharf begrenzte intraprostatische Koagulationsnecrosen im Zielgebiet. Außerhalb der fokussierten Zone und an der Grenze zum Rectum zeigten sich keine signifikanten Temperaturerhöhungen. Bei 10 Patienten mit histologisch diagnostiziertem unilateralem T2a/T2b-Prostatacarcinom wurde die HIFU-Therapie mit dem Versuch, das gesamte Carcinom vor der RPE zu zerstören, durchgeführt. In 7 Fällen wurde der Krebs teilweise zerstört (Mittel 53%; Range 38–77%). In den übrigen drei Fällen wurde der komplette Tumor zerstört. Obwohl diese histologischen Daten keinen definitiven Schluß über die klinische Effektivität dieser Methode zulassen, scheint HIFU eine geeignete Methode zu sein, um prostatisches Gewebe zu zerstören.

4. Therapie des fortgeschrittenen Prostatacarcinoms

Nachdem früher der Begriff „fortgeschritten" nur für Prostatacarcinome verwendet wurde, die schmerzhafte Knochenmetastasen aufwiesen oder zu Komplikationen wie Harnverhalt durch Obstruction der Harnröhre führten, wird der Begriff des fortgeschrittenen Prostatacarcinoms heute bei organüberschreitenden oder metastasierten Carcinomen, bei Lokalrezidiven oder Metastasen nach RPE und Strahlentherapie und sogar nach chemischem Progreß (PSA > 0,2 ng/ml) verwendet. Grundsätzlich ist das fortgeschrittene Prostatacarcinom als incurabel anzusehen, es existieren jedoch zahlreiche, wenn auch palliative Therapiemodalitäten.

Im Anschluß an die Diagnosesicherung ist ein exaktes Staging eine Grundvoraussetzung für eine optimale Therapie. Dabei korrelieren die Anzahl positiver Stanzbiopsien, das Tumorvolumen, der Gleason score und hohe Serum-PSA-Werte mit der Inzidenz positiver Lymphknoten. Ein entsprechender digito-rectaler Palpationsbefund, irreguläre Begrenzung der Prostatakapsel mit Einbruch in die Blase oder die Beckenwand in bildgebenden Verfahren (CT, MR, TRUS) sowie das Vorliegen krankheitsspezifischer Symptome wie diffuse Knochenschmerzen und ein reduzierter Allgemeinzustand lassen auf ein fortgeschrittenes Prostatacarcinom schließen. Die wichtigste Untersuchung zum Nachweis einer bereits erfolgten ossären Metastasierung ist die Knochenszintigraphie mittels Tc^{99m} Diphosphonat. Sogenannte „hot spots" weisen unspezifisch auf erhöhte Umbauprozesse im Skelett hin und werden durch konventionelle Röntgenzielaufnahmen validiert.

4.1 First-Line-Therapie

4.1.1 Androgenentzugstherapie

Am wenigsten umstritten ist wohl der Stellenwert der seit Charles Huggins etablierten palliativen Hormonbehandlung beim metastasierten Prostatacarcinom. Ansatzpunkt dieses Therapieverfahrens ist die anfängliche Androgenabhängigkeit der Prostatacarcinomzellen. So kommt es nach Absinken des Testosteronspiegels auf Castrationswerte zu einem Absinken des Serum-PSA innerhalb weniger Monate als Zeichen einer Tumoraktivitätsminderung und Remission. Eine erneute Aktivitätszunahme im Sinne einer Progression wird durch einen erneuten PSA-Anstieg angekündigt und erfolgt in der Regel nach bis zu zwei Jahren. Der PSA-Anstieg ist damit als erstes Anzeichen einer Aktivitätszunahme der Carcinomzellen bei Hormonrefraktärität zu werten. Neben der Therapie von symptomatischen Patienten ist eine Hormontherapie bei asymptomatischen Patienten bereits indiziert. Dabei gilt es, bei Incurabilität das Fortschreiten der Erkrankung zu verzögern und damit vor allem die Lebensqualität für die verbleibende Zeit zu erhalten.

4.1.2 Bilaterale Orchiectomie

Die bilaterale Orchiectomie ist die bislang älteste Form der Hormondeprivation zur Behandlung des Prostatacarcinoms. Bei geringer Morbidität und niedrigen Kosten stellt sie eine Therapie dar, die bei 100%iger Compliance eine Reduktion des Testosteronspiegels in den Castrationsbereich ermöglicht und zu einer deutlichen Verbesserung der krankheitsspezifischen Symptome führt. Sie wurde jedoch in den letzten Jahren weitgehend zugunsten der Gabe von LHRH-Analoga mit bis zu dreimonatiger Depotwirkung aufgegeben.

4.1.3 LHRH-Analoga

LHRH-Analoga (Enantone®, Zoladex®, Profac®, Decapeptyl®) sind Agonisten des physiologisch im Hypothalamus freigesetzten Hormons LHRH. LHRH bewirkt über eine pulsatile Freisetzung des luteinisierenden Hormons (LH) in der Hypophyse die Bildung von Testosteron in den Leydigschen Zwischenzellen des Hodens. Bei unphysiologisch hohen LHRH-Konzentrationen nach Gabe von LHRH-Analoga kommt es zu einer Abnahme der LHRH-Rezeptordichte in der Hypophyse. Der Wirkungsmechanismus des nicht mehr pulsatil freigesetzten LH beruht auf einer Down-regulation des Dehydrotestosteron-Androgenrezeptorkomplexes und somit auf einer unterdrückten Wachstumfaktor-dominierten Signaltransduktion mit konsekutivem Anstieg der Apoptoserate.

Zu Beginn der Therapie kommt es zu einem initialen Testosteronanstieg (Flare-up-Phänomen), der bei einigen Patienten zu einer Zunahme krankheitsspezifischer Symptome wie Mictionsbeschwerden und Knochenschmerzen führen kann. Bei Patienten mit einer incipienten Querschnittssymptomatik ist die initiale Gabe von LHRH-Analoga contraindiziert. Vor Beginn einer LHRH-Analoga-Therapie sollte zur Vermeidung des Flare-up-Phänomens eine Therapie mit Antiandrogenen (Ciproteronacetat, Flutamid) eingeleitet werden. Die bilaterale Orchiectomie oder Gabe von LHRH-Analoga führt zu einem Absinken des Testosteronspiegels in den Castrationsbereich. Dabei kann es beim hormonsensitiven Prostatacarcinom zu einem Abfall des Serum-PSA-Wertes unabhängig vom Ausgangswert oder TNM-Stadium bis auf Werte unter 1 ng/ml kommen. In Abhängigkeit vom erreichten PSA-Abfall kann ein progressionsfreies Intervall von 6 Monaten bis zu mehreren Jahren erreicht werden. Damit stellt die Hormondeprivation das Mittel der Wahl zur Therapie des fortgeschrittenen Prostatacarcinoms dar.

4.1.4 Antiandrogene

Antiandrogene (Cyproteronacetat, Megestrolacetat, Bicalutamid, Flutamid, Nilutamid) blockieren durch kompetitive Hemmung von Androgenrezeptoren androgenvermittelte Interaktionen, wobei neben testiculären Androgenen ebenfalls adrenale Androgene am Androgenrezeptor blockiert werden. Nur die reinen Antiandrogene (z. B. Nilutamid, Bicalutamid und Flutamid) wirken selektiv auf die Androgenrezeptoren, während Cyproteronacetat (Androcur®) auch Progesteron und Glucocorticoidrezeptoren besetzt und somit über eine gestagene Komponente zusätzlich zur Verminderung des zirkulierenden Testosteronspiegels führt. Antiandrogene werden neben einer Monotherapie mit Erreichen von castrationsäquivalenten Testosteronwerten zur Vermeidung des „Flare-Phänomens" und LHRH-Analoga assoziierter Nebenwirkungen eingesetzt.

4.1.5 Maximale Hormondeprivationstherapie

Gelbert et al. konnten zeigen, daß trotz chirurgischer Castration die 5α-Dihydroxytestosteron-Konzentration im Prostatacarcinomgewebe höhere Werte als bei nicht androgenabhängigen Geweben aufwies. Diese erhöhten 5α-Dihydroxytestosteron-Spiegel sind Ausdruck einer adrenalen Androgenwirkung. Bei durch Castration bedingter 95%iger Abnahme des Serumtestosteron-Spiegels ist die Sekretion der adrenalen Androgene für die intraprostatische 5α-Dihydroxytestosteron-Konzentration verantwortlich. Aus dieser Beobachtung heraus entwickelte sich das Konzept der maximalen Androgen-Blockade (MAB), bei dem zusätzlich zur LHRH-Analoga-vermittelten chemischen Castration mittels Antiandrogenen selektiv die Androgenrezeptoren blockiert werden und somit das Wachstum androgenabhängiger PCa-Zellen gehemmt wird. Zudem wird eine direkte Wirkung der LHRH-Agonisten auf die PCa-Zellen vermutet, die einen ebenfalls protektiven Effekt besitzt. Die LHRH-Agonisten (Enantone® Zoladex®, Profact®, Decapeptyl®) hemmen über die LHRH-Rezeptor-vermittelte Transmodulation des epidermalen Wachstumsfaktor-Rezeptors (EGF-R), als auch durch verminderte Bildung von VEGF, die Proliferation des Prostatacarcinoms. Es ist nach wie vor ungeklärt, wie weit der DHT-AR-Komplex down-reguliert werden muß, damit die Signaltransduktion durch Wachstumsfaktoren so weit gehemmt wird, daß die Tumorzellproliferation sistiert oder aus einer androgenabhängigen Tumorzelle eine androgenunabhängige wird. Dieses von Labrie in den 80er Jahren entwickelte Konzept der maximalen Androgenblockade durch die Gabe von oralen Antiandrogenen blieb jedoch bis heute den Nachweis für eine den hohen finanziellen Einsatz rechtfertigende Lebensverlängerung schuldig.

4.1.6 Androgenentzug/Intermittierende Androgenentzugstherapie

Der Progreß des fortgeschrittenen Prostatacarcinoms nach primärer Hormondeprivation als Ausdruck einer Androgenunabhängigkeit scheint auf der Aktivierung des Androgenrezeptors durch andere Wachstumsfaktoren oder/und Antiandrogenen zu beruhen und nicht auf einem Rezeptorverlust der Carcinomzellen. Für Patienten dieser Gruppe beschränken sich sämtliche Therapieansätze auf eine Verbesserung der Lebensqualität und Progressionshemmung. Bei Patienten mit maximaler Androgenblockade kann durch Absetzen des oralen Antiandrogens in 15–33% der Fälle eine 50%-Reduktion des PSA-Spiegels erreicht werden. Damit liegt die Vermutung nahe, daß die biologische Aktivität des Carcinoms bei erneuter androgener Induktion durch Wiedererlangung der Apoptosefähigkeit reduziert wurde (Flutamid-withdrawel-Syndrome).

Bruchowsky entwickelte das Konzept der intermittierenden Androgenblockade. Dabei wird eine maximale Androgenblockade über 3–6 Monate über den PSA-Nadir hinaus durchgeführt und anschließend die antiandrogene Therapie ausgesetzt. Der Serum-Testosteronspiegel normalisiert sich daraufhin, der PSA-Anstieg ist jedoch verzögert. Erst bei erneutem PSA-Anstieg wird die Therapie fortgesetzt. Das Intervall bis zum neuerlichen Ansteigen des PSA-Wertes gilt als prognostischer Parameter in bezug auf das Auftreten der Hormonrefraktärität. Bei Senkung der Therapiekosten sind die Auswirkungen auf die Lebensqualität und Überlebenszeit fraglich, und eine routinemäßige Anwendung kann derzeit noch nicht empfohlen werden.

4.1.7 Palliative Strahlentherapie

Im Rahmen eines Tumorprogresses mit ossärer Metastasierung kommt der Schmerztherapie eine besondere Bedeutung zu. Insbesondere bei lokaler Schmerzsymptomatik, hervorgerufen durch osteoplastische Metastasen, können die Beschwerden häufig mittels einer über 14 Tage niedrigdosierten lokalen Strahlentherapie (30 Gray) bei etwa 80% gelindert werden. Bei Vorliegen osteolytischer Metastasen und der Gefahr pathologischer Frakturen, vor allem im Bereich des Achsenskelettes, kann durch lokale Strahlentherapie in drei Viertel der Fälle eine Recalcifizierung und damit Stabilisierung erreicht werden.

Neben ossären Metastasen sind Symptome der lokalen Tumorprogredienz das Ziel strahlentherapeutischer Intervention. Bei verdrängendem Wachstum im Bereich des unteren Harntraktes, des Rectums oder der Lymphabflußbahnen mit entsprechender Stauungs- und/oder Schmerzsymptomatik kann mittels Strahlentherapie (40–60 Gray in 3–5 Wochen) bei 50% der Patienten mit Urethraobstruction, bei 73% mit Hydronephrose und bei nahezu 100% mit massiver Hämaturie Linderung erreicht werden.

4.2 Second-Line-Therapie

4.2.1 Antiandrogen-Östrogen-Kombinationen

Kommt es nach Ausschöpfen der bisher beschriebenen Hormontherapien dennoch zum Progreß, gibt es die Möglichkeit, auf Kombinationen von Östrogenen (Turisteron, Estramustinphosphat, Fosfestrol) und Antiandrogene auszuweichen, wobei es sich nicht um lebensverlängernde, sondern um die Lebensqualität verbessernde Maßnahmen handelt. Kommt es weiter zum Progreß, ist es nicht mehr sinnvoll, weiter Antiandrogene zu geben. Statt dessen können alternativ Glucocorticoide gegeben werden.

Ketoconazol, ein Imidazol und Fungizid, ist ein Suppressor des testiculären und adrenalen Androgens. In zehn Studien konnte eine meßbare Response bei 15% der Patienten erreicht werden. Diese Therapie hat allerdings derzeit nur experimentellen Charakter.

4.2.2 Chemotherapie

Bei mangelnder Effektivität und reichem Nebenwirkungsspektrum gibt es derzeit keine allgemein zu empfehlende chemotherapeutische Standardtherapie. Hohe Raten an Chemotherapieresistenzen sowie geringe Ansprechbarkeit durch langsame Tumorproliferation sind Gründe für einen mangelnden Einsatz von Zytostatika. Eine Fülle von Substanzen wie Epirubicin, Suramin, Vinblastin, Estramustin, Taxol, Gemcitabin, Mitoxantron, Mitomycin, Methotrexat, 5-Fluoruracil, Cyclophosphamid, Vincristin, Adriamycin, Cisplatin u. a. wurden bereits, teilweise kombiniert, in Studien untersucht, ohne daß sich daraus allgemeingültige Zytostatikatherapien ableiten ließen. Die Estramustin-Monotherapie ist gut untersucht. In 18 Phase-II-Studien mit 634 Patienten zeigte sich lediglich eine objektive Responserate von 19%. Die Bedeutung dieses Präparates liegt jedoch nicht in der Monotherapie, sondern im synergistischen Wirkungsprofil, das es gemeinsam mit anderen Chemotherapeutika aufweist und das in der Integritätsstörung der Microtubuliaktivität liegt.

4.2.3 Chemotherapiekombinationen

Die Kombination Vinblastin und Estramustin p.o. zeigte eine WHO-Grad-3–4-Toxizität bei 10% der Patienten. Die Responserate lag zwischen 14 und 43%. Der Vergleich einer Phase-III-Studie zwischen Vinblastin und einer Kombination aus Estramustin plus Vinblastin zeigte einen Vorteil im progressionsfreien Überleben für die Kombinationstherapie.

In zwei Studien konnte die Verträglichkeit einer oralen Estramustintherapie mit Docetaxel geprüft werden. Die Ergebnisse waren erfolgversprechend. In einer Kombination aus Estramustin plus Paclitaxel zeigte sich gleichfalls ein Benefit der Kombinationsbehandlung gegenüber der Monotherapie. Des weiteren laufen Studien mit drei (Estramustin, VP16, Paclitaxel) und vier Chemotherapeutika (Doxorubicin, Ketoconazol, Estramustin, Vinblastin), die teilweise intermittierend im wöchentlichen Wechsel appliziert werden und Responseraten von 75% aufwiesen.

Neben Chemotherapeutika werden auch Substanzen mit anderen Wirkungsprofilen getestet. Zu ihnen zählen Inhibitoren von Wachstumsfaktoren, Apoptoseaktivatoren, Angiogenese-Inhibitoren und Immunsubstanzen, die in der Gentherapie eingesetzt werden können. Sie werden derzeit in Phase-I–II-Studien geprüft. Die Verfeinerung des therapeutischen Instrumentariums einerseits und die Entwicklung neuer Substanzen andererseits sollen dazu beitragen, medikamentös bedingte Nebenwirkungen zu minimieren und Carcinomzellen so zu manipulieren, daß sie leichter der Zerstörung anheimfallen oder durch den Organismus selbst eliminiert werden.

Der Einsatz von Chemotherapeutika beim fortgeschrittenen Prostatacarcinom sollte nur innerhalb klinisch kontrollierter Studien erfolgen. Singuläre Knochenmetastasen können zu Beginn einer Strahlentherapie zugeführt werden. Bei Vorliegen multipler Metastasen erscheint eine systemische Therapie jedoch geeigneter.

Bei analgetisch schwer zu beherrschenden Knochenschmerzen infolge össärer Metastasierung kommen Radiopharmaka wie radioaktives Strontium 89, Rhenium 186 oder Samarium 153 zum Einsatz.

5. Gentherapie

Bei derzeit noch enttäuschenden Therapieoptionen beim fortgeschrittenen, insbesondere beim hormonrefraktären Prostatacarcinom stellt der gentechnologische Fortschritt respektive die Gentherapie einen hoffnungsvollen neuen Schritt in Richtung Palliation und sogar Heilung dar. Die Prostata ist in vieler Hinsicht ein geeignetes Zielorgan, da es von außen mittels Ultraschallkontrolle gut zu punktieren ist und es mit dem prostataspezifischen Antigen einen Tumormarker gibt, der eine Remission oder Tumorprogression schnell erkennen läßt.

Die Entwicklung eines sicheren und effizienten Transportsystems für die Gentherapie ist einer der limitierenden Faktoren derselben. Es werden zur Zeit verschiedene virale Vektoren (Retroviren, Adenoviren, Adeno-assoziierte Viren) in klinischen Studien getestet. Angriffspunkte sind im allgemeinen Gene, die ihre ursprüngliche regulative Funktion verloren haben oder aber in der Lage sind, Kontrollmechanismen zu aktivieren. So wird durch Einschleusen bzw. Aktivierung von Tumor-Suppressorgenen weiteres unkontrolliertes Wachstum gehemmt. Nach Aktivierung von Suizid-Genen werden transfizierte Zellen apoptotisch. Über Anti-Onkogene wird die Genexpression der Tumorzellen gehemmt, was zu einer verminderten Proliferationsrate und im Idealfall zur Remission führt. Des weiteren können immunmodulierende Gene eine tumorspezifische Immunantwort induzieren und sind somit ebenfalls vielversprechende Ziele einer Gentherapie.

Obwohl es noch ein weiter Weg bis hin zur routinemäßigen Gentherapie ist, sind die Fortschritte auf diesem Gebiet ermutigend, besonders bei noch immer unzureichenden Therapiemöglichkeiten beim fortgeschrittenen Prostatacarcinom.

6. Prognostische Faktoren des Prostatacarcinoms

Wichtigstes Ziel ist es, den prognosebestimmenden Tumoranteil durch die präoperative Diagnostik abzuschätzen. Um den größtmöglichen Erfolg einer Prostatacarcinomtherapie zu erreichen, bedarf es einer genauen Analyse prognostischer Faktoren. Eine möglichst exakte prätherapeutische Einschätzung gelingt durch die kombinierte Bewertung einer ganzen Reihe von Tumorcharakteristika.

So konnte für das PSA ein Einfluß auf die Prognose des Prostatacarcinoms nachgewiesen werden: 5 Jahre PSA-rezidivfreies Überleben von 93% bei prä-op. PSA < 10 ng/ml gegenüber 71% bei Werten > 10 ng/ml.

Ebenso ist die Analyse einer systematischen Prostatabiopsie mit Bestimmung des Tumorvolumens, des Differenzierungsgrades, der Anzahl positiver Stanzen sowie des Gleason-Scores unverzichtbarer Bestandteil einer weiteren Therapieplanung.

Nach Durchführung einer radikalen Prostatectomie erlaubt die feingewebliche Aufarbeitung des Prostatectomiepräparates eine detaillierte Charakterisierung des Carcinoms, wobei insbesondere große Volumina, niedrige Differenzierungsgrade, Kapselpenetrationen, positive Absetzungsränder, vermehrte intraprostatische Gefäßinvasion sowie Samenblaseninfiltrationen mit einer schlechten Prognose einhergehen. Dabei wurde der prozentuale Anteil des Tumors niedriger Differenzierung nach einer Studie von Stamey et al. als Prädiktor von höchster prognostischer Relevanz identifiziert.

Genetische Aberrationen sowie angiogenetische Faktoren werden zur Zeit intensiv erforscht. Dabei scheint eine Korrelation zwischen einer erhöhten Mikrogefäßdichte in organüberschreitenden Tumoren im Vergleich zu organbegrenzt wachsenden Tumoren zu bestehen. Des weiteren konnte gezeigt werden, daß ebenso der Lymphknotenstatus, das pathologische Stadium als auch der postoperative Progreß bezüglich der Mikrogefäßinvasion Signifikanzniveau erreichen.

Literatur

[1] Abbou CC, Salomon L, Hoznek A, Antiphon P, Cicco A, Saint F, Alame W, Bellot J, Chopin DK (2000) Laparoscopic radical prostatectomy: Preliminary results. Urology 55(5): 630–633.
[2] Bagshaw MA, Cox RS, Hancock SL (1996) External beam radiotherapy for localized

prostatic cancer at Stanford: Update at the 38th year. In: Petrovich Z, Baert L, Brady LW (eds) Carcinoma of the Prostate. Springer, Berlin.

[3] Bagshaw MA, Cox RS, Rambakc JE (1990) Radiation therapy for localized prostate cancer: Justification by long term follow up. Urol Clin North Am 17: 787–802.

[4] Bagshaw MA, Cox RS, Ray GR (1988) Status of radiation treatment of prostate cancer at Stanford University. NCI Monograph 7: 47–60.

[5] Bangma CH, Rietbergen JBW, Kranse R, Blijenberg BG, Petterson K, Schröder FH (1997) The free-to-total prostate specific antigen in screening for prostate cancer in the general population. J Urol 157: 2191–2198.

[6] Bertermann H, Brix F (1990) Ultrasonically guided interstitial high dose brachytherapy with iridium-192: Technique and preliminary results in locally confined prostate cancer. In: Martinez, Orton, Mould (eds) Brachytherapy LDR and HDR. Nuclear Corp., Columbia/USA, S. 281–303.

[7] Blackard CE, Doe RP, Mellinger GT, Byar DP (1970) Incidence of cardiovascular disease and death in patients receiving diethylstilbestrol for carcinoma of the prostate. Cancer 26: 249–256.

[8] Bolla M, Gonzalez D, Warde P (1997) Improved survival in patients with locally advanced prostate cancer treated with radiotherapy and goserelin. NEJM 337: 295–300.

[9] Boxer R, Kaufman J, Goodwin W (1977) Radical prostatectomy for carcinoma of the prostate: 1951–1976. A review of 329 patients. J Urol 117: 208–213.

[10] Brawer MK (1994) Prostate specific antigen: Critical issues. Urology 44: 9.

[11] Brawer MK, Benson MC, Bostwick DG, Djavan B, Lilja H, Semjonow A, Su S, Zhou Z (1999) Prostate-specific antigen and other serum markers: Current concepts from the World Health Organization Second International Consultation on Prostate Cancer. Semin Urol Oncol 17(4): 206–221.

[12] Bruchovsky N, Goldenberg SL, Gleave M (1997) Intermittend hormonal therapy for prostate cancer. Mosby-Year Book, St. Louis. Advances in Urology 10: 291–326.

[13] Byar DP, Corle DK (1988) Hormone therapy for prostate cancer: Results of the Veterans Administration Cooperative Urological Research Group Studies. NCI Monogr 7: 165–170.

[14] Carlson DG, Calvancse CB, Partin AW (1998) Cancer: Results on 4298 cases. Urology 52: 455–461.

[15] Carlton CE, Dawoud F, Hudgins P (1972) Irradiation treatment of carcinoma of the prostate: A preliminary report based on 8 years of experience. J Urol 18: 924–927.

[16] Carter HB, Pearson JD (1997) Prostate-specific antigen velocity and repeated measures of prostate-specific antigen. Urol Clin N Amer 24: 333–338.

[17] Catalona W, Basler J (1993) Return of erections and urinary continence following radical retropubic prostatectomy. J Urol 150: 905–907.

[18] Crawford ED, Eisenberger MA, McLeod DG, Wikding G, Blumenstein BA (1997) Comparison of bilateral orchiectomy with or without flutamide for the treatment of patients with stage D_2 adenocarcinoma of the prostate: Result of NCI intergroup study 0105 (SWOG and ECOG). J Urol 157 (Suppl): 336 (Abstract).

[19] Denis LJ, Whelan P, Carneiro de Moura JL, et al., and Members of the EORTC GU Group and EORTC Data Center (1993) Goserelin acetate and flutamide vs. bilateral orchiectomy: A phase III EORTC trial (30853). Urology 42: 119–129.

[20] Dijkman GA, Debruyne FM (1996) Epidemiology of prostate cancer. Eur Urol 30: 281–295.

[21] Djavan B, Bursa B, Hruby S, Marberger M (2000) Minimal invasive Therapiealternativen für lokalisierte Prostatacarcinome. Onkologie 6: 118–122.

[22] Djavan B, Kadesky K, Klopukh B, Marberger M, Roehrborn CG (1998) Gleason scores from prostate biopsies obtained with 18-gauche biopsy needles poorly predict.

Gleason scores of radical prostatectomy specimens. Eur Urol 33: 261–270.

[23] Djavan B, Remzi M, Partin AW, Basharkhah A, Zlotta A, Schulman CC, Marberger M (2000) Optimal predictors of prostate cancer in repeat biopsy: A prospective study in 1051 men. J Urol 163(4): 1144–1148.

[24] Djavan B, Seitz C, Remzi M, Ghawidel K, Basharkhah A, Hruby S, Bursa B, Marberger M (1999) Combinations of PSA based diagnostic tests for prostate cancer detection. Tech Urol 5(2): 71–76.

[25] Djavan B, Susani M, Shariat S, Zlotta AR, Silverman D, Schulman CC, Marberger M (1998) Transperineal radiofrequency interstitial tumor ablation (RITA) for localized prostate cancer. Tech Urol 4(2): 103–109.

[26] Djavan B, Zlotta AR, Byttebier G, Shariat S, Omar M, Schulman CC, Marberger M (1998) Prostate specific antigen density of the transition zone for early detection of prostate cancer. J Urol 160: 411–418.

[27] Djavan B, Zlotta AR, Kratzik C, Remzi M, Seitz C, Schulman CC, Marberger M (1999) PSA density, PSA density of transition zone, free to total PSA ratio and PSA velocity for prostate detection in men with total of 2.5 to 4 ng/ml. Urology 54: 517–522.

[28] Djavan B, Zlotta AR, Shariat S, Omar M, Schulman CC, Marberger M (1998) PSA density of the transition zone for prostate cancer prediction. J Urol 160(2): 411–418.

[29] Eisenberger MA, Sinibaldi VJ, Reyno LM (1995) Phase I and clinical evaluation of a pharmacologically guided regimen of suramin in patients with hormone-refractory prostate cancer. J Clin Oncol 13: 2174–2186.

[30] Epstein BE, Hanks GE (1992) Prostate cancer: Evaluation and radiotherapeutic management. Ca-Cancer J Clin 42: 223–240.

[31] Farkas A, Schneider D, Perrotti M, Cummings KB, Ward WS (1998) National trends in the epidemiology of prostate cancer, 1973 to 1994: Evidence for the effectiveness of prostate-specific antigen screening. Urology 52: 448–449.

[32] Guilloneau B, Vallancien G (2000) Laparoscopic radical prostatectomy: The Montsouris technique. J Urol 163(6): 1643–1649.

[33] Guilloneau B, Vallancien G (2000) Laparoscopic radical prostatectomy: The Montsouris experience (2000). J Urol 163(2): 418–422.

[34] Hammerer PG, McNeal JE, Stamey TA (1995) Correlation between serum prostate specific antigen levels and the volume of the individual glandular zones of the human prostate. J Urol 153: 111–114.

[35] Hamper UM, Shet S, Walsh PC (1991) Capsular transgression of prostatic carcinoma: Evaluation with transrectal US with pathologic correlation. Radiology 178: 791–795.

[36] Hanks GE, Lee WR, Hanlon AL (1996) Conformal technique dose escalation for prostate cancer: Biochemical evidence of improved cancer control with higher doses in patients with pretreatment prostate-specific antigen ≥ 10 ng/ml. Int J Radiat Oncol Biol Phys 35: 861–868.

[37] Hanks GE, Martz KL, Diamond JJ (1988) The effect of dose on local control of prostate cancer. Int J Rad Oncol Biol Phys 15: 1299.

[38] Herr HW (1991) Die Rolle der Strahlentherapie beim lokal begrenzten Prostatacarcinom. Urologe A30: 413.

[39] Holm HH, Juul N, Pederson JF, et al. (1983) Transperineal 125 iodine seed implantation in prostatic cancer guided by transrectal ultrasound. J Urology 130: 283.

[40] Hudes G, Nathan F, Chapman A, Greenberg R, McAleer C (1995) Combined anti-microtubule therapy of metastatic prostate cancer with 96-hr paclitaxel (P) and estramustine (EM): Activity in hormone-refractory disease (HRPC). Proc Ann Meet Am Soc Clin Oncol 14: A 622.

[41] Huggins C, Stevens RE, Hodges CV (1941) Studies of prostatic cancer II. The effects of castration on advanced carcinoma of the prostate gland. Arch Surg 43: 209–228.

[42] Jacob F, Salomon L, Hoznek A, Bellot J, Antiphon P, Chopin DK, Abbou CC (2000) Laparoscopic radical prostatectomy: Preliminary results. Eur Urol 37(5): 615–620.

[43] Keuppens FI, Kliment J, Robinson MR, et al. (1997) Final results of a prospective EORTC multicenter randomized phase III study comparing orchidectomy and orchidectomy + mitomycin C in patients with poor prognosis metastatic prostate cancer. J Urol 157 (Suppl): 320 (Abstract).

[44] Klocker H, Culig Z, Hobisch A, et al. (1996) Androgen receptor alterations in prostatic carcinoma. In: Schnorr D, Loening SA, Dinges S, Budach V (Hrsg) Lokal fortgeschrittenes Prostatacarcinom. Blackwell, Berlin Wien, S. 57–67.

[45] Klosterhalfen H, Becker H (1987) 10-Jahres-Ergebnisse einer randomisierten Prospektivstudie beim metastasierten Prostatacarcinom. Akt Urol 18: 234–236.

[46] Kroll JM, Owen JB, Hanks GB (1992) Long term results of treatment of prostate cancer in the USA in 1973, 1978 and 1983. Int J Rad Oncol Biol Phys 24: 147.

[47] Labrie F, Dupont A, Bélanger A (1985) A complete androgen blockade for the treatment of prostate cancer. In: de Vita VT, Hellman S, Rosenberg SA (eds) Important Advances in Oncology. Lippincott, Philadelphia, S. 193–200.

[48] Labrie F, Dupont A, Bélanger A, et al. (1983) New hormonal therapy in prostatic carcinoma: Combined treatment with an LHRH agonist and an antiandrogen. Clin Invest Med 5: 267–275.

[49] Leach GE, Cooper JF, Kagan AR, et al. (1982) Radiotherapy for prostatic carcinoma: Post irradiation prostatic biopsy and recurrence. Patterns with long term follow-up. J Urol 128: 505.

[50] Litwiller S, Djavan B, Klopukh B, Richier JC, Roehrborn CG (1995) Radical retropubic prostatectomy for localized carcinoma of the prostate in a large metropolitan hospital: Changing trends over a ten year period (1984–1994). Urology 45: 813–822.

[51] Mackler MA, Liberti JP, Smith MJV, Koontz WW, Prout GR (1972) The effect of orchiectomy and various doses of stilbestrol on plasma testosterone level in patients with carcinoma of the prostate. Invest Urol 9: 423–425.

[52] Miller JI, Ahmann FR, Drach GW, Emerson SS, Bottaccini MR (1992) The clinical usefulness of serum prostate specific antigen after hormonal therapy of metastatic prostate cancer. J Urol 147: 956–961.

[53] Myers RP, Flemming TR (1983) Course of localized adenocarcinoma of the prostate treated by radical prostatectomy. Prostate 4: 461.

[54] Noldus J, Huland H (1996) Die radikale Prostatectomie beim lokalisierten Prostatacarcinom: Literaturübersicht und Erfahrung eines Zentrums. Onkologe 2: 224.

[55] Olson MC, Posniak HV, Fisher SG (1994) Directed and random biopsies of the prostate: Indications based on combined results of transrectal sonography and prostatespecific antigen density determinations. A J Roentgenol 163: 1407–1411.

[56] Parker SL, Tong T, Bolden S, Wingo PA (1996). Cancer statistics. CA 46: 5–27.

[57] Partin AW, Oesterling JE (1994) The clinical usefulness of prostate specific antigen. Update J Urol 152: 1358–1368.

[58] Perez CA, Walz BJ, Zimuska FR, et al. (1980) Irridation of the cancer of the prostate localized to the pelvis: Analysis of tumor response and prognosis. Int J Rad Oncol Biol Phys 6: 555.

[59] Pienta KJ (1996) Advances in the Treatment of Metastatic Prostate Cancer. Medical Center Press, University of Michigan.

[60] Pienta KJ, Lehr JE (1993) Inhibition of prostate cancer growth by estramustine and etoposide: Evidence for interaction at nuclear matrix. J Urol 149: 1622–1625.

[61] Pound CR, Partin AW, Eisenberger MA, Chan DW, Pearson JD, Walsh PC (1999) Natural history of progression after PSA elevation following radical prostatectomy. JAMA 281(17): 1591–1597.

[62] Prostate Cancer Trialists' Collaborative Group (1995) Maximum androgen blockade

in advanced prostate cancer: An overview of 22 randomized trials with 3283 deaths in 5710 patients. Lancet 346: 265–269.

[63] Robinson MRG (1993) A further analysis of EORTC-protocol 30805. Orchiectomy vs. orchiectomy plus cyproterone acetate vs. low-dose diethyl stilbestrol. Cancer 72: 3855–3857.

[64] Rosenzweig KE, Morgan WR, Fischer D, et al. (1992) Prostate specific antigen (PSA) as a marker of disease recurrence in 290 patients with prostate cancer treated with external beam radiation therapy (EBRT). J Urol 147: 447.

[65] Schafhauser W, Kühn B, Schwarzmann D (1997) Das Adenokarzinom der Prostata. Klinikarzt 26: 31–40.

[66] Schellhammer PF, El-Mahdi AM (1983) Pelvic complications after definitive treatment of prostate cancer by interstitial or external beam radiation. Urology 21: 451–457.

[67] Schröder FH (1993) Cyproterone acetate-mechanism of action and clinical effectiveness in prostate cancer. Cancer (Suppl) 72: 3810–3815.

[68] Schröder FH (1997) Antiandrogen monotherapy-standard treatment for prostate cancer? (Abstract). Internat Symposium Developments in Endocrine Management of Prostate Cancer, Berlin, 27. 06. 1997.

[69] Schuessler WW, Schulam PG, Clayman RV, Kavoussi LR (1997) Laparoscopic radical prostatectomy: Initial short-term experience. Urology 50(6): 854–857.

[70] Simak R, Eisenmenger M, Hainz A, Kratzik C, Marberger M (1993) Is transrectal ultrasonography needed to rule out prostatic cancer with normal findings at digital rectal examination and normal serum prostate-specifc antigen? Eur Urol 24: 474–478.

[71] Studer UE (1995) Fortgeschrittenes Prostatakarzinom – welche Hormontherapie wann? Urologe A34: 361–366.

[72] Van Poppel H (1996) Patterns of failure in surgically treated patients. In: Petrovich Z, Baert L, Brady LW (eds) Carcinoma of the Prostate. Springer, Berlin.

[73] Veenema R, Gursel E, Lattimer J (1977) Radical retropubic prostatectomy for cancer: A 20-year experience. J Urol 117: 330–331.

[74] Veterans Administration Cooperative Urological Research Group (1967) Treatment and survival of patients with cancer of the prostate. Surg Gynecol Obstet 124: 1011–1017.

[75] Wachter S, Gerstner N, Dieckmann K, Stampfer M, Hawliczek R, Pötter R (1997) Three-dimensional planned conformal low volume radiotherapy of localized carcinoma of the prostate. Strahlenther Onkol 5: 253–260.

[76] Wallner K (1991) Iodine 125 brachytherapy for early stage prostate cancer: New techniques may achieve better results. Oncology 5: 115–122.

[77] Walsh PC (1988) Radical retropubic prostatectomy with reduced morbidity: An anatomic approach. NCI Monogr 7: 133–137.

[78] Wingo PA, Tong T, Bolden S (1995) Cancer statistics 1995. Cancer J Clin 45: 8–30.

[79] Yasumoto N, Djavan B, Marberger M, Kumon H (1999) Prostate cancer gene therapy: Outcome of basic research and clinical trials. Tech Urol 5(4): 185–190.

[80] Zelefsky MJ, Leibel SA, Gaudin PB (1998) Dose escalation with three-dimensional conformal radiation therapy affects the outcome in prostate cancer. Int J Radiat Oncol Biol Phys 41: 491–500.

[81] Zlotta AR, Djavan B, Marberger M, Schulman CC (1997) Prostate specific antigen density of the transition zone: A new effective parameter for prostate cancer detection. J Urol 157: 1315–1321.

[82] Zlotta AR, Djavan B, Petein M, Susani M, Marberger M, Schulman CC (1998) Prostate specific antigen density of the transition zone for predicting pathological stage of localized prostate cancer in patients with serum prostate specific antigen levels below 10 ng/ml. J Urol 160: 2089–2095.

[83] Zlotta AR, Djavan B, Roumeguere T, Marberger M, Schulman CC (1997) Transition zone volume on transrectal ultrasonography is more accurate and reproducible than the total prostate volume. Brit J Urol Suppl 80: 926–930.

Korrespondenz: Univ.-Prof. Dr. Bob Djavan, Dr. Christian Seitz, Univ.-Prof. Dr. Michael Marberger, Universitätsklinik für Urologie, Allgemeines Krankenhaus, Währinger Gürtel 18–20, A-1090 Wien, Österreich. Tel.: +43-1-40 400/2616, Fax: +43-1- 408 66 99, E-Mail: BDJAVAN@hotmail.com

Ovarialcarcinom

Paul Sevelda

1. Epidemiologie

Die Inzidenz des Ovarialcarcinoms liegt etwa bei 15 Neuerkrankungen pro Jahr auf 100.000 Frauen. Dies bedeutet, daß etwa jede 70. Frau ein Ovarialcarcinom in ihrem Leben entwickelt. Frauen, die viele Kinder geboren haben, die eine späte Menarche und eine frühe Menopause hatten, aber auch Frauen, die die Pille als hormonelle Contraception verwendet hatten, haben ein deutlich geringeres Risiko, an einem Ovarialcarcinom zu erkranken. Daraus leitet sich auch die Hypothese ab, daß die Entstehung des Ovarialcarcinoms aus dem Epithel des Ovars direkt mit der Zahl der Ovulationen korreliert und dieser mechanische Reiz als eine der Entstehungsmechanismen angesehen wird.

Erst in den letzten Jahren konnte auch gezeigt werden, daß genetische Veränderungen zu familiär gehäuften Ovarialcarcinomen führen können. Mutationen des BRCA 1 am Chromosom 17 gehen nicht nur mit einem sehr hohen Mammacarcinomrisiko einher, sondern auch mit einem etwa 40%igen Risiko für Mutationsträgerinnen, in ihrem Leben an einem Ovarialcarcinom zu erkranken. Es sind etwa 2% aller Ovarialcarcinome genetisch bedingt.

Frauen mit Infertilität haben ebenfalls ein etwas erhöhtes Risiko, an einem Ovarialcarcinom zu erkranken. Es wurde intensiv diskutiert, ob dieses erhöhte Risiko eventuell mit der hormonellen Behandlung infertiler Frauen zur Erfüllung des Kinderwunsches in Zusammenhang gebracht werden kann, doch sind hier die Daten widersprüchlich. Allgemein gilt jedoch die Empfehlung, die Stimulationstherapie der Ovarien im Rahmen der Kinderwunschbehandlung zeitlich auf 6–12 Monate zu begrenzen.

2. Früherkennung und Diagnose

Das Ovarialcarcinom entwickelt zumeist erst im fortgeschrittenen Stadium der Erkrankung klinische Symptome wie Appetitlosigkeit, Gewichtsabnahme, Zunahme des Bauchumfanges, Ascites und Störungen der Darmtätigkeit. Trotz intensiver Bemühungen, mittels Tumormarker-CA-125-Serumbestimmungen, Vaginosonographie und klinischer Tastuntersuchung eine Früherkennungsstrategie für das Ovarialcarcinom zu entwickeln, muß auch zum heutigen Zeitpunkt festgehalten werden, daß ein Screening oder eine Früherkennung des Ovarialcarcinoms durch systematische Untersuchungen gesunder Frauen mittels CA-125-Serumbestimmungen, Vaginosonographie und gynäkologischer Tastuntersuchung nicht möglich ist und daher auch nicht empfohlen werden kann. Etwa 30–35% der Ovarialcarcinome werden im Frühstadium FIGO I–IIA diagnostiziert, der übrige Anteil wird im fortgeschrittenen Stadium FIGO III und IV entdeckt. Die heute gültige FIGO-Stadieneinteilung ist in Tab. 1 aufgelistet.

Tabelle 1. FIGO-Stadien-Einteilung des Ovarialcarcinoms

Stadium I	Carcinom auf eines oder beide Ovarien beschränkt
IA	Wachstum auf 1 Ovar begrenzt, kein Ascites, kein Tumor auf der äußeren Oberfläche, Kapsel intakt
IB	Wachstum auf beide Ovarien begrenzt, kein Ascites, kein Tumor auf der äußeren Oberfläche, Kapsel intakt
IC	Tumor wie bei Stadium IA oder IB, aber mit Tumor auf der Oberfläche eines der beider Ovarien oder mit Kapselruptur oder mit Tumorzellen im Ascites oder positive Peritoneallavage
Stadium II	Carcinom eines oder beider Ovarien mit Ausdehnung im kleinen Becken
IIA	Ausdehnung und/oder Metastasen im Uterus oder in den Tuben
IIB	Ausdehnung auf andere Gewebe im kleinen Becken
IIC	Tumor wie bei Stadium IIA oder IIB, aber mit Tumor auf der Oberfläche eines oder beider Ovarien oder mit Kapselruptur oder mit Tumorzellen im Ascites oder positive Peritoneallavage
Stadium III	Carcinom eines oder beider Ovarien mit Peritonealmetastasen außerhalb des kleinen Beckens und/oder positiven retroperitonealen oder inquinalen Lymphknoten, Leberkapselmetastasen
IIIA	Tumor macroskopisch auf das kleine Becken beschränkt, aber mit histologisch nachgewiesenen microskopischen Absiedelungen am Peritoneum außerhalb des kleinen Beckens
IIIB	Carcinom betrifft eines oder beide Ovarien mit histologisch nachgewiesenen Absiedelungen im Bereich des Peritoneums außerhalb des kleinen Beckens, maximale Tumorgröße der Metastasen 2 cm, Lymphknoten negativ
IIIC	Intraperitoneale Metastasen > 2 cm und/oder positive retroperitoneale oder inquinale Lymphknoten
Stadium IV	Carcinom eines oder beider Ovarien mit Fernmetastasen. Besteht ein Pleuraerguß, müssen Tumorzellen nachgewiesen sein, um den Fall dem Stadium IV zuzuordnen; Leberparenchymmetastasen

3. Operative Therapie

Die Operation steht immer noch am Beginn der Behandlung des Ovarialcarcinoms und nimmt einen besonderen Stellenwert ein. Prinzipiell ist das Frühstadium mit lokalisierter Tumorausdehnung auf das innere Genitale (FIGO-Stadium I–IIA) vom fortgeschrittenen Stadium (FIGO-Stadium IIB–IV) mit Ausdehnungen des Tumors intraperitoneal, retroperitoneal, aber auch extraperitoneal (Leber, Lunge, Pleura) zu unterscheiden.

3.1 Operative Therapie des Frühstadiums (Stagingoperation)

Im FIGO-Stadium I ist das Ovarialcarcinom auf eines oder beide Ovarien beschränkt. Das seltene FIGO-Stadium IIA, bei dem der Tumor auf das innere Genitale übergreift, wird oft ebenfalls dem Frühstadium zugerechnet. Meist handelt es sich hier um eine intraoperativ mittels Schnellschnittuntersuchung des entfernten Ovarialtumors gestellte Diagnose. Das Ziel der Operation im Frühstadium ist einerseits die vollständige und intakte Entfernung des Tumors, andererseits die Absicherung des Frühstadiums durch histologische und zytologische Untersuchung von Prädilektionsstellen der mikroskopischen Metastasierung des Ovarialcarcinoms. Wie von zahlreichen Autoren nachgewiesen werden konnte (Piver et al. 1978), sind diese Prädilektionsstellen die Peritonealflüssigkeit, das Netz, die retroperitonealen Lymphknoten sowie Peritonealadhäsionen, die zum Tumor führen (Tab. 2). Daraus ergibt sich die Forderung, daß bei der sogenannten Stagingoperation des Ovarialcarcinoms (Tab. 3) der Primärtumor intakt und möglichst ohne Ruptur entfernt wird

Tabelle 2. Subklinische Metastasen bei klinischem FIGO-Stadium I

Positive Zytologie	26,4%
Paraaortale Lymphknoten	6,4–18,1%
Omentum	8,6%
Diaphragma	7,3%
Pelvine Lymphknoten	5,9%

Tabelle 3. Stagingoperation des Ovarialcarcinoms im Frühstadium

Peritoneallavage
Uterus und beide Adnexen
Netzresektion infracolisch
Peritonealbiopsien
Retroperitoneale Lymphknoten
Appendectomie?

und einer intraoperativen Schnellschnittuntersuchung über die Dignität zugeführt wird. Bei Vorliegen eines invasiven malignen Ovarialcarcinoms sind in weiterer Folge das innere Genitale, das große Netz infracolisch sowie verdächtige Stellen des Peritoneums zu entfernen. Am Beginn jeder Ovarialtumoroperation sollte die Peritoneallavage beziehungsweise die Entnahme von Peritonealflüssigkeit zur zytologischen Untersuchung stehen.

3.2 Lymphadenectomie

Die retroperitoneale pelvine Lymphadenectomie ist Bestandteil der Staging-Operation und sollte im Sinne einer vollständigen Entfernung der Lymphknoten des kleinen Beckens durchgeführt werden. Patientinnen mit Borderline-Tumoren sind davon ausgenommen. Bei organerhaltendem Vorgehen bei jungen Frauen mit hoch-

differenzierten Tumoren im FIGO-Stadium IA kann auf die contralaterale Entfernung der Lymphknoten verzichtet werden. Die paraaortale Lymphadenectomie ist
im Falle eines undifferenzierten Tumors (Grading 3) sowie bei histologisch positivem Befall pelviner Lymphknoten angezeigt. Auf Grund der Größe des Eingriffes
wird bei Frauen in Abhängigkeit des Allgemeinzustandes ab dem 70. Lebensjahr im
Regelfall auf die paraaortale Lymphadenectomie verzichtet. Auch bei Patientinnen
mit einem hochdifferenzierten Tumor (Grading 1) im FIGO-Stadium IA kann auf
die paraaortale Lymphadenectomie verzichtet werden, da in weit weniger als 5% mit
einem Lymphknotenbefall gerechnet werden muß. Dennoch wird in einzelnen
Zentren auch bei diesen Patientinnen die radikale paraaortale Lymphadenectomie
durchgeführt.

3.3 Laparoskopie

Für die laparoskopische Operation ist der gleiche Sicherheits- und Qualitätsanspruch
zu stellen wie für die derzeitige Standardoperation, nämlich die mediane Laparotomie. Dies betrifft insbesondere die intakte Entfernung des Primärtumors. Da die
Laparoskopie meist unter der Annahme eines gutartigen Tumors durchgeführt wird,
gilt es, folgende Grundforderungen im Sinne der größtmöglichen Sicherheit für die
Patientin einzuhalten. Am Beginn der laparoskopischen Operation ist der macroskopische Verdacht auf Malignität auszuschließen sowie eine Peritoneallavage zur
zytologischen Untersuchung im Falle der Malignität durchzuführen. Die Entfernung
des Tumors hat jedenfalls intakt zu erfolgen sowie die Bergung mittels Endobag-
Technik, sodaß eine Tumorzellverschleppung vermieden wird. Die intraoperative
Schnellschnittuntersuchung dient der Sicherung der Dignität. Im Falle eines mali-
gnen Befundes ist entweder sofort eine Staging-Operation durchzuführen oder bei
nicht ausreichender präoperativer Aufklärung bzw. bei geplantem zweizeitigem
Vorgehen die Staging-Operation innerhalb von längstens 7 Tagen anzuschließen.
Die Staging-Operation wird in aller Regel per medianer Laparotomie durchgeführt.
Die laparoskopische Staging-Operation ist möglich, so sie die Kriterien der Staging-
Laparotomie erfüllt.

3.4 Organerhaltendes operatives Vorgehen

In Ausnahmefällen bei jungen Patientinnen mit noch bestehendem Kinderwunsch ist
auch ein organerhaltendes operatives Vorgehen im FIGO-Stadium IA möglich.
Grundvoraussetzung ist ein ausführliches präoperatives Aufklärungsgespräch, das
auch ausdrücklich darauf hinweisen muß, daß ein organerhaltendes Vorgehen
möglicherweise mit einem erhöhten Risiko für ein Tumorrezidiv und mit einer
schlechteren Überlebenschance einhergehen kann. Grundsätzlich kommen dafür
Frauen mit Kinderwunsch und hochdifferenziertem epithelialem Ovarialcarcinom
eines Ovars (FIGO-Stadium IA oder IC) in Frage. Unabhängig davon sollte dennoch
eine Staging-Operation durchgeführt werden in bezug auf Netz, Peritoneallavage,
Peritonealbiopsien von suspekten Stellen oder von Verwachsungen sowie die retroperitoneale Lymphadenectomie. Das contralaterale Ovar soll nur dann biopsiert
werden, wenn es Veränderungen aufweist. Nach erfülltem Kinderwunsch wird die
Entfernung des inneren Genitale angeraten. Für die Gruppe der Keimzelltumoren

(Dysgerminom, malignes Teratom, endodermaler Sinustumor) gilt diese Einschränkung nicht, da selbst im fortgeschrittenen Tumorstadium durch die sehr gut wirksame Chemotherapie ein organerhaltendes Vorgehen möglich ist.

3.5 Operative Therapie des fortgeschrittenen Stadiums

Ziel der Operation im fortgeschrittenen FIGO-Stadium IIB–IV ist die möglichst vollständige Entfernung aller macroskopisch sichtbaren Tumorabsiedelungen. Hierzu ist neben der Entfernung des inneren Genitale, des Netzes infracolisch oder bei Netzbefall auch an der Magenkurvatur, der retroperitonealen Lymphknoten pelvin und paraaortal auch oft die Entfernung von Darmanteilen und Teilen der Blase notwendig. Daraus ergibt sich die Forderung der interdisziplinären Zusammenarbeit mit Allgemeinchirurgie und Urologie in einem Tumorzentrum. Ist auf Grund des Tumorbefalles vor allem im Oberbauch, im Bereich der Diaphragmalkuppen, der Mesenterialwurzel und der Lymphknoten oberhalb der renalen Gefäße eine Tumorreduktion unter 1 cm Tumordurchmesser nicht erzielbar, so sollte auf Maßnahmen, die die Lebensqualität massiv negativ beeinflussen, wie das Anlegen einer endständigen Colostomie, bei der Primäroperation verzichtet werden. Auch ist die Sinnhaftigkeit einer radikalen retroperitonealen Lymphadenectomie fraglich, wenn im Oberbauch große Resttumore verbleiben müssen. Für diese Situationen, die in etwa 20–40% aller fortgeschrittenen Ovarialcarcinome vorkommen, hat sich die „Intervention-debulking-Operation" als Neuentwicklung im operativen Behandlungskonzept etabliert.

3.6 Intervention-debulking-Operation

Bei etwa 20–40% aller Patientinnen mit fortgeschrittenem Ovarialcarcinom gelingt es im Rahmen der Primäroperation nicht, macroskopische Tumorfreiheit zu erzielen oder eine Größe der einzelnen verbliebenen Tumorläsion kleiner als 1 Zentimeter im Durchmesser zu erreichen. Für diese Patientinnen, die im angloamerikanischen Sprachgebrauch als „suboptimally debulked" bezeichnet werden, hat sich in einer prospektiv randomisierten Studie gezeigt (van der Burg et al. 1995), daß ein sogenanntes „sekundäres Debulking" nach 3 Zyklen einer wirksamen Chemotherapie zu einem Überlebensvorteil für die Patientinnen führt. Bei dieser „Intervention-debulking-Operation" wird die möglichst vollständige Entfernung verbliebener Resttumoren angestrebt (Tab. 4). Lediglich jene Patientinnen, die bereits unter den ersten

Tabelle 4. Tumorreduktion bei der Intervention-debulking-Operation

Resttumor nach 1. Operation	n	Resttumor nach 2. Operation		
		keiner	< 1 cm	> 1 cm
keiner	22	22	0	0
< 1 cm	22	7	15	0
> 1 cm	83	19	18	46
gesamt	127	48	33	46

3 Zyklen Chemotherapie eine weitere Tumorprogredienz zeigen sowie Patientinnen, denen aus internen Gründen eine große Operation nicht zugemutet werden kann, sind von dieser Operation ausgeschlossen. Auch wenn der Tumorstatus eine Tumorreduktion unmöglich erscheinen läßt, sollte auf diese Operation verzichtet werden. In allen übrigen Fällen jedoch hat sich die „Intervention-debulking-Operation" in das Routinebehandlungskonzept des fortgeschrittenen epithelialen Ovarialcarcinoms etabliert. Eine weitere Fortsetzung dieses Konzeptes liegt in der neoadjuvanten Chemotherapie primär inoperabler Ovarialcarcinome. Dieses Konzept wird derzeit gerade von der EORTC in einer prospektiv randomisierten Studie geprüft und ist daher für den Routinebetrieb noch nicht etabliert.

3.7 Second-look-Operation

Die klassische Second-look-Operation zur Bestätigung einer vollständigen Remission nach wirksamer Ersttherapie wurde außerhalb klinischer Studienprotokolle vollständig verlassen, da diese Operation für die Patientin keinerlei positiven Einfluß auf den weiteren Krankheitsverlauf hatte (Ozols et al. 1999). Selbst eine möglichst vollständige Entfernung des Tumors zu diesem Zeitpunkt beeinflußt die weitere Prognose nur unwesentlich (Sevelda et al. 1990a).

3.8 Rezidivoperation

Tritt ein Tumorrezidiv nach mehr als einem Jahr auf, so ist eine operative radikale Entfernung für die Patientin von Vorteil. Je länger das Intervall zwischen Erstoperation und Tumorrezidiv war, desto besser ist die Überlebensprognose. Bei Rezidiven, die innerhalb des ersten Behandlungsjahres trotz optimaler Chemotherapie auftreten, ist die Prognose so ungünstig, daß von einer Rezidivoperation abgeraten wird.

4. Medikamentöse Therapie

4.1 First-line-Therapie

Das Ovarialcarcinom zählt zu den chemosensiblen Tumoren mit Ansprechraten von etwa 80%. Die Standardtherapie der 80er Jahre war die Kombination von Cisplatin oder Carboplatin mit Cyclophosphamid. Mit der Einführung von Taxol in die Behandlung des Ovarialcarcinoms hat sich die Therapie dahingehend gewandelt, daß heute die Kombination von Taxol mit Cisplatin oder Carboplatin als Standardtherapie des epithelialen Ovarialcarcinoms anzusehen ist.

4.1.1 Indikation zur zytostatischen Therapie

Das FIGO-Stadium I gilt bei hochdifferenziertem Tumor und exaktem Staging heute als einzige Tumorentität, die keiner zytostatischen Therapie bedarf, da die Überlebensprognose bei 90–95% liegt. Undifferenzierte (Grading 3) und mittelgradig differenzierte (Grading 2) Tumore im FIGO-Stadium I werden chemotherapeutisch behandelt. Unterschiedlich ist die Indikation zur Chemotherapie bei Patientinnen mit hochdifferenzierten Tumoren, bei denen es im Rahmen der Operation zu einer Ruptur des Tumors gekommen ist und damit ein FIGO-Stadium IC vorliegt. Bisherige Daten einzelner Studien konnten für die Ruptur keine prognostische Relevanz im FIGO-Stadium I für das weitere Überleben nachweisen (Sevelda et al. 1989, Sevelda et al. 1990). Das Ergebnis einer Meta-Analyse der größten Einzelstudien wird diese strittige Frage innerhalb der kommenden Monate beantworten. Sollte sich die Tumorruptur als unabhängiger Prognosefaktor für das Überleben herausstellen, so wäre auch die alleinige Ruptur eine Indikation zur zytostatischen Nachbehandlung. Alle FIGO-Stadien II–IV sind einer postoperativen zytostatischen Therapie zuzuführen, so die allgemeinen Bedingungen für die Durchführung einer Chemotherapie gegeben sind.

4.1.2 Vorbedingungen für eine zytostatische Therapie

Zunächst ist die Patientin über die zytostatische Therapie und deren Nebenwirkungen ausführlich zu informieren. Auch ist eine schriftliche Einverständniserklärung (Weissauerbogen) unbedingt anzuraten. In diesem Gespräch ist auf die wesentlichen Nebenwirkungen und Toxizitäten einzugehen. Dazu zählt der Haarverlust, die Blutbildveränderungen (Leucopenie und Thrombopenie sowie Anämie), die Neurotoxizität, und Übelkeit. Vor Beginn der Therapie muß das Blutbild mehr als 1500 Granulozyten und mehr als 100.000 Thrombozyten aufweisen sowie normale Leberfunktionsparameter, da Taxol überwiegend in der Leber metabolisiert wird. Die Platinderivate werden vorwiegend renal ausgeschieden, und daher ist die Nierenfunktion prätherapeutisch zu prüfen. Gegebenenfalls ist bei eingeschränkter Nierenfunktion (Kreatinin-Clearence) die Dosis anzupassen. Die Calvert-Formel (Tab. 5), die als Grundlage für die Dosierung des Carboplatin in der Behandlung des Ovarialcarcinoms die bisherige Dosierung nach m² Körperoberfläche abgelöst hat, nimmt auf die Nierenausscheidung Rücksicht (Calvert et al. 1989).

Tabelle 5. Standard-First-line-Therapie beim Ovarialcarcinom mit Taxol/Carboplatin

Tag 1:	6h00	8 mg Fortecortin p.o.
	11h00	8 mg Zofran i.v.
		20 mg Fortecortin i.v.
	12h00	300 mg Cimetidin (Cimetag, Zantac) i.v. Bolus
		50 mg Diphenhydramin (Dibondrin) i.v. Bolus
		_____ mg Taxol (175 mg/m²) über 3 Stunden
Tag 2:		_____ mg Carboplatin (AUC 6 in 250 ml NaCl über 30 Minuten)
Tag 21		Beginn mit nächstem Zyklus, wöchentliche BB-Kontrolle
Calvert Formel		Gesamtdosis mg Carboplatin = 6 × (Kreatinin-Clearence + 25)

Kreatinin-Clearence

(Jelliffe Formel)

$$= \frac{[98 - 16 \times (\text{Alter} - 20/20)]}{\text{Serumkreatinin (mg/100 ml)}} \times \frac{\text{Körperoberfl.}}{1{,}73} \times 0{,}9 \text{ bei Frauen}$$

4.1.3 Standardtherapie mit Taxol/Carboplatin (Tabelle 5)

Die erste Studie, die Taxol in der Ersttherapie des fortgeschrittenen Ovarialcarcinoms etablierte, war die GOG-Studie 111 (McQuire et al. 1996), die zeigen konnte, daß die Kombination von Taxol 135 mg/m² über 24 Stunden in Kombination mit 75 mg/m² Cisplatin alle 3 Wochen für 6 Zyklen der bisherigen Standardtherapie mit 750 mg/m² Cyclophosphamid und 75 mg/m² Cisplatin bezüglich des rezidivfreien Überlebens und des Gesamtüberlebens signifikant überlegen war. Die gastrointestinale Toxizität der Cisplatintherapie einerseits und die auffallend hohe Rate an Neurotoxizität haben dazu geführt, daß in großen Folgestudien überprüft wurde, ob Carboplatin bei gleicher Wirksamkeit, aber besserer Verträglichkeit das Cisplatin ersetzen kann (Neijt et al. 1997, Ozols et al. 1999).

Die Deutsche Arbeitsgemeinschaft für Gynäkologische Onkologie (AGO) hat an 798 Patientinnen mit epithelialem Ovarialcarcinom im FIGO-Stadium IIB–IV in einer prospektiv randomisierten Studie die bisherige Standardtherapie, bestehend aus 75 mg/m² Cisplatin in Kombination mit 185 mg/m² Taxol, über 3 Stunden alle 21 Tage für insgesamt 6 Zyklen der neuen Therapie, bestehend aus Carboplatin AUC 6 nach Calvert-Formel in Kombination mit 185 mg/m² Taxol, über 3 Stunden alle 21 Tage für ebenfalls 6 Zyklen gegenübergestellt (Du Bois et al. 1999). Die Überlebensprognose und das rezidivfreie Überleben beider Therapiearme ist nicht unterschiedlich, doch vor allem die gastrointestinale Verträglichkeit und die Neurotoxizität der Carboplatin/Taxol-Kombination brachten einen signifikanten Vorteil für die Patientinnen. Die GOG hat in einer ähnlichen Studie diese Ergebnisse bestätigen können, sodaß die Kombination von Carboplatin/Taxol (Tab. 5) als neue Standardbehandlung des Ovarialcarcinoms anzusehen ist.

4.1.4 Neurotoxizität

Die Hauptnebenwirkung der zytostatischen Therapie des Ovarialcarcinoms besteht in der oft irreversiblen Neurotoxizität, die sich vor allem in Sensibilitätsausfällen in Beinen und Armen, in motorischer Schwäche, aber auch in ausgeprägter Obstipation und in eingeschränktem Hörempfinden zeigt. Wenn auch durch Carboplatin die Neurotoxizität signifikant gesenkt werden konnte, tritt diese immer noch bei 30–50% aller Patientinnen auf, Grad-3-Neurotoxizität in der GOG in 6% und in der AGO in 8%, Grad 1 und 2 jedoch in 53% bei der GOG und in ebenfalls etwa 50% bei der AGO-Studie. In Österreich wurde daher 1999 mit einer randomisierten Studie zur Frage der Wirksamkeit von Amifostin in der Prävention der Neurotoxizität begonnen. Ergebnisse sind 2001 zu erwarten.

4.2 Second-line-Therapie

Da trotz guten primären Ansprechens etwa 75% aller Patientinnen mit fortgeschrittenen Ovarialcarcinomen und etwa 30% im Frühstadium rezidivieren, benötigen viele Patientinnen eine Zweittherapie. Grundsätzlich differenzieren wir chemoresistente Patientinnen, dies sind jene Frauen, die trotz Standard-First-line-Therapie innerhalb des ersten Jahres der Erkrankung eine Tumorprogredienz aufweisen, von chemosensiblen Patientinnen, deren Rezidiv erst nach einem längeren Intervall aufgetreten ist, sowie Patientinnen, die ein nachgewiesenes Ansprechen auf die Ersttherapie gezeigt haben.

4.2.1 Chemosensible Patientinnen

Diese Patientinnen erhalten grundsätzlich nochmals dieselbe Therapie, auf die die Patientin ursprünglich gut angesprochen hat. Je länger das Intervall zur Ersttherapie zurückliegt, desto höher ist die Ansprechrate, die etwa zwischen 30 und 60% anzusetzen ist. Hat eine Patientin noch nicht die Standard-First-line-Therapie erhalten, so wird sie natürlich mit Taxol/Carboplatin behandelt. Erst bei neuerlicher Progredienz wird auf neuere Zytostatika oder auf orale Therapeutika umgestellt im Sinne einer Palliationsbehandlung.

4.2.2 Chemoresistente Patientinnen

Diese Gruppe von Frauen hat eine insgesamt sehr schlechte Prognose, die unter 20% Ansprechrate und auch unter 25% 1-Jahres-Überleben liegt. Hier steht einerseits die Palliation und die Lebensqualität der Patientin im Vordergrund oder der Einsatz neuer Zytostatika im Rahmen klinischer Studien zur Erforschung möglicher neuer Behandlungsmöglichkeiten. Die heute vorwiegend zum Einsatz kommenden Second-line-Therapien des Ovarialcarcinoms sind in Tab. 6 aufgelistet. Besonderes Augenmerk wegen der schlechten Prognose ist der Verträglichkeit und der Lebensqualität der Patientin zu widmen.

Tabelle 6. Medikamente zur Second-line-Therapie beim Ovarialcarcinom

Docetaxel	(Taxotere)
Topotecan	(Hycamtin)
Gemcitabin	(Gemcar)
Liposomales Doxorubicin	(Caelix)
Treosulfan	(Ovastat)
Orales VP 16	(Vepeside)
Tamoxifen	(Nolvadex)
GnRH Analoga	(Zoladex)

5. Palliative Therapie

Das Rezidiv beim Ovarialcarcinom bedeutet in der Regel das Vorliegen einer incurablen Tumorsituation. Neben den Möglichkeiten der zytostatischen Second-line Therapie kann in bestimmten Fällen auch die operative Therapie eine Behandlungsalternative in der Palliativsituation darstellen. Insbesondere der mechanische Ileus stellt ein häufiges Problem beim fortgeschrittenen Ovarialcarcinom dar. Für diese Patientinnen ist eine Entlastungscolostomie oft für die verbleibenden Lebenswochen eine wesentliche Erleichterung und ein wichtiger Beitrag zu einem würdigen Sterben. Weiters sind wir relativ oft mit Ascites oder rezidivierenden Pleuraergüssen konfrontiert. Wenn die Aussicht auf ein Ansprechen einer systemischen Chemotherapie gegeben ist, sollte dies als erste Option eingesetzt werden. In den anderen

Fällen kann auch eine lokale Instillation mit α- oder γ-Interferon manchmal zu einem Austrocknen des Ascites führen. Die operative Pleurodese kann eine hilfreiche Therapie rezidivierender Pleuraergüsse darstellen, insbesondere, wenn die Punktionsintervalle sehr kurz sind und die Atemnot eine Bedrohung für die Patientin darstellt. Natürlich ist der Schmerztherapie, der Darmstimulationstherapie und gegebenenfalls auch der Behandlung der Tumorcachexie mittels hochkalorischer Infusionen Augenmerk zu schenken. Einen besonderen Stellenwert in dieser Lebenssituation hat jedoch die menschliche Zuwendung und das offene Gespräch mit der betroffenen Frau, aber auch mit den Angehörigen. Psychoonkologische Begleitung sowie die ambulante Führung der Patientin mit der Gewißheit, in Situationen, die zu Hause nicht mehr bewältigt werden können, an die vertraute Abteilung aufgenommen werden zu können, sind wesentliche Bestandteile der palliativen Therapie.

6. Nachsorge

Im Mittelpunkt der Nachsorge des Ovarialcarcinoms steht die psychoonkologische Begleitung der Frau, die frühe Entdeckung eines Tumorrezidives und die Behandlung therapiebedingter Nebenwirkungen. Den allgemeinen Richtlinien folgend wird die Nachsorge in 3monatigen Abständen für die ersten 3 Jahre, dann bis zum 5. Jahr in 6monatigen Abständen und anschließend in jährlichen Abständen empfohlen. Vor allem das früh erkannte intraabdominale Rezidiv, welches nach mehr als einem Jahr postoperativ auftritt, kann durch eine neuerliche operative Entfernung in eine Langzeitremission übergeführt werden. Deshalb sind auch die regelmäßigen Untersuchungen von Bedeutung. Der Tumormarker CA-125 ist hier eine sehr große Hilfe, da er bei 80% der Ovarialcarcinome bis zu 12 Monate im voraus ein kommendes Rezidiv durch steigende Tumormarker vorhersagen kann. Von den bildgebenden Verfahren sind insbesondere die Vaginosonographie sowie die CT-Untersuchung des kleinen Beckens, Retroperitoneums und des Abdomens sowie die MRT-Untersuchung anzuführen. Aber auch das Lungenröntgen und die jährliche Mammographie sollten nicht fehlen, da Ovarialcarcinomerkrankte auch ein deutlich höheres Risiko haben, an einem Mammacarcinom in weiterer Folge zu erkranken. Der Tumormarker CA-125 korreliert sehr gut mit einem Tumorrezidiv und zeigt einen Anstieg, wobei er mit einer Verdoppelung des Vorwertes definiert ist, oft schon 12 Monate vor klinischer Diagnostik oder Symptomatik an. Inwieweit hier bereits eine frühzeitige Therapie für die Patientin von Vorteil ist, kann derzeit nicht durch wissenschaftliche Daten belegt werden. Es gibt auch keine diesbezüglichen Richtlinien, und es ist daher im Einzelfall zu entscheiden, ob bereits der positive CA-125-Serumspiegel ausreichend ist, um mit einer Zweittherapie zu beginnen, oder ob der klinisch und apparativ eindeutige Hinweis auf Rezidivtumor gegeben sein muß.

Literatur

[1] du Bois A, Neijt JP, Thigpen JT (1999) First line chemotherapy with carboplatin plus paclitaxel in advanced ovarian cancer – A new standard of care? Ann of Oncol 10 Suppl 1: 35–41.

[2] Calvert AH, Newell DR, Gumbrell LA, O'Reilly S, Burnell M, Boxall FE, Siddik ZH, Judson IR, Gore ME, Wiltshaw E (1989) Carboplatin dosage: Prospective evaluation of a simple formula based on renal function. J Clin Oncol 7: 1748–1756.

[3] McGuire WP, Hoskins WJ, Brady MF, Kucera PR, Partridge EE, Look KY, Clarke-Pearson DL, Davidson M (1996) Cyclophosphamide and cisplatin compared with paclitaxel and cisplatin in patients with stage III and stage IV ovarian cancer. New England J of Med 334: 1–6.

[4] Neijt JP, Engelholm SA, Witteveen PO, Tuxen MK, Sorensen PG, Hansen M, Hirsch F, Sessa C, de Swart C, van Houwelingen HC, Lund B, Hansen SW (1997) Paclitaxel (175 mg/m² over 3 hours) with cisplatin or carboplatin in previously untreated ovarian cancer: An interim analysis. Sem in Oncol 245 (Suppl 15): S15-36 – S15-39.

[5] Ozols RF, Bundy BN, Fowler J, Clarke-Pearson D, Mannel R, Hartenbach EM, Baergen R (1999) Randomized phase III study of cisplatin (CIS)/paclitaxel (PAC) versus carboplatin (CARBO)/PAC in optimal stage III epithelial ovarian cancer (OC): A Gynecologic Oncology Group trial (GOG 158). Proc Am Soc Clin Oncol 18: 1373.

[6] Piver MS, Barlow JJ, Lele SB (1978) Incidence of subclinical metastasis in stage I and II ovarian carcinoma. Obstet Gynecol 52: 100–104.

[7] Sevelda P, Dittrich Ch, Salzer H (1989) Prognostic value of the rupture of the capsule in stage I epithelial ovarian carcinoma. Gynecol Oncol 35: 321–322.

[8] Sevelda P, Barrada M, Vavra N, Denison U, Schmidl S, Genger H, Salzer H (1990a) Die Wertigkeit der zytoreduktiven Second-look-Operation beim fortgeschrittenen epithelialen Ovarialcarcinom. Wien klin Wochenschr 102: 441–443.

[9] Sevelda P, Vavra N, Schemper M, Salzer H (1990) Prognostic factors for survival in stage I epithelial ovarian carcinoma. Cancer 65: 2349–2352.

[10] van der Burg ME, van Lent M, Buyse M, Kobierska A, Colombo N, Favalli G, Lacave AJ, Nardi M, Renard J, Pecorelli S (1995) The effect of debulking surgery after induction chemotherapy on the prognosis in advanced epithelial ovarian cancer. Gynecological Cancer Cooperative Group of the European Organization for Research and Treatment of New England. J of Med 332 (10): 629–634.

Korrespondenz: Prim. Univ.-Prof. Dr. Paul Sevelda, Vorstand der Abteilung für Gynäkologie und Geburtshilfe, KH Lainz, Wolkersbergenstraße 1, A-1130 Wien, Österreich. Tel.: +43-1-80 110/2717, Fax: +43-1-80 110/2789. E-Mail: sep@gyn.khl.magwien.gv.at

Cervixcarcinom

Christian Kainz

1. Ätiologie, Epidemiologie

Das Cervixcarcinom ist nach Brustkrebs die weltweit zweithäufigste Krebsart bei Frauen. In Europa liegt die Inzidenz bei 15–20 Neuerkrankungen pro 100.000 Frauen (davon ca. 50–60% Frühstadien). In Ländern der dritten Welt liegt die Inzidenz mehr als doppelt so hoch. Nach Einführung des Cervixcarcinomscreenings kam es zu einer deutlichen Verschiebung von fortgeschrittenen Stadien zu den Früh- und Vorstadien. Die cervicale intraepitheliale Neoplasie (CIN) ist die Präcancerose, die mit einer Latenz von 10 Jahren und mehr in ein invasives Plattenepithelcarcinom übergehen kann.

Die Prävalenz dieser Vorstufen zeigte in Westeuropa und den USA eine ständige Zunahme in den letzten zwei Dekaden und liegt bei ca. 3–5%. Insbesondere bei Frauen im reproduktiven Alter zeigte sich in den letzten Jahren ein signifikanter Anstieg der präinvasiven Plattenepithelneoplasien der Cervix (Kainz et al. 1998). Das humane Papillomavirus ist der wichtigste Risikofaktor. Weitere Risikofaktoren sind frühzeitige Aufnahme sexueller Aktivitäten und hohe Promiskuität, Immunsuppression sowie Nikotinabusus.

2. Früherkennung, zytologischer Abstrich, Kolposkopie

Obwohl die Möglichkeit des Vorsorgeabstriches noch immer viel zu wenig genutzt wird, kam es innerhalb der letzten 15 Jahre zu einer 50%igen Reduktion der invasiven Cervixcarcinome bei einem gleichzeitigen Anstieg der nichtinvasiven Cervixcarcinome (Abb. 1).

Der zytologische Abstrich ist eine Screeninguntersuchung – das Ziel ist die Erkennung von Auffälligkeiten. Mit Hilfe der Zytologie gelingt der Nachweis der zellulären Atypie, mit Hilfe der Kolposkopie läßt sich deren Lokalisation und pathologische Epithelarchitektur feststellen. Diese Untersuchungen sind vor allem vor einer Konisation unerläßlich.

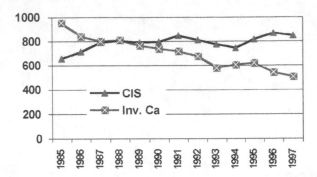

Abb. 1. In-situ-Carcinome und invasive Carcinome, Inzidenz in Österreich
1985–1997

3. Das humane Papillomavirus

Die causale Rolle des humanen Papillomavirus (HPV) bei der Entstehung des
Cervixcarcinoms ist gesichert. HP-Viren sind DNA-Viren, die „Lokalisations-spezi-
fisch" sind, d. h. sie erzeugen nur an Epidermis und Mucosa bestimmter Körperre-
gionen die charakteristischen proliferativen Veränderungen. Derzeit sind mehr als
100 menschenpathogene Papillomaviren bekannt. Ca. 20 davon sind mit anogeni-
talen Läsionen und damit mit condylomatösen, dysplastischen und malignen Veränderungen im Genitalbereich assoziiert.

Man unterscheidet eine Hochrisiko-Gruppe von HPV-Typen (HR-HPV, die
wichtigsten Vertreter sind HPV-Typen 16, 18, 31 und 33), die häufig in hochgradigen Dysplasien und invasiven Carcinomen am Muttermund nachweisbar sind und
mit einer hohen Progressionstendenz der Dysplasie assoziiert sind. Der Niedrigri-
siko-Gruppe gehören die HPV-Typen (NR-HPV) 6 und 11 an, die sich oft in condylomatösen Veränderungen und leichtgradigen Dysplasien mit weniger Progres-
sionspotential finden. Auch Doppelt- und Mehrfachinfektionen mit verschiedenen
HPV-Typen kommen vor.

3.1 Epidemiologie

Man schätzt, daß 80% aller Frauen einmal im Leben mit dem humanen Papillomavirus in Kontakt kommen. Die Durchseuchung der erwachsenen Bevölkerung mit
genitalem HPV ist relativ hoch und altersabhängig (Abb. 2, Clavel et al. 1999).
Klinisch treten diese Infektionen jedoch nur in einem viel geringeren Prozentsatz in
Erscheinung.

Papillomaviren sind sehr umweltresistent, sodaß Schmierinfektionen möglich
sind. Wegen der oft langen und variablen Latenzzeit zwischen Infektion und klinischer Erkrankung sind aber bisher keine definitiven Aussagen möglich. Als gesichert ist eine Übertragung durch Schleimhautkontakt (Geschlechtsverkehr) anzunehmen. Nur ein geringer Teil der HPV-Infektionen tritt auch klinisch in Erscheinung. Zu einer Manifestation tragen Begleitinfektionen, Hormone (Pille?), Immun-

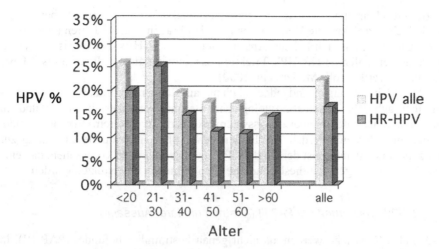

Abb. 2. HPV-Prävalenz in Abhängigkeit vom Alter

schwäche (iatrogene Immunsuppression bei Frauen nach Transplantation, HIV) und Umwelteinflüsse sowie das Rauchen bei.

3.1.1 HPV-Clearance

Es konnte gezeigt werden, daß es vor allem bei jungen Frauen eine relativ hohe Rate sogenannter HPV-Clearance gibt, d. h. die HPV-Expression verschwindet wieder (Immunsystem?): Bei 24jährigen Frauen war in 65% eine HR-HPV-Infektion innerhalb von 15 Monaten nicht mehr nachweisbar, während dies nur in 32% bei Frauen über 30 Jahre der Fall war. Das Bestehenbleiben der HPV-Infektion ist einer der wichtigsten Faktoren für die Entstehung einer hochgradigen CIN. Daraus folgt, daß der HR-HPV-Nachweis mit zunehmendem Alter an prognostischer Wertigkeit gewinnt.

3.2 HPV-Typisierung

Während die PCR-Methode zum HPV-Nachweis für den klinischen Einsatz zu empfindlich (Kontaminationsfehler) und aufwendig ist, steht mit der Hybrid-Capture-Methode eine relativ einfache, sensitive und gut standardisierte HPV-Nachweismethode zur Verfügung. Der Vorteil dieser Methode liegt in der guten Reproduzierbarkeit und einer Empfindlichkeit mit einem sehr sicheren und sinnvollen Nachweis klinisch relevanter Infektionen (Clavel et al. 1999).

3.2.1 Screening – Früherkennung

Studien zeigten, daß Frauen mit unauffälliger Cervixzytologie bei nachweisbarer HR-HPV-Infektion in über 20% innerhalb von 2 Jahren höhergradige CIN entwickeln, während bei fehlendem Nachweis einer HPV-Infektion eine signifikant niedrigere Wahrscheinlichkeit (2%) für die Entwicklung einer Dysplasie besteht. Es laufen daher Projekte, die Vorsorgeabstriche bei Frauen über 35 Jahren (siehe oben HPV-Clearance) in jährlichem Abstand nur bei HR-HPV-Nachweis vorsehen, während bei fehlender HR-HPV-Infektion das Screeningintervall auf 5 bis 7 Jahre verlängert werden soll (Meijer et al. 2000).

Diese Überlegungen sind jedoch auch nur auf Länder mit organisiertem Screening übertragbar, bei denen alle zytologischen Befunde zentral erfaßt werden und ein gut funktionierendes Einberufungssystem existiert. In unserem Vorsorgesystem („spontanes Screening", d. h. die Frauen gehen ohne individuelle Einladung zur Vorsorgeuntersuchung) ist derzeit die HPV-Typisierung nicht vorgesehen, da keine Ergebnisse vorliegen, die diesbezügliche Empfehlungen unterstützen würden.

3.2.2 HPV-Typisierung bei PAP III (Abstrich unklarer Aussage)

1–3% aller Abstriche werden als nicht genau bestimmbar befundet (PAP III). In dieser Gruppe kann durch den Einsatz der HPV-Typisierung eine sehr gute und relativ einfache Charakterisierung der zugrundeliegenden Veränderung durchgeführt werden (bei nachweisbarem HPV ist eine Neoplasie als Grundlage des PAP III sehr wahrscheinlich). Für die korrekte Klassifizierung der Läsion ist der HPV-Test im Vergleich zu wiederholter Zytologie und Kolposkopie die beste Methode. Dies bringt neben medizinischen Vorteilen auch ökonomische Vorteile (Vermeidung wiederholter Abstriche und Kolposkopien) und ist damit ein wichtiges Einsatzgebiet der HPV-Typisierung.

3.2.3 HPV-Typisierung bei leicht- und mittelgradigen Dysplasien

Die HPV-Typisierung ist vor allem für eine weitere Differenzierung des therapeutischen Vorgehens bei leicht- und mittelgradigen Dysplasien sinnvoll (da der HPV-Typ von erheblicher prognostischer Bedeutung für den weiteren Verlauf solcher Läsionen ist). 60% der leichtgradigen Dysplasien zeigen eine Spontanremission. In einer Untersuchung bei 342 Frauen mit leichtgradiger Dysplasie zeigten 19 Patientinnen (5,5%) eine Progression zu einer schweren intraepithelialen Neoplasie; alle diese Patientinnen waren HR-HPV-positiv. Unter 405 Frauen mit CIN I und II fand sich bei HR-HPV-negativem Befund keine Progression, d. h. die persistierende HR-HPV-Infektion war die Vorbedingung für die Entstehung einer hochgradigen Zellveränderung (Nobbenhuis et al. 1999).

In eigenen Untersuchungen konnten wir eine nicht unerhebliche psychische Belastung der Patientinnen während eines konservativen, abwartenden Managements nachweisen. Da bei Infektion mit HR-HPV die Spontanremissionsrate signifikant niedriger liegt, kann durch die HPV-Typisierung eine Triage erfolgen.

Die englischen Gesundheitsbehörden starten aufgrund der bisher vorliegenden Daten ein Pilotprojekt im Rahmen der Cervixcarcinomvorsorge unter Integration der HPV-Typisierung. Der Hybrid-Capture-II-HPV-Test wird bei leicht und mittelgradigen Abstrichveränderungen eingesetzt, um ein optimales Management zu erreichen. Der verwendete Algorithmus ist in Abb. 3 dargestellt.

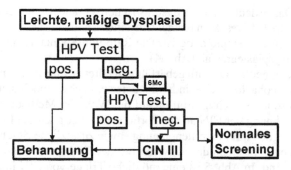

Abb. 3. HPV-Typisierung bei leicht und mittelgradigen Abstrichveränderungen

3.3 HPV-Typisierung in der klinischen Routine

In Ländern mit spontanem Cervixcarcinomscreening (wie Österreich) ist weiterhin das Zytologiescreening (Abstrich) Standard. Die routinemäßige Kombination mit der HPV-Typisierung ist derzeit nicht sinnvoll.

In Fällen

- unklarer Abstrichergebnisse (PAP III) sowie
- in der Triage von Patientinnen mit leicht und mittelgradigen Dysplasien

bietet die HPV-Typisierung sowohl aus medizinischen wie auch ökonomischen Gesichtspunkten Vorteile.

4. Cervixdysplasie, cervicale intraepitheliale Neoplasie (CIN)

4.1 Therapie der CIN

Zirka 2–3% aller Cervixabstriche zeigen dysplastische Veränderungen leichten Grades. Bei diesen Befunden ist eine relativ hohe Spontanremissionsrate (60–70%)

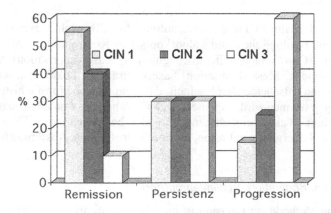

Abb. 4. Spontanverlauf der CIN in Abhängigkeit vom Schweregrad

zu beobachten. Das bedeutet, daß bei dysplastischen Veränderungen leichten Grades durch ein rein expektatives Management in einem hohen Anteil der betroffenen Frauen keine weitere Therapie nötig ist. Die Rate von Spontanremissionen nimmt mit steigendem Dysplasiegrad ab (Abb. 4).

Vor allem bei jungen Frauen im gebärfähigen Alter ist eine zunehmende Häufigkeit von CIN zu beobachten, eine individualisierte, aber dennoch sichere Behandlung ist daher besonders wichtig. Einfluß auf die Wahl der Methode haben Schweregrad und Ausdehnung der CIN an der Portio uteri, aber auch die Lebenssituation der Patientin bezüglich ihrer Familienplanung sowie zusätzliche Beschwerden, z. B. Blutungsstörungen. Vor allem der Schweregrad der CIN ist für das weitere Management entscheidend. In Abb. 5 ist eine mögliche Triage von CIN in Abhängigkeit vom Schweregrad der Dysplasie und dem HPV-Typisierungsbefund dargestellt.

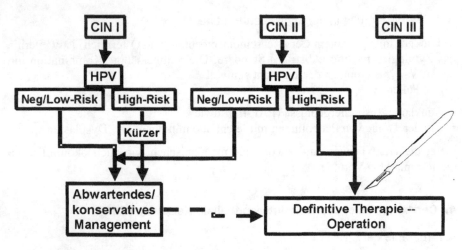

Abb. 5. Cervicale intraepitheliale Neoplasie-Triage nach Schweregrad und HPV-Typisierung

Folgende Maßnahmen für die Behandlung der CIN stehen zur Verfügung: Observanz (mit zytologischen und kolposkopischen Kontrollen), lokale Destruktion, Ablation (Cryotherapie, Elektrocoagulation, Laservaporisation), Excision (Schlingenmethoden, Messerkonisation, Laserkonisation). Lokal destruktive Methoden haben den entscheidenden Nachteil, daß kein Gewebe für die histologische Untersuchung gewonnen wird. Vor allem nach Cryotherapie wurden invasive Carcinome beobachtet. Wahrscheinlich handelt es sich bei vielen dieser Fälle um eine Persistenz einer höhergradigen Läsion, die durch insuffiziente Abklärung übersehen wurde.

4.1.1 Excision: Konisation, Schlingenmethoden

Die klassische Methode zur Excision ist die Messerkonisation. Mit der Laserkonisation werden gute Ergebnisse erzielt, es ist jedoch eine relativ teure und umfangreiche apparative Ausstattung Voraussetzung. Als moderne Methoden stehen die elektrochirurgischen Schlingenbehandlungen zur Verfügung. Das Spektrum der Behandlungsmöglichkeiten reicht bei diesen Methoden von der Excision sichtbarer Läsionen (LEEP = Loop Electrosurgical Excision Procedure; einer Probeexcision möglichst im Gesunden entsprechend) bis zur LLETZ-Konisation (Large Loop Excision of the Transformation Zone; als Ersatz für die klassische Messerkonisation).

Bei der LLETZ-Konisation wird mittels einer größeren elektrischen Schlinge die ectocervicale Gewebsportion entfernt und mit einer kleineren Schlinge endocervicales Gewebe gewonnen (Cowboy-Hut-Form). Wegen der guten Blutungskontrolle und Steuerbarkeit können die Schlingenbehandlungen während oder unmittelbar im Anschluß an die kolposkopische Untersuchung in einer Sitzung ambulant durchgeführt werden (einzeitiges Vorgehen, „See and Treat").

4.2 Nachsorge nach CIN

Ist durch die Therapie (Excision/Konisation) eine vollständige Entfernung der CIN sichergestellt (freie Resektionsränder), werden bei der Patientin zytologische Routinekontrollen durchgeführt.

4.2.1 Konisation nicht im Gesunden

In 15–20 % erfolgt die Konisation nicht im Gesunden. Ein positiver Absetzungsrand ist häufiger bei CIN 3, bei großen Läsionen und bei endocervicaler Lokalisation; dies trifft besonders auf ältere Frauen zu.

Wahrscheinlich durch die lokale Entzündungsreaktion im Bereich des Resektionsrandes kommt es häufig (bis zu 80%) zu einer Spontanremission der verbliebenen CIN. Bei einem konservativen Vorgehen ist die eingehende Aufklärung der Patientin über die Notwendigkeit der Nachkontrollen wichtig. Zeigt die histologische Aufarbeitung eine CIN I am Absetzungsrand, so ist im weiteren Verlauf nur in bis zu 5% mit einem Rezidiv zu rechnen. Bei Nachweis von CIN II/III am Absetzungsrand muß in bis 20% mit erneuter Dysplasie gerechnet werden; ist hierbei der cervicale Absetzungsrand betroffen, so steigt die Rezidivrate auf 20%–30%.

Bei Kontrolluntersuchungen mit CIN II/III am cervicalen Absetzungsrand bei der Konisation sind ein hoher endocervicaler Abstrich und eine endocervicale Curettage zu entnehmen. Bei ectocervical nicht im Gesunden entfernter CIN (CIN I, II, III) kann in 3-monatigen Kontrolluntersuchungen mit Kolposkopie und ev. Biopsie der weitere Verlauf evaluiert werden.

Bei endocervical *non in sano* entfernter CIN kann bei bestehendem Kinderwunsch ebenfalls eine 3monatige Nachsorge mit zusätzlich endocervicalem Bürstenabstrich angeschlossen werden. Bei Persistenz der CIN sollte je nach Alter der Patientin eine Rekonisation oder Hysterectomie durchgeführt werden.

5. Invasives Cervixcarcinom

5.1 Symptome, Diagnostik

Vor- und Frühstadien des Cervixcarcinoms zeigen keine Symptome, daher ist die zytologische Vorsorgeuntersuchung von so großer Bedeutung. Bei weiterem Fortschreiten sind typische Symptome Kontaktblutungen sowie in weiterer Folge spontane Zwischenblutungen und fleischwasserähnlicher Fluor. Erst bei weit fortgeschrittenen Stadien kommt es durch die mechanische Komprimierung des umliegenden Gewebes (Ureteren mit konsekutiver Hydronephrose) zu Schmerzen.

Die Sicherung der Diagnose des invasiven Carcinoms ist nur durch histologische Gewebeuntersuchung möglich. Beim präklinischen invasiven Carcinom (Stadium Ia) ist eine Konisation unumgänglich, da dieses Stadium nur mikroskopisch diagnostiziert werden kann.

Beim klinisch manifesten Carcinom lassen sich folgende Wuchsformen unterscheiden:

* Exophytisches, blumenkohlartiges Carcinom (15%).
* Endophytisches Carcinom, das in die Tiefe des Cervixstromas einwächst. Die Cervix ist dadurch meist stark aufgetrieben (Tonnencarcinom, ca. 60%).
* Cervixhöhlencarcinom, das sich in der Tiefe des Cervikalkanals entwickelt (occultes Carcinom).

5.2 Ausbreitung

Das invasiv wachsende Cervixcarcinom breitet sich *per continuitatem* auf das umliegende Gewebe (Scheide, Parametrien, Uteruskörper, Blase, Rectum) aus. Weiterhin kommt es zu einer lymphogenen Metastasierung entlang der Lymphbahnen des Beckens und in weiterer Folge nach paraaortal. In weiter fortgeschrittenen Stadien findet auch eine hämatogene Metastasierung in Lunge, Knochen und Gehirn statt.

5.3 Stadieneinteilung

Vor der weiteren Therapie sollten folgende Untersuchungen zum Staging durchgeführt werden: klinische Palpationsuntersuchung inkl. rectale Palpation, IVP oder Sonographie, Thoraxröntgen, Cystoskopie, Rectoskopie.

Zur optimalen Therapieplanung ist die möglichst exakte Beurteilung der Tumorgröße und Tumorausdehnung wichtig; dies gelingt am genauesten mit folgenden Untersuchungen (werden aber nicht in der klinischen Stadieneinteilung berücksichtigt): Computertomographie und Magnetresonanztomographie.

Als Serumtumormarker können SCC (Squamous Cell Carcinoma Antigen) und für das Adenocarcinom der Cervix CEA (Carcino-embryonales Antigen) bestimmt werden. Sie besitzen eine prognostische Bedeutung und können in der Verlaufsbeurteilung hilfreich sein.

Die klinische Stadieneinteilung erfolgt nach den Richtlinien der FIGO (Tab. 1).

Tabelle 1. Stadieneinteilung des invasiven Cervixcarcinoms (FIGO 1994)

Stadium I:	Carcinom ist auf das befallene Organ beschränkt
Ia:	microskopisch diagnostiziert, Microcarcinom
Ia1:	Tiefe der Stromainvasion bis 3 mm, Oberflächenausdehnung bis 7 mm
Ia2:	Tiefe der Stromainvasion mehr als 3 mm aber nicht mehr als 5 mm, Oberflächenausdehnung bis 7 mm
Ib:	klinisch erkennbare Läsion
Ib1:	bis 4 cm im Durchmesser
Ib2:	größer als 4 cm im Durchmesser
Stadium II:	
IIa:	Infiltration der oberen 2/3 der Vagina
IIb:	Parametrienbefall
Stadium III:	
IIIa:	Befall des unteren Drittels der Vagina, kein Parametrienbefall
IIIb:	Befall der Beckenwand, Hydronephrose und/oder Nierenversagen
Stadium IV:	
IVa:	Befall von Harnblase oder Rectum
IVb:	Fernmetastasierung

5.4 Histologische Typen

Etwa 85% der Cervixcarcinome sind verhornende oder nicht-verhornende Plattenepithelcarcinome. In 15% findet man in absteigender Häufigkeit Adenocarcinome, adenosquamöse Carcinome, mesonephroide Carcinome und Klarzellcarcinome. Plattenepithelcarcinome haben eine etwas bessere Prognose als Adenocarcinome. Das kleinzellige Cervixcarcinom besitzt die ungünstigste Prognose.

5.5 Prognosefaktoren

Die Überlebensraten der einzelnen Stadien des Cervixcarcinoms sind in Abb. 6 dargestellt. Neben dem fortgeschrittenen Stadium sind weitere ungünstige Prognosefaktoren:

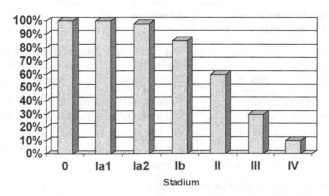

Abb. 6. Invasives Cervixcarcinom: 5-Jahres-Überleben in Abhängigkeit vom Stadium

- Großes Tumorvolumen
- Anzahl befallener Lymphknoten
- Lymphovasculäre Gefäßeinbrüche.

5.6 Primärtherapie des invasiven Cervixcarcinoms

Die Therapie des Cervixcarcinoms erfolgt stadienadaptiert. Bei Frühstadien ist oft die Konisation oder simple Hysterectomie ausreichend. Ab dem Stadium IB wird eine Radikaloperation und/oder Strahlen- und Chemotherapie durchgeführt.

5.6.1 Präklinisches Cervixcarcinom (Stadium Ia)

Faktoren, die das Risiko der einzelnen Patientin für Lymphknotenmetastasen und Rezidiv bestimmen, sind (Tab. 2):

1. Tiefe und Muster der Stromainvasion.
2. Lymphgefäßbeteiligung.
3. Tumorvolumen.
4. Resektionsränder.

Tabelle 2. Häufigkeit von Lymphknotenmetastasen und Rezidivhäufigkeit in Abhängigkeit von Invasionstiefe und Lymphgefäßbeteiligung

Invasionstiefe/ Lymphgefäßbeteiligung	Lymphknoten- metastasierung	Lymphgefäß- beteiligung
Beginnende Stromainvasion	0%	
≤ 3 mm (Stadium Ia1)	0,5%	9–29%
3,1–5 mm (Stadium Ia2)	5,2%	12–43%
5,1–10 mm	15,8%	
≤ 3 mm *ohne* Lymphgefäßbeteiligung	0,2%	
≤ 3 mm *mit* Lymphgefäßbeteiligung	2–3,5%	

Tabelle 3. Therapieempfehlungen für das invasive Cervixcarcinom Stadium Ia

Stadium Ia1 mit Invasionstiefe bis 1 mm (frühe Stromainvasion)	Konisation
Stadium Ia1 ohne Lymphgefäßeinbrüche (Plattenepithel- oder Adenocarcinom)	Konisation oder einfache Hysterectomie Risiko für Lymphknotenmetastasen/ Rezidiventwicklung ist deutlich unter 1%
Stadium Ia1 und peritumoraler Lymphgefäßeinbruch	Konisation (Fertilitätserhalt) oder Hysterectomie und systematische pelvine Lymphonodectomie
Stadium Ia2 mit und ohne Lymphgefäßeinbrüche	Konisation (bei Wunsch nach Fertilitätserhalt) oder Hysterectomie und systematische pelvine Lymphonodectomie

Voraussetzung ist eine vollständige Entfernung des carcinomatösen Gewebes (ev. durch Nachkonisation)

Bei einer Invasionstiefe zwischen 3 und 5 mm liegen häufiger Lymphgefäßeinbrüche vor; in diesen Fällen findet sich auch ein deutlich höheres Risiko ($\sim 5\%$) für Lymphknotenmetastasen (Burghardt et al. 1992).

Das Alter der Patientin und Kinderwunsch sind weitere wichtige Kriterien für die Therapieempfehlungen. Bei individualisiertem zurückhaltendem chirurgischem Vorgehen ist die Aufklärung und Miteinbeziehung der Patientin in den Entscheidungsprozeß ein wichtiger Faktor. Insbesondere sollte die Patientin über das verbleibende Risiko informiert werden.

In Tab. 3 sind Therapieempfehlungen für das Stadium Ia enthalten.

5.6.2 Das klinische Cervixcarcinom

Das Stadium Ib beinhaltet eine breites Spektrum von Tumoren unterschiedlicher Volumina. Bei Tumoren des Stadiums Ib1 mit einer Oberflächenausdehnung von nicht mehr als 10 mm und Invasionstiefe von 1–5 mm kann bei fehlendem Lymphgefäßeinbruch und Wunsch nach Erhalt der Fertilität wie im Stadium Ia2 eine Konisation und pelvine Lymphadenectomie angeboten werden. Ansonsten ist in diesen Fällen die Hysterectomie unter Belassung der Parametrien und systematische pelvine Lymphonodectomie die Therapie der Wahl.

Bei größeren Tumoren des Stadiums Ib und IIa kann eine Radikaloperation sowie Strahlen- und Chemotherapie durchgeführt werden. Die Auswahl der verschiedenen Therapiemodalitäten sollte im Sinne einer Optimierung des Therapieerfolges und einer Minimierung der Nebenwirkungen erfolgen. Landoni zeigte in seiner Studie, daß sich die Behandlungsergebnisse von primärer Radikaloperation und primärer Strahlentherapie in den Stadien Ib bis IIa des Cervixcarcinoms nicht unterscheiden (Landoni et al. 1997). Ein Vorteil der chirurgischen Behandlung liegt in der Möglichkeit, die Ovarialfunktion zu erhalten, und der kürzeren Behandlungsdauer.

Im Stadium Ib finden sich in 10–30% positive Lymphknoten (Averette et al. 1993), im Stadium IIa hat in 8–17% eine Metastasierung stattgefunden. Die Radikaloperation sollte bei allen Patientinnen angestrebt werden, bei denen eine Resektion des Tumors im Gesunden erfolgen kann und keine adjuvante Therapie notwendig ist ("single modality treatment"). Dies ist üblicherweise in den Stadien Ib und IIa möglich. Durch das Anstreben der Behandlung unter Verwendung nur *einer* Therapiemodalität kann eine Minimierung der Nebenwirkungen und Komplikationen erreicht werden.

5.6.3 Chirurgische Therapie des klinischen Cervixcarcinoms

5.6.3.1 Radikaloperation

Die Radikaloperation nach Wertheim oder Latzko sollte in der Radikalität der Tumorgröße angepaßt werden. Die Entfernung der Ovarien ist, vor allem bei jüngeren Frauen, nicht notwendiger Bestandteil der Operation. Die Inzidenz von Ovarialmetastasen im Stadium I und II des Plattenepithelcarcinoms der Cervix beträgt weniger als 0,5%. Falls eine adjuvante Radiatio geplant ist, sollten zum Erhalt der Ovarialfunktion die Ovarien in den paracolischen Logen fixiert werden.

Die Diskussion um die therapeutische Wertigkeit der paraaortalen Lymphknotenentfernung ist nicht beendet. Es wird eine therapeutische Wirkung neben der Wertigkeit als diagnostisches Instrument (zur Beurteilung des benötigten Bestrahlungsfeldes) diskutiert. Vergrößerte paraaortale Lymphknoten sollten entfernt werden, um durch Verminderung der Tumorlast die Ergebnisse der adjuvanten Strahlentherapie zu verbessern.

5.6.3.2 Radikaloperation nach Schauta

Bei der Radikaloperation nach Schauta wird ein vaginaler Zugangsweg, der in einer geringeren postoperativen Morbidität resultiert, gewählt. Der Nachteil, daß damit keine Lymphonodectomie möglich ist, kann heute durch Kombination mit der laparoskopischen Lymphonodectomie ausgeglichen werden (Dargent et al. 1998). Dieses kombinierte Verfahren sollte jedoch nur kleineren Tumoren vorbehalten bleiben und derzeit noch unter Studienbedingungen durchgeführt werden.

5.6.3.3 Die Rolle der endoskopischen Operationsverfahren

Der Vorteil endoskopischer Operationsverfahren liegt im minimal invasiven Zugang („minimal invasive access surgery"). Daraus resultiert eine geringere postoperative Morbidität. Heute werden vor allem laparoskopische Lymphonodectomieverfahren eingesetzt.

Endoskopische Lymphonodectomien können mit vaginalen Operationen wie der Schauta-Operation (beim Cervixcarcinom) oder der simplen vaginalen Hysterectomie (beim Endometriumcarcinom) kombiniert werden. Derzeit wird der Einsatz eines laparoskopischen Lymphknotenstagings beim fortgeschrittenen Cervixcarcinom untersucht (Festlegung des Bestrahlungsfeldes, Querleu et al. 2000).

5.6.3.4 Trachelectomie

In den letzten Jahren wurde von Daniel Dargent aus Lyon eine neue organ- und fertilitätserhaltende operative Methode für Patientinnen mit Cervixcarcinomen Stadium Ib (mit einem maximalen Durchmesser bis 2 cm) entwickelt (Dargent et al. 2000). Die sogenannte Trachelectomie besteht aus einer Entfernung der Cervix knapp unterhalb des inneren Muttermundes, der daran anschließenden Parametrien sowie der pelvinen Lymphknoten.

Der Eingriff erfolgt durch einen Zugang von vaginal, die Lymphknoten werden endoskopisch durch einen präperitonealen Zugang entfernt. Durch die Vermeidung der Eröffnung der Peritonealhöhle ist das Risiko der Ausbildung von Adhäsionen minimiert. Am Ende der Operation wird eine prophylaktische Cerclage angelegt. Studien bezüglich der onkologischen Prognose von Patientinnen mit Trachelectomie sind noch ausständig.

5.6.3.5 Vordere und/oder hintere Exenteration

Bei isoliertem Befall von Blase und/oder Rectum und bei gegebener Operabilität kann in geeigneten Fällen diese Form der radikalen Tumorchirurgie angewandt werden.

5.6.4 Strahlentherapie

Die Strahlentherapie kommt als primäre, adjuvante oder palliative Therapieoption zum Einsatz.

5.6.4.1 Primäre Radiatio

Die primäre Strahlentherapie ist aufgrund der erzielbaren, hohen Heilungsraten seit langem die Therapie der Wahl bei den fortgeschrittenen Stadien des Cervixcarcinoms; sie ist allerdings auch als Alternativtherapie zur Radikaloperation bei den Stadien Ib und IIa zu sehen (Landoni et al. 1997).

Die zusätzliche Verabreichung einer Cisplatin-hältigen ($40\,mg/m^2$ wöchentlich) Chemotherapie gleichzeitig mit der Strahlentherapie (Chemoradiatio) bringt eine signifikante Verbesserung des krankheits- bzw. progressionsfreien Überlebens und des Gesamtüberlebens von Patientinnen mit großem bzw. lokal fortgeschrittenem Cervixcarcinom und ist daher der alleinigen Radiatio vorzuziehen (Keys et al. 1999, Rose et al. 1999, Morris et al. 1999). Bisher konnte kein Vorteil durch die Kombination weiterer Chemotherapeutika zusätzlich zu Cisplatin gezeigt werden (Rose et al. 1999).

5.6.4.2 Adjuvante Radiatio

Die pelvine und insbesondere paraaortale Radiatio ist nach vorangegangener Operation mit höheren Nebenwirkungs- und Komplikationsraten assoziiert (Verwachsungen mit geringerer Motilität des Darmes).

Für die exakte Indikationsstellung zur adjuvanten Strahlentherapie nach primärer Operation sind bis heute keine ausreichenden Daten vorhanden. Die einzige derzeit vorliegende prospektiv randomisierte Studie überprüfte den Benefit bei Patientinnen ohne Lymphknotenmetastasierung und Resektion *in sano* bei Vorliegen anderer Risikofaktoren (Tumorgröße, Stromainvasion, Gefäßeinbruch). Sie zeigte einen Vorteil für die adjuvante Radiotherapie hinsichtlich rezidivfreien Überlebens (Sedlis et al. 1999).

Eine generelle Nachbestrahlung nach *in sano* erfolgter Radikaloperation ohne Nachweis von Lymphknotenmetasen ist nicht indiziert. Hingegen empfiehlt sich die adjuvante Bestrahlung bei operativ nicht erfolgter Lymphonodectomie und bei histologisch nachgewiesenem Lymphknotenbefall.

5.6.4.3 Palliative Radiatio

Die Strahlentherapie kann mit gutem Erfolg auch in der Palliation eingesetzt werden: Stillung von Blutung bei Rezidiven und Metastasen, Schmerzsymptomatik aufgrund von Knochenarrosion oder -metastasierung, cerebrale Beteiligung.

5.6.5 Systemische Therapie

In der Behandlung des Cervixcarcinoms werden Chemotherapeutika vor allem im Rahmen der Chemoradiatio sowie bei weit fortgeschrittenen Stadien und in der Rezidivsituation eingesetzt. Es handelt sich zumeist um Kombinationsschemata, bestehend aus Cisplatin, z. B. in Kombination mit Bleomycin. In der Rezidivsituation werden damit Ansprechraten bis zu 50% erreicht. Unter Studienbedingungen werden auch neue Substanzen wie Irinothecan in der Rezidivsituation eingesetzt.

Bei lokal fortgeschrittenen, primär nicht operablen Tumoren kann eine primäre („neoadjuvante") Chemotherapie eingesetzt werden. Ziel ist es dabei, das Tumorvolumen zu reduzieren („downstaging"), so daß bessere Ausgangsbedingungen für die weitere Therapie – Operation – geschaffen werden. Derzeit ist eine Überlebensverbesserung durch die präoperative neoadjuvante Chemotherapie nicht gesichert.

Die palliative Chemotherapie des Cervixcarcinoms ist am besten untersucht. Grundsätzlich hat der Einsatz verschiedener, zum Teil sehr nebenwirkungsträchtiger Schemata nicht zu einer Verbesserung des Gesamtüberlebens geführt. Die Indikation zur Chemotherapie beim metastasierten bzw. rezidivierten Cervixcarcinom sollte daher streng gestellt werden.

5.7 Nachsorge beim Cervixcarcinom

Das derzeit von der Österreichischen Arbeitsgemeinschaft für gynäkologische Onkologie empfohlene Nachsorgeschema ist in Tab. 4 angegeben.

Tabelle 4. Nachsorgeschema Cervixcarcinom

	1.–3. Jahr	4.–5. Jahr	Ab dem 6. Jahr
Anamnese, klin. Untersuchung	$^1/_4$-jährlich	$^1/_2$-jährlich	$^1/_2$-jährlich
Gynäkolog. Untersuchung, PAP, Kolposkopie	$^1/_4$-jährlich	$^1/_2$-jährlich	$^1/_2$-jährlich
Nierensonographie	$^1/_4$-jährlich	$^1/_2$-jährlich	bei klin. Verdacht
Thorax-Röntgen	$^1/_2$-jährlich	jährlich	bei klin. Verdacht
CT Abdomen/Becken (bzw. andere bildgebende Verfahren)	$^1/_2$-jährlich	bei klin. Verdacht	bei klin. Verdacht
Tumormarker SCC bzw. CA-125	$^1/_4$-jährlich	$^1/_2$-jährlich	bei klin. Verdacht

5.8 Rezidivtherapie

Etwaige Rezidive treten zum Großteil innerhalb der ersten 3 Jahre nach Abschluß der Primärtherapie auf. Vorwiegend handelt es sich dabei um Lokalrezidive, es treten aber auch Lymphknotenrezidive im Bereich der Paraaortalregion und Fernmetastasen in Lunge und Leber auf.

Die Rationale der Nachsorge der Patientinnen mit Cervixcarcinom beruht auf der Früherkennung des Rezidivs, um diese Patientinnen frühzeitig einer etwaigen Therapie, z. B. einer radikalen Hysterectomie bei primär bestrahlten Patientinnen, einer Exenteratio pelvis, einer kombinierten operativen und radiotherapeutischen Behandlung oder einer palliativen Chemotherapie, zuzuführen. Ob die Früherkennung von Rezidiven im allgemeinen einen Überlebensvorteil für die Patientinnen bringt, wird jedoch kontroversiell diskutiert.

In 50–70% der Rezidive handelt es sich um Lokalrezidive. Die zentralen Rezidive (30–50%) sind einer chirurgischen Therapie einfacher zugänglich als Beckenwandrezidive. Für die Beckenwandrezidive wurde von Höckel ein chirurgisches Verfahren beschrieben, bei dem nach einer radikalen Resektion und Deckung mit einem Muskellappen eine interstitielle Brachytherapie angeschlossen wird. Die beschriebene 5-Jahres-Rezidivfreiheit liegt in Abhängigkeit vom Rezidivdurchmesser bei 10–60% (Hoeckel et al. 1996).

6. Zukunftsperspektiven

Die HPV-Infektion ist die entscheidende Vorbedingung für die Entstehung des Cervixcarcinoms. Die Behandlung der HPV-Infektionen ist bisher „symptomatisch", mit keiner der etablierten Therapien wird primär das Virus behandelt. Zukünftige Therapieansätze beinhalten hingegen „causale" immunstimulierende und virostatische Konzepte. Die HPV-Impfung ist derzeit in Entwicklung (klinische Phase-II-Studien), wird aber sicher erst in einigen Jahren in der klinischen Routine zur Verfügung stehen.

Literatur

[1] Averette HE, Nguyen HN, Donata DM, Penalver MA, Sevin BU, Estape R, Little WA (1993) Radical hysterectomy for invasive cervical cancer. Cancer 71: 1422–1437.

[2] Burghardt E, Baltzer J, Tulusan AH, Haas J (1992) Results of surgical treatment of 1028 cervical cancers studied with volumetry. Cancer 70: 648–655.

[3] Clavel C, Masure M, Bory JP, Putaud I, Mangeonjean C, Lorenzato M, Gabriel R, Quereux C, Birembaut P (1999) Hybrid capture II-based human papillomavirus detection, a sensitive test to detect in routine high-grade cervical lesions: A preliminary study on 1518 women. Br J Cancer 80(9): 1306–1311.

[4] Dargent D, Martin X, Sacchetoni A, Mathevet P (2000) Laparoscopic vaginal radical trachelectomy: A treatment to preserve the fertility of cervical carcinoma patients. Cancer 88(8): 1877–1882.

[5] Dargent D (1998) Gynecological surgery in hospitals in Lyons, France, from 1897 to the present. Ann-Chir 52: 259–263.

[6] Hockel M, Sclenger K, Hamm H, Knapstein PG, Hohenfellner R, Rosler HP (1996) Five-year experience with combined operative and radiotherapeutic treatment of recurrent gynecologic tumors infiltrating the pelvic wall. Cancer 77(9): 1918–1933.

[7] Kainz Ch, Gitsch G, Breitenecker G, Heinzl H, Breitenecker G (1995) Incidence of cervical smears indicating dysplasia among Austrian women during the 1980's. Br J Obs Gyn 102: 541–544.

[8] Keys HM, Bundy BN, Stehman FB, et al. (1999) Cisplatin, radiation, and adjuvant hysterectomy compared with radiation and adjuvant hysterectomy for bulky stage IB cervical carcinoma. N Engl J Med 340: 1154–1161.

[9] Landoni F, Maneo A, Colombo A, Placa F, Milani R, Perego P, Favini G, Ferri L, Mangioni C (1997) Randomised study of radical surgery versus radiotherapy for stage Ib–IIa cervical cancer. Lancet 350: 535–540.

[10] Meijer CJ, Walboomers JM (2000) Cervical cytology after 2000: Where to go? J Clin Pathol 53: 41–43.

[11] Morris M, Eifel PJ, Lu J, et al. (1999) Pelvic radiation with concurrent chemotherapy compared with pelvic and para-aortic radiation for high-risk cervical cancer. N Engl J Med 340: 1137–1143.

[12] Nobbenhuis MA, Walboomers JM, Helmerhorst TJ, Rozendaal L, Remmink AJ, Risse
      EK, van der Linden HC, Voorhorst FJ, Kenemans P, Meijer CJ (1999) Relation of
      human papillomavirus status to cervical lesions and consequences for cervical-cancer
      screening: A prospective study. Lancet 354: 20–25.
[13] Querleu D, Dargent D, Ansquer Y, Leblanc E, Narducci F (2000) Extraperitoneal
      endosurgical aortic and common iliac dissection in the staging of bulky or advanced
      cervical carcinomas. Cancer 88: 1883–1891.
[14] Rose PG, Bundy BN, Watkins EB, et al. (1999) Concurrent cisplatin-based radio-
      therapy and chemotherapy for locally advanced cervical cancer. N Engl J Med 340:
      1144–1153.
[15] Sedlis A, Bundy BN, Rotman MZ, Lentz SS, Muderspach LI, Zaino RJ (1999) A
      randomized trial of pelvic radiation therapy versus no further therapy in selected
      patients with stage IB carcinoma of the cervix after radical hysterectomy and pelvic
      lymphadenectomy: A Gynecologic Oncology Group study. Gynecol Oncol 73:
      177–183.

Korrespondenz: Univ.-Prof. Dr. Christian Kainz, Abteilung Gynäkologie & Geburtshilfe, Universitäts-Frauenklinik Wien, Währinger Gürtel 18–20, A-1090 Wien. Tel.:
+43-1-664-233-8188; Fax: +43-1-664-230-2529. E-Mail: christian.kainz@univie.ac.at

Corpuscarcinom

Christian Marth

1. Einleitung

Das Corpuscarcinom ist mit einer Inzidenz von 28 auf 100.000 Frauen in den industrialisierten Ländern der häufigste genitale Tumor. Unter allen gynäkologischen Carcinomen sowie unter den 10 häufigsten malignen Neoplasien der Frau sind beim Endometriumcarcinom die höchsten Heilungsraten zu erzielen (Rose 1996). Die überwiegende Mehrzahl (ca. 97%) aller bösartiger Tumoren des Corpus uteri sind Carcinome, die aus den Endometriumdrüsen entstehen. Der Rest besteht aus Sarcomen oder gemischten mesodermalen Tumoren (Marth et al. 1997). Eine Vielzahl neuer Erkenntnisse über Entstehung, Prognose und Therapie sowie neue Definitionen der histologischen Typen und des Stadiums machen einen Übersichtsartikel zum Corpuscarcinom notwendig.

2. Epidemiologie und Risikofaktoren

Das mediane Erkrankungsalter beträgt für das Corpuscarcinom 63 Jahre, 75% der Patientinnen sind postmenopausal und nur 5% jünger als 40 Jahre. Damit ist das Endometriumcarcinom ein Tumor der älteren Frau. Etwa die Hälfte aller Erkrankten weisen zumindest einen Risikofaktor auf (Tab. 1). Die meisten Faktoren scheinen mit einer östrogenen Stimulation des Endometriums assoziiert zu sein. Bei Übergewichtigen wird vermutet, daß die im peripheren Fettgewebe stattfindende Aromatisierung von Androstendion zu Östron bei gleichzeitiger Verminderung des Sexual Hormon-bindenden Globulins (SHBG) zu einer gesteigerten östrogenen Stimulation des Endometriums führt (Judd et al. 1982). Auch Diabetes mellitus ist seit langem ein anerkannter Risikofaktor, obwohl bisher kein causaler Zusammenhang nachgewiesen werden konnte. Shoff und Newcomb (1998) untersuchten bei 723 Patientinnen mit Endometriumcarcinom und bei einer Kontrollgruppe von 2291 Frauen den Zusammenhang von Übergewicht und Diabetes. Bei Frauen mit einem Body-mass-Index (BMI) unter 32 bedeutet der Diabetes kein zusätzliches Risiko, während Frauen mit einem BMI > 32 neben dem bereits durch das Übergewicht

Tabelle 1. Risikofaktoren für das Corpuscarcinom

Risikofaktor	Relatives Risiko
Adipositas	3–10
Diabetes mellitus bei BMI > 32	3
Nulliparität	2–5
Späte Menopause	2,4
Hormonersatztherapie:	
Östrogene allein	6
Östrogene + Gestagene sequentiell	2,9
Östrogene + Gestagene kombiniert	0,2
Östrogen-produzierende Tumoren	5–20
Tamoxifentherapie	2,2
Orale Contraception	0,5

gesteigerten Risiko zusätzlich eine 3fach höhere Wahrscheinlichkeit aufwiesen, an einem Endometriumcarcinom zu erkranken. Eine wichtige Gruppe von Risikofaktoren hängt mit reproduktiven und ovariellen Funktionen zusammen. Unregelmäßige Blutungen oder anovulatorische Zyklen, wie z.B. beim Polycystischen Ovar-Syndrom (PCO), frühe Menarche oder späte Menopause sind mit einer verlängerten Östrogenexposition des Endometriums bei gleichzeitigem relativem Progesteronmangel assoziiert. Damit geht ein gesteigertes Corpuscarcinomrisiko einher. Andererseits hat sich eine hohe Parität als Schutzfaktor erwiesen. Parazzini und Mitarbeiter (1998) wiesen für jede Geburt eine Risikoreduktion um etwa 10% nach. Der Schutzeffekt war umso ausgeprägter, je kürzer die Geburt zurücklag.

Die alleinige Östrogengabe, wie sie bis Ende der siebziger Jahre überwiegend zur Hormonersatztherapie eingesetzt wurde, steigerte das Erkrankungsrisiko abhängig von der Einnahmedauer und Dosis um ein Vielfaches. Weiderpass und Mitarbeiter (1999) beobachteten nach fünfjähriger Einnahme von Östradiol oder konjugierten Östrogenen eine 6–7fache Steigerung der Endometriumcarcinominzidenz. Dieses erhöhte Risiko wurde durch Gestagene aufgehoben. Bei Einnahme des Gestagens von weniger als 16 Tagen (sequentielle Präparate) war aber das Risiko immerhin noch 2,9fach höher als bei unbehandelten Frauen. Bei permanenter Verabreichung von Gestagen und Östrogen (Kombinationspräparate) konnte das Risiko auf 0,2 abgesenkt werden, was einem signifikantem Schutz vor einem Corpuscarcinom entspricht. In ähnlicher Weise wie bei der alleinigen Ersatztherapie mit Östrogenen können hormonproduzierende Tumoren, wie z.B. der Granulosazelltumor, die Entstehung eines Endometriumcarcinoms fördern. Aus diesem Grund muß bei der Abklärung dieser meist gutartigen Tumoren auch das Endometrium in adäquater Weise untersucht werden. Orale Contraceptiva enthalten meist eine Kombination von Östrogen und Gestagen. Die Einnahme über mindestens 12 Monate halbiert die Corpuscarcinomrate bis zu 10 Jahren nach Abbruch der Contraception (Parslow et al. 2000).

Neben Östrogenen wirken auch die Antiöstrogene oder generell ausgedrückt die selektiven Modulatoren der Östrogenrezeptoren (SERM) auf das Endometrium. Tamoxifen ist die am häufigsten verwendete antineoplastische Substanz überhaupt

und wird vor allem zur adjuvanten und palliativen Behandlung des hormonrezep-
torpositiven Mammacarcinoms eingesetzt. Im Rahmen des Breast Cancer Prevention Trial konnte mit Tamoxifen auch eine wirksame Chemoprävention des
Mammacarcinoms erzielt werden (Fisher et al. 1998). Mehrere prospektive, randomisierte, placebokontrollierte Studien wiesen für das Tamoxifen jedoch eine Stimulation des Endometriums mit Entwicklung von Polypen, Hyperplasien und Carcinomen nach (Seidman und Kurman 1999). Möglicherweise verhält sich das
Tamoxifen am Endometrium im Gegensatz zur Brust wie ein (schwaches) Östrogen
und löst damit diese unerwünschte Wirkung aus. Da Patientinnen mit Mammacarcinom auch unbehandelt häufiger am Corpuscarcinom erkranken (Faktor 1,4), ist die
Interpretation der Studien erschwert. Bernstein und Mitarbeiter (1999) schlossen auf
ein 1,5fach gesteigertes Endometriumcarcinomrisiko nach Tamoxifentherapie; bei
Einnahme von über 5 Jahren vervierfachte sich das Risiko, und eine frühere Hormonersatztherapie oder Adipositas verstärkte die Nebenwirkung von Tamoxifen
noch weiter. Es steht jedoch außer Zweifel, daß die Risiko/Nutzen-Abwägung trotzdem den Einsatz von Tamoxifen rechtfertigt. Kürzlich wurde mit Raloxifen ein
weiterer SERM eingeführt, der anders als Tamoxifen auch am Endometrium anti-
östrogen wirkt und damit dessen Proliferation verhindert (Goldstein et al. 2000,
Fugere et al. 2000).

Neben dem klassischen, östrogenbedingten Entstehungsweg, der meist mit einer
Hyperplasie assoziiert ist, können Corpuscarcinome auch aus einer Atrophie heraus
entstehen (Westoff et al. 2000). Diese Tumoren sind meist schlechter differenziert,
mit tiefer myometraner Infiltration und von besonderen histologischen Mustern.
Dadurch sind diese Östrogen-unabhängigen Formen meist prognostisch schlechter.

Bei Endometriumcarcinomen kann auch eine familiäre Häufung auftreten.
Frauen mit sogenanntem Lynch-Syndrom II erkranken häufiger an Colon-, Ova-
rial-, Mamma- und Endometriumcarcinom (Watson und Lynch 1993). In betroffenen Familien erleiden 4–11% der Frauen ein Corpuscarcinom mit einem medianen
Alter von 46 Jahren; dies ist fast 20 Jahre früher als bei sporadischen Tumoren.

3. Hyperplasie des Endometriums

Die meisten Risikofaktoren gehen mit Hyperplasien des Endometriums einher. Die
Bedeutung dieser pathologischen, nicht-invasiven Proliferation mit typischen
morphologischen Veränderungen als Präneoplasie ist seit langem bekannt. Die
früher übliche deskriptive Nomenklatur mit glandulär-cystischer bzw. adenomatöser
Hyperplasie wurde aufgrund der Empfehlungen der WHO ersetzt durch eine Definition, die stärker auf die Zellatypien eingeht (Norris et al. 1986, Kurman et al.
1987). Die Einteilung in einfache bzw. komplexe Hyperplasie mit oder ohne Atypien
erlaubt eine Beurteilung des Malignitätsrisikos (Tab. 2, Abb. 1). Vor allem einfache
Hyperplasien werden, wie oben bereits ausgeführt, meist durch ein Ungleichgewicht
von östrogener und gestagener Aktivität verursacht. Komplexe Hyperplasien
können auch primär ohne hormonellen Hintergrund entstehen. Die Hormonersatztherapie, wenn inadäquat durchgeführt, ist eine häufige Ursache für Hyperplasien. Woodruff und Pickar (1994) fanden bei 20% der Frauen, die mit einer
Standarddosierung conjugierter Östrogene substituiert wurden, Endometrium-

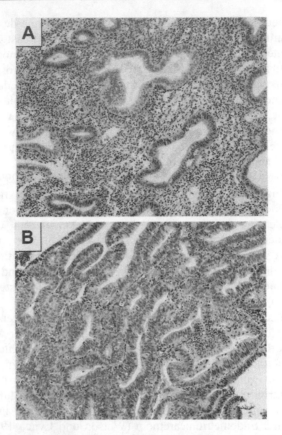

Abb. 1. Endometriumhyperplasie: **A:** Einfache Hyperplasie: Hyperplastische, teilweise cystisch ausgeweitete Drüsen in zellreichem Stroma. **B:** Komplexe Hyperplasie: Dicht liegende Drüsen mit typischer Rücken-an-Rücken-Stellung. Abbildung von E. Müller-Holzner zur Verfügung gestellt

Tabelle 2. Entartungsrisiko von Endometriumhyperplasien

Einteilung	Risiko, ein Carcinom zu entwickeln (%)
Normales Endometrium	< 1%
↓	
Einfache Hyperplasie ohne Atypien	1%
↓	
Komplexe Hyperplasie ohne Atypien	3%
↓	
Einfache Hyperplasie mit Atypien	8%
↓	
Komplexe Hyperplasie mit Atypien	29%
↓	
Endometriumcarcinom	

hyperplasien. Die gleichzeitige Behandlung mit dem Gestagen Medroxyprogesteronacetat konnte die Inzidenz auf 1% und darunter reduzieren. Ähnlich wie für das Corpuscarcinom war die kontinuierliche Gestagentherapie in suffizienter Dosierung sequentiellen Schemata überlegen. Da Gestagene die günstigen psychotropen Wirkungen der Östrogene reduzieren können, war es z.T. klinische Praxis, nur alle 3 Monate für 6 Tage ein Gestagen dem Östrogen beizufügen. Cerin und Mitarbeiter (1996) fanden jedoch bei 11% der Frauen mit einer derartigen sequentiellen Therapie Hyperplasien des Endometriums, weshalb diese Therapieform heute obsolet ist.

4. Molekulare Pathogenese

Obwohl eine längere Östrogenexposition zweifelsfrei mit einer erhöhten Endometriumcarcinominzidenz assoziiert ist, sind Östrogene selbst nicht wirklich cancerogen. Die Proliferation des Epithels und des nicht minder wichtigen Stromas wird zwar durch Steroidhormone reguliert, aber auch Apoptose steht neben der wichtigen Angiogenese unter der Stimulation von Östrogenen und Gestagenen. Es steht außer Zweifel, daß Endometriumcarcinome auch ohne Vorstufen und ohne östrogene Stimulation entstehen. In den letzten Jahren sind eine Reihe von Genen identifiziert worden, die für die maligne Transformation von endometrialen Zellen verantwortlich zeichnen. Sowohl Onkogene als auch Tumor-Suppressorgene beteiligen sich an der Entwicklung von der normalen Endometriumzelle zum invasiven Carcinom (Abb. 2).

Das Onkogen HER-2/*neu* codiert für einen Wachstumsfaktorrezeptor, der seine Wirkung vorwiegend als Heterodimer mit analogen Rezeptoren, wie z. B. dem EGF-Rezeptor, erfüllt. Amplifikation und Überexpression erfolgt bei etwa 20–30% der

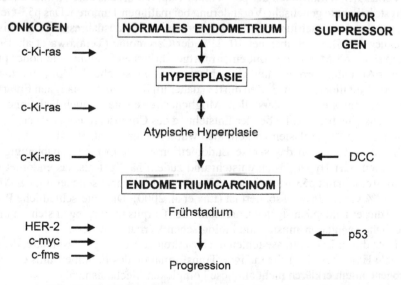

Abb. 2. Molekulare Pathogenese des Endometriumcarcinoms

Mamma- und Ovarialcarcinome (Slamon et al. 1989), wobei gesteigerte Expression mit schlechter Prognose bzw. Hormontherapieresistenz assoziiert ist. Mehrere Studien dokumentieren beim Corpuscarcinom in 10–15% HER-2-Überexpression (Berchuck et al. 1991, Hetzel et al. 1992, Berchuck 1995). HER-2-Überexpression ist ein Indikator für schlechte Prognose und vor allem bei fortgeschrittenen Stadien nachzuweisen. Das Onkogen *fms* codiert ebenfalls für ein Rezeptormolekül, das zur Gruppe der Tyrosin-Kinasen gehört und den Macrophagen-Kolonie-stimulierenden Faktor (M-CSF) bindet. Kacinski und Mitarbeiter (1988) wiesen mittels *in situ*-Hybridisierung *fms* mRNA nach und beobachteten eine Korrelation mit fortgeschrittenem Tumor-Stadium, schlechtem Malignitätsgrad und tiefer myometraner Invasion. Da Endometriumcarcinome gleichzeitig auch den physiologischen Liganden, den M-CSF, produzieren, kann eine autocrine Wachstumsstimulation und Steigerung der myometranen Invasion erfolgen (Kacinski et al. 1990).

Bei vielen Tumoren mutiert das Onkogen *ras* in den Codons 12, 13 oder 61, wodurch ein konstitutiv aktives Molekül entsteht. Derartige Mutationen wurden auch beim Corpuscarcinom in 12–46% nachgewiesen (Terakawa et al. 1996). Im Gegensatz zu anderen Onkogenen verändern mutierte *ras*-Gene nicht die Prognose oder Aggressivität des Tumors, allerdings sind sie bereits bei Hyperplasien nachweisbar. Damit gilt die Aktivierung des *ras*-Onkogens als ein frühes Ereignis bei der malignen Entartung (Duggan et al. 1994). Da selbst bei komplexen Hyperplasien mit Atypien nur in 22% Mutationen im *ras*-Onkogen nachweisbar sind, müssen zusätzliche Gene an der Transformation beteiligt sein. Der im Zellkern lokalisierte Transkriptionsfaktor *myc* ist auch im normalen Endometrium nachweisbar, wobei er in der östrogendominierten ersten Zyklushälfte stärker exprimiert wird als in der gestagenbestimmten zweiten Zyklushälfte (Odom et al. 1989). Beim Corpuscarcinom fanden Monk und Mitarbeiter (1994) bei 11% der Tumoren *myc* überexprimiert und mit einem kurzen Überleben assoziiert.

Verlust der Wirksamkeit des p53-Tumor-Suppressorgens durch Mutation ist die häufigste bekannte genetische Veränderung bei malignen Tumoren. Das p53-Gen ist im normalen Endometrium oder bei Hyperplasien nur ausnahmsweise inaktiviert (Berchuck 1995), wohl aber bei 10–31% der Carcinome (Terakawa et al. 1996). Zudem sind p53-Mutationen mit einem fortgeschrittenen Stadium und hoher proliferativer Aktivität korreliert und ein schlechter prognostischer Faktor (Siverman et al. 2000). Mutationen im p53-Gen dürften daher im Rahmen der malignen Entartung ein relativ spätes Ereignis darstellen. Möglicherweise spielen auch Deletionen des DCC-Gens eine frühe Rolle bei der Entstehung des Corpuscarcinoms, da sie bereits bei atypischen Hyperplasien vorgefunden wurden (Gima et al. 1994).

Interessant ist, daß das seröse Endometriumcarcinom meist unabhängig von Östrogenen oder Hyperplasien entsteht und zudem häufiger als das endometroide Adenocarcinom mit p53-Mutationen (93% versus 17%), aber seltener mit *ras*-Mutationen (2% versus 26%) assoziiert ist (Lax et al. 2000). Die unterschiedliche Pathogenese dieser beiden häufigsten Carcinome des Corpus uteri spiegelt sich im unterschiedlichen Mutationsmuster und biologischen Verhalten wider.

Trotz dieser Erkenntnisse fehlen noch zahlreiche Verknüpfungspunkte, die eine plausible Hypothese über die maligne Transformation des Endometriums erlauben. Östrogene allein erklären nicht all diese komplexen Mechanismen.

5. Prognostische Faktoren

5.1 Histologie

Die überwiegende Mehrzahl der Corpusmalignome sind Adenocarcinome vom endometroiden Typ. Die berichteten Häufigkeiten liegen zwischen 40% und 96%. Die umfassendste Untersuchung, die mit 1974 Patientinnen alle Corpuscarcinome Norwegens von 1970 bis 1977 inkludierte (Abeler und Kjørstad 1991, Abeler et al. 1992, Tab. 3), beschrieb in 79% Adenocarcinome. Die Adenocarcinome können mit

Tabelle 3. Histologie und Überleben

Histologischer Typ	Anzahl (%)	5-Jahres-Überleben	10-Jahres-Überleben
Adenocarcinom	1566 (73,4%)	74,1%	62,2%
Adenoacanthom	181 (9,2%)	91,2%	79,6%
Adenosquamöses Carcinom	74 (3,7%)	70%	53%
Plattenepithelcarcinom	3 (0,1%)	–	–
Klarzelliges Carcinom	97 (4,9%)	42%	31%
Serös-papilläres Carcinom	22 (1,1%)	27%	14%
Undifferenziertes Carcinom	31 (1,6%)	58%	48%

Entnommen Abeler et al. (1992). Die Daten enthalten alle 1974 Endometriumcarcinome, die zwischen 1970 und 1977 in Norwegen aufgetreten sind.

gutartigen (Adenoacanthom) oder bösartigen (adenosquamöses Carcinom) Plattenepithelanteilen assoziiert sein. Reine Plattenepithelcarcinome treten außerordentlich selten auf. Zwei histologische Typen müssen besonders hervorgehoben werden, da sie eine schlechte Prognose und andersartiges biologisches Verhalten aufweisen: das klarzellige (0,8%–5,5% aller Endometriumcarcinome) und das serös-papilläre Carcinom des Uterus (1%–10% aller Endometriumcarcinome), wobei beide Formen gemeinsam auftreten können (Cirisano et al. 1999). Die Fünf- und Zehn-Jahres-Überlebensraten liegen bei 20%–40%. Zwei Drittel dieser Tumoren rezidivieren außerhalb des kleinen Beckens, wobei Oberbauch, Leber und Lunge die vorwiegenden Lokalisationen sind. Das serös-papilläre Carcinom des Uterus breitet sich zudem bevorzugt über das Peritoneum aus. Aufgrund dieses Ausbreitungsmusters werden diese Typen operativ und chemotherapeutisch wie Ovarialcarcinome behandelt. In Analogie zum klarzelligen Carcinom des Ovars sind auch die Tumoren endometrialen Ursprungs häufig primär resistent gegen Chemotherapie.

5.2 Grading

Die prognostische Bedeutung des Differenzierungsgrads ist durch eine Vielzahl von Untersuchungen belegt. Die morphologischen Kriterien, die dem Grading zugrunde liegen, sind exakt definiert und berücksichtigen hauptsächlich den prozentuellen Anteil soliden Wachstums. Trotzdem ist die Reproduzierbarkeit des Gradings, wie Zaino et al. (1994) durch Nachuntersuchung von Studien der Gynecologic Oncology Group herausfanden, nicht zufriedenstellend (κ-Wert von 0,49 für die Ergebnisse verschiedener Pathologen). Die Grenze zwischen einer komplexen Hyperplasie mit Atypien und einem hochdifferenzierten Adenocarcinom ist nicht klar zu ziehen, weshalb in 3,3%–27% der als Carcinome diagnostizierten lediglich Hyperplasien vorliegen können (Bergeron et al. 1999, Abeler und Kjørstad 1991). Weiters kann sich das aus dem Curettagematerial ermittelte Grading maßgeblich von dem im histologischen Befund des Operationspräparates beschriebenen unterscheiden. Obermair et al. (1999) mußten 20% aus dem Abradat ermittelte Grad-1-Befunde bei der Analyse des Operationspräparates nach oben korrigieren. Trotz dieser Einschränkungen ist das Grading einer der wichtigsten unabhängigen prognostischen Faktoren. Das Grading korreliert mit den zwei anderen wichtigen prognostischen Faktoren, dem Lymphknotenbefall und der myometranen Infiltration (Tab. 4 und 5). Dadurch, daß die Infiltration und das Grading in einer multivariaten Cox-Regression Unabhängigkeit bewahren, erhält die Kombination dieser Parameter besondere prognostische Relevanz. Nur 3% der Patientinnen mit hochdifferenzierten Carcinomen, die bis zum inneren Drittel des Myometriums reichten, wiesen Lymphknotenmetastasen auf, während dies bei Grad-3-Tumoren, die das äußere

Tabelle 4. Grading und Infiltrationstiefe

Myometrane Infiltration	G1	G2	G3	Total
Nur Endometrium	44 (24%)	31 (11%)	11 (7%)	86 (14%)
Oberflächlich	96 (53%)	131 (45%)	54 (35%)	281 (45%)
Innere Hälfte	22 (12%)	69 (24%)	24 (16%)	115 (19%)
Äußere Hälfte	18 (10%)	57 (20%)	64 (42%)	139 (22%)
Total	180 (100%)	288 (100%)	153 (100%)	621 (100%)

Entnommen Creasman et al. (1987)

Tabelle 5. Grading, Infiltrationstiefe und Häufigkeit von pelvinen Lymphknotenmetastasen

Myometrane Infiltration	G1	G2	G3
Nur Endometrium ($n = 86$)	0 (0%)	1 (3%)	0 (0%)
Inneres Drittel ($n = 281$)	3 (3%)	7 (5%)	5 (9%)
Mittleres Drittel ($n = 115$)	0 (0%)	6 (9%)	1 (4%)
Äußeres Drittel ($n = 139$)	2 (11%)	11 (19%)	22 (34%)

Entnommen Creasman et al. (1987)

Drittel invadierten, 34% waren. Das Grading ist auch in der prognostisch günstigen Gruppe der FIGO-Stadien I ein unabhängiger Prognoseparameter (Marth et al. 1990, Abb. 3).

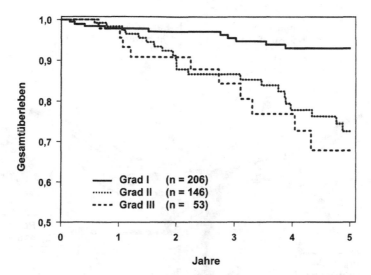

Abb. 3. Endometriumcarcinom und Grading beim FIGO-Stadium I. Überleben von Patientinnen mit FIGO-Stadium I Endometriumcarcinom stratifiziert nach dem Grading

5.3 Myometrane Infiltration

Die Infiltrationstiefe der Tumorzellen in das Myometrium ist ein wichtiger prognostischer Faktor, der im Zusammenhang mit dem Grading die Risikobeurteilung der Patientinnen erlaubt (Tab. 4, 5). Die 5-Jahres-Überlebensraten sinken mit zunehmender myometraner Infiltration von 90% bei Befall des Endometriums alleine, 85% bei Infiltration der inneren Myometriumshälfte und 61% bei Befall der äußeren Hälfte (Abeler et al. 1992). Patientinnen, bei denen der Tumor die Serosa erreichte, überlebten 5 Jahre nur in 48%. Aufgrund dieser Bedeutung für die Prognose und wegen der therapeutischen Konsequenzen muß die intraoperative Beurteilung der myometranen Infiltration mittels Schnellschnittuntersuchung heute als Standard gefordert werden.

5.4 Peritonealzytologie und extrauterine Absiedelungen

Die Ausbreitung des Endometriumcarcinoms erfolgt nicht nur über hämatogene und lymphogene Wege, sondern auch *per continuitatem* über die Tuben zur Peritonealhöhle (Abb. 4). Als erster Hinweis erscheinen in der Bauchhöhle vereinzelte Tumorzellen, die sich beispielsweise bei einer Peritoneallavage nachweisen lassen. Der positive zytologische Befund korreliert in hohem Maße mit anderen Faktoren für schlechte Prognose und insbesondere mit der Ausbreitung des Carcinoms auf die Beckenorgane oder Lymphknoten (Creasman et al. 1987, Morrow et al. 1991, Ebina et al. 1997). Bei Patientinnen mit fortgeschrittenem Endometriumcarcinom im FIGO-Stadium III oder IV haben Kadar et al. (1994) bei positiver Peritonealzytologie oder Befall der Adnexen eine deutliche Steigerung der Rezidivrate beobachtet. Die Sensitivität der konventionellen Zytologie läßt sich durch Immunhistochemie deutlich steigern. Benevolo et al. (2000) entdeckten unter Zuhilfenahme von 2 mo-

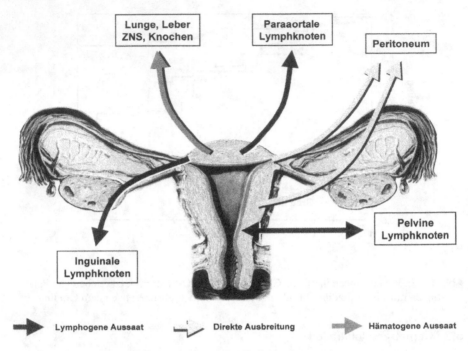

Abb. 4. Ausbreitung des Endometriumcarcinoms

noclonalen Antikörpern (AR3 und B72,3) bei 28% der Patientinnen Tumorzellen in der Bauchhöhle, bei der konventionellen Färbemethode waren es lediglich 15%. Neben dieser Steigerung der Nachweisbarkeit blieb nach multivariater Analyse der immunhistochemische Befund auch ein unabhängiger prognostischer Faktor. Für die Diagnostik des Endometriumcarcinoms wird regelmäßig die Hysteroskopie einge- setzt, bei der es durch die flüssigen Distensionsmedien zu einer Verschleppung von Tumorzellen über die Eileiter in die Peritonealhöhle kommen kann (Obermair et al. 2000, Leveque et al. 1998). Nachdem nicht erwiesen ist, daß diese hinausgespülten Tumorzellen keine Verschlechterung der Prognose nach sich ziehen, ist der Einsatz hysteroskopischer Verfahren beim Corpuscarcinom kritisch zu sehen.

5.5 Hormonrezeptoren

Das normale Endometrium enthält sehr hohe Konzentrationen an Östrogen- und Progesteronrezeptoren. Die Radioligandenmethode zur Bestimmung der Steroid- hormonrezeptoren, auf die sich die Mehrzahl der älteren Untersuchungen beruft, ergibt durch Kontamination des untersuchten Tumormaterials mit Normalgewebe falsch hohe Werte (Marth et al. 1996). Dies ist mit eine Erklärung für die häufige Rezeptorpositivität kleiner Tumoren mit geringer myometraner Infiltration. Der Zusammenhang zwischen Differenzierungsgrad und Rezeptorexpression ist trotz beträchtlicher Variationen gesichert (Segreti et al. 1989). Insgesamt spielt die Rezeptorbestimmung beim Endometriumcarcinom im Vergleich zum Mammacar- cinom als prognostischer und prädiktiver Faktor nur eine untergeordnete Rolle.

5.6 Stadium

Die FIGO hat 1988 die klinische Stadieneinteilung beim Endometriumcarcinom modifiziert und die obligate chirurgisch-pathologische Beurteilung eingeführt (Announcements 1989, Tab. 6). In diese Überarbeitung wurden die relevanten

Tabelle 6. Stadieneinteilung des Endometriumcarcinoms entsprechend den Empfehlungen der FIGO 1988

FIGO-Stadium	Kriterien	Häufigkeit (%)[a]
I	Tumor begrenzt auf Corpus uteri	73%
IA	Tumor auf das Endometrium begrenzt	14%
IB	Tumor infiltriert die innere Hälfte des Myometriums	38%
IC	Tumor infiltriert die äußere Hälfte des Myometriums	21%
II	Tumor infiltriert die Cervix	18%
IIA	Endocervicaler Drüsenbefall	8%
IIB	Invasion in das Stroma der Cervix	10%
III	Lokale und/oder regionale Ausbreitung über den Uterus hinaus	6,7%
IIIA	Tumor befällt Serosa und/oder Adnexe (durch direkte Ausbreitung oder Metastasierung) und/oder Tumorzellen in Ascites oder Peritoneallavage	2,4%
IIIB	Metastasen in Becken- und/oder paraaortalen Lymphknoten	1,3%
IIIC	Tumor über das kleine Becken ausgedehnt oder in ein angrenzendes Organ eingebrochen	3,0%
IV		2,1%
IVA	Tumor infiltriert die Blasen- und/oder Darmschleimhaut	0,4%
IVB	Fernmetastasen, z. B. peritoneale Metastasen – aber nicht: Metastasen in Vagina, Beckenserosa oder Adnexen, in Leistenlymphknoten und/oder anderen intraabdominalen sowie paraaortalen Lymphknoten	1,8%

[a] Die Verteilung wurde berechnet von 569 Patientinnen mit Corpuscarcinom der Univ.-Klinik für Frauenheilkunde in Innsbruck, behandelt 1989–1997.

prognostischen Faktoren inkludiert. Besonderes Augenmerk legt diese Einteilung auf die Beurteilung der Lymphknoten und macht damit zumindest ein „Sampling" in der pelvinen und para-aortalen Region obligat. Bei Patientinnen mit niedrigem Rezidivrisiko (hochdifferenzierte Tumoren, die nur die innere Hälfte des Myometriums infiltrieren) stellt die komplette Lymphonodectomie allerdings wegen des geringen Benefits im Vergleich zur damit verbundenen Morbidität eine Überbehandlung dar.

Die überwiegende Zahl der Carcinome wird im FIGO-Stadium I erkannt, wobei die prognostisch günstigen Stadien IA und IB zusammen 52% ausmachen (Tab. 6). Fortgeschrittene Tumoren im Stadium III und IV werden deutlich seltener diagnostiziert, nur in 9% aller Patientinnen. Diese im Verhältnis zu anderen gynäkologischen Tumoren günstige Stadienverteilung resultiert aus der häufigen Symptomatik, wie Blutung oder Fluor, die mit dieser Erkrankung assoziiert ist. Die Transvaginal-sonographie ist imstande, Frühcarcinome bei asymptomatischen Frauen zu erkennen; allerdings gibt es derzeit keinen Hinweis, daß durch ein derartiges Screening eine Verbesserung des Überlebens zu erzielen wäre. Tumormarker wie das CA-125 spielen beim Corpuscarcinom nur eine untergeordnete Rolle, selbst bei den sehr malignen Varianten, wie dem serös-papillären Carcinom (Price et al. 1998).

6. Therapie

6.1 Operative Therapie

Die operative Therapie ist zweifelsfrei die wichtigste Säule in der Behandlung des Endometriumcarcinoms, insbesondere im FIGO-Stadium I. In Tab. 7 ist die derzeitige Standardbehandlung dargelegt. Die abdominale Operation gilt weiterhin als der goldene Standard, wobei vor allem bei Patientinnen mit signifikanten Zweiterkrankungen die vaginale Operation als schonenderes Verfahren gewählt werden kann (Marth und Dapunt 1995). Nach Eröffnung der Abdominalhöhle soll eventuell vorhandene Peritonealflüssigkeit gesammelt oder eine Lavage durchgeführt werden. Die Exploration der gesamten Bauchhöhle dient der Fahndung nach extragenitalen

Tabelle 7. Operative Therapie des Endometriumcarcinoms: Standarderfordernisse

Abdomineller Zugang durch mediane Laparotomie
Spülzytologie
Totale Hysterectomie
Entfernung beider Adnexen
Parametrienresektion bei Befall der Cervix[a]
Pelvine und paraaortale Lymphonodectomie[b]
Netzresektion bei klarzelligen und serös-papillären Carcinomen

[a] Wertigkeit umstritten.
[b] Nur bei High-risk-Patientinnen indiziert.

Metastasen, insbesondere in den para-aortalen Lymphknoten. Die Entfernung des gesamten Uterus, ohne Scheidenmanschette, sowie beider Adnexen gilt als obligat. Pelvine und para-aortale Lymphknoten sollten nur dann, wenn ein relevantes Risiko für deren Befall besteht, entfernt werden. Um eine akkurate Risikobeurteilung durchzuführen, in die vor allem Grading und myometrane Infiltration eingehen (siehe Tab. 5), ist eine intraoperative Schnellschnittuntersuchung anzustreben (Atad et al. 1994). Unsere eigenen Untersuchungen ergaben eine außerordentlich gute Übereinstimmung zwischen der intraoperativen Beurteilung und der definitiven Histologie, mit einem κ von 0,97 (Tab. 8). Nur bei 1,6% konnten wir eine relevante Divergenz beobachten. Creasman (1990) und Morrow et al. (1991) empfehlen eine komplette pelvine und para-aortale Lymphonodectomie bei tiefer myometraner

Tabelle 8. Intraoperative Schnellschnittuntersuchung und definitive Histologie zur Klassifikation von Endometriumcarcinomen

Schnellschnittuntersuchung	Definitive Histologie	
	High risk	Low risk
High risk	221 (50%)	0 (–)
Low risk	7 (1,6%)	214 (48,4%)

Infiltration, Metastasen in den Adnexen oder vergrößerten Lymphknoten. Schlecht differenzierte Tumoren ohne zusätzliche ungünstige prognostische Faktoren lassen in 3–6% positive pelvine und in unter 2% positive para-aortale Lymphknoten erwarten. Aus diesem Grund ist bei diesen Patientinnen mit moderatem Risiko die pelvine Lymphonodectomie ausreichend. Trotz dieser differenzierten Einteilung wird die Lymphonodectomie bei etwa 83–85% der Patientinnen ohne möglichen Nutzen durchgeführt. Aber auch bei jenen Frauen mit positivem Befund konnte bis heute nicht eindeutig bewiesen werden, daß die Lymphonodectomie sich vorteilhaft auf das Überleben auswirkt. Mariani et al. (2000) fanden allerdings im Rahmen einer retrospektiven Analyse bei 188 Patientinnen mit High-risk-Endometriumcarcinom eine 5-Jahres-Überlebensrate von 71% bzw. 85%, je nachdem, ob die Operationen ohne bzw. mit Lymphadenectomie durchgeführt wurden.

Bei hochdifferenzierten Tumoren im FIGO-Stadium IA oder IB reicht die totale Hysterectomie und Entfernung der Adnexen aus, da lediglich 3% dieser Patientinnen innerhalb von 5 Jahren ein Rezidiv zu erwarten haben (Leijon et al. 1997). In einer retrospektiven Studie konnten Yokoyama et al. (1997) allerdings überraschenderweise im Stadium FIGO I in 10% der Fälle einen Befall der para-aortalen Lymphknoten feststellen. Dieser Prozentsatz liegt höher als bisher angenommen, allerdings wurde keine Aufschlüsselung bezüglich Invasionstiefe in das Myometrium durchgeführt. Des weiteren beobachteten die Autoren bei 8% der Patientinnen ohne pelvine Lymphknotenmetastasen einen Befall der para-aortalen Lymphknoten. Die Autoren vermuten, daß die para-aortalen genauso wie die pelvinen Lymphknoten zu den primären Lymphabflußwegen des Endometriumcarcinoms gehören und dementsprechend entfernt werden sollten. Letztlich kann nur eine randomisierte Studie die Frage nach der Sinnhaftigkeit der Lymphknotenentfernung beantworten.

Bei Beteiligung der Cervix (FIGO-Stadium II) gilt dasselbe operative Konzept wie im Stadium I, allerdings gibt es zunehmend Hinweise, daß durch Mitnahme der Parametrien, entsprechend einer Radikaloperation nach Wertheim, die Heilungschancen verbessert werden können. Die retrospektive Analyse der SEER Datenbank, in der fast 1000 Patientinnen mit FIGO-Stadium II enthalten sind, hat eine 5-Jahres-Überlebensrate von 84% für die einfache Hysterectomie und von 93% für die radikale Uterusextirpation ergeben (Cornelison et al. 1999). Der Vorteil einer radikalen Operation wurde auch in einer Untersuchung an der Mayo-Clinic bestätigt. Webb et al. (2000) beobachteten in einer retrospektiven Analyse, daß trotz negativer Selektion bezüglich prognostischer Faktoren (häufiger tiefe myometrane Infiltration oder cervicale Stromainvasion) Patientinnen im FIGO-Stadium II und III von einer Radikaloperation mit Entfernung der Lymphknoten gegenüber einer einfachen

Hysterectomie profitierten (71% versus 50% rezidivfreies 5-Jahres-Überleben).
Aufgrund der häufigen Zweiterkrankungen und Adipositas (siehe Risikofaktoren),
die mit einem Corpuscarcinom assoziiert sind, kann ein derart radikales operatives
Konzept nur ausgewählten Patientinnen vorbehalten bleiben. Diese Selektion
könnte, zumindest teilweise, die Ergebnisse der erwähnten, retrospektiven Untersuchungen, d. h. den Vorteil durch die Radikaloperation, erklären. Klarzellige und
serös-papilläre Carcinome verhalten sich biologisch ähnlich wie Ovarialcarcinome,
weshalb zusätzlich die infracolische Netzresektion notwendig ist.

Durch Einführung der endoskopischen Verfahren ist bezüglich des Zugangs-
weges eine neue Diskussion entbrannt. Die laparoskopisch assistierte vaginale
Hysterectomie (LAVH) kombiniert mit einer Lymphonodectomie sollte ähnliche
therapeutische Ergebnisse ermöglichen wie die herkömmliche Vorgangsweise.
Bezüglich Morbidität und Dauer des stationären Aufenthaltes ist die Endoskopie der
Laparotomie überlegen. Ob dies auch für das Überleben zutrifft, müßte eine pro-
spektive Studie klären. Allerdings berichteten Sonoda et al. (2000), daß bei der
LAVH, gegenüber der Standardoperation, die Wahrscheinlichkeit, Tumorzellen im
Peritoneum nachzuweisen, auf das Vierfache ansteigt. Dieses überraschende
Ergebnis wurde als Folge der bei der Endoskopie intensiveren Manipulation am
Uterus interpretiert.

6.2 Strahlentherapie

Bei der Strahlentherapie des Corpuscarcinoms sind drei Formen zu unterscheiden:
1. Primäre Strahlentherapie bei inoperablen Patientinnen, 2. adjuvante Strahlentherapie bei „High-risk"-Patientinnen und 3. Strahlentherapie des Rezidivs („Salvage"). Da die Strahlentherapie sehr früh in die Behandlung des Endometriumcarcinoms eingeführt wurde, liegen uns nur sehr wenige prospektiv randomisierte
Studien vor, die ihre Wertigkeit belegen. Die primäre Strahlentherapie wird meist
bei Patientinnen mit fortgeschrittener Erkrankung, die sich in einem schlechten
Allgemeinzustand befinden oder beträchtliche Zweitkrankheiten aufweisen, indiziert. Die beobachteten Ergebnisse sind aufgrund der negativen Selektion relativ
bescheiden (Marth et al. 1990). Im Gegensatz zum Cervixcarcinom ist die Strahlen-
planung wegen des schlechter lokalisierbaren Tumors erschwert. Die Brachytherapie wurde früher nach der von Heymann entwickelten Packmethode durchgeführt,
durch Entwicklung der Nachladeverfahren sind Applikatoren entwickelt worden, die
auch eine High-dose-rate-Bestrahlung des Endometriumcarcinoms erlauben.

Die adjuvante Strahlentherapie des Corpuscarcinoms besteht meist aus einer
intracavitären Brachytherapie der Vagina und einer Teletherapie des kleinen
Beckens, in seltenen Fällen des gesamten Abdomens. Die Brachytherapie hat in
mehreren Untersuchungen zu einer Reduktion des Scheidenrezidivs geführt (Weiss
et al. 1998, Morrow et al. 1991, Kucera et al. 1990). Schwere Nebenwirkungen
dieser lokalisierten Strahlentherapie sind selten und betreffen vaginale Necrosen
(0,5%), Fisteln (0,3%), Cystitis (4%) oder Proktitis (3%). Aufgrund der geringen
Tiefenwirksamkeit der vaginalen Brachytherapie ist bei High-risk-Carcinomen eine
zusätzliche Beckenbestrahlung in Betracht zu ziehen (Tab. 9). Aalders und Mitarbeiter (1980) konnten durch die postoperative Strahlentherapie die Lokalrezidivrate
von 7% auf 2% reduzieren. Allerdings hatte dieser günstige Effekt nur bei High-risk-

Tabelle 9. Adjuvante Strahlentherapie beim Corpuscarcinom

Risikoeinteilung	Strahlentherapie
Niedriges Risiko FIGO-Stadium IA, G1	Keine
Mittleres Risiko FIGO-Stadium IB und G1–2	Brachytherapie der Vagina (z. B. 3 × 7 Gy)
Hohes Risiko > FIGO-Stadium IB oder alle G3	Kombinierte Strahlentherapie (z. B.: 2 × 7 Gy Brachytherapie der Vagina und 50 Gy Teletherapie kleines Becken)

Patientinnen einen Einfluß auf das Gesamtüberleben. Eine prospektiv randomisierte Untersuchung, in die 714 Patientinnen mit FIGO-Stadium-I-Endometriumcarcinom inkludiert wurden, konnte für die postoperative Strahlentherapie ebenfalls eine Reduktion des lokoregionären Rezidivs von 14% in der Kontrollgruppe auf 4% in der Strahlentherapiegruppe bestätigen (Creutzberg et al. 2000). Aber auch in dieser Untersuchung konnte die Strahlentherapie das Gesamtüberleben nicht verbessern. Eine mögliche Erklärung ist die signifikante Toxizität der Strahlentherapie. In dieser Untersuchung führte die Strahlentherapie bei 25% der Patientinnen zu behandlungsbedingten Komplikationen, während es in der Kontrollgruppe nur 6% waren. Diese zwei randomisierten Untersuchungen belegen, daß die Strahlentherapie bei Patientinnen im Stadium I, wenn überhaupt, dann nur bei High-risk-Fällen angewandt werden sollte.

In der Behandlung von Lokalrezidiven spielt die Strahlentherapie eine führende Rolle. Bei vaginalen Rezidiven, die kleiner als 2 cm sind, kann dadurch in fast 90% eine komplette Remission erzielt werden, bei größeren Rezidiven jedoch nur in etwa 20% (Greven und Olds 1987, Wylie et al. 2000).

6.3 Chemo- und Hormontherapie

Das Corpuscarcinom ist häufig assoziiert mit gesteigerter Östrogenwirkung. Vorstufen, insbesondere einfache Hyperplasien, können durch Gestagene zur Remission gebracht werden. Der Einsatz von Gestagenen erfolgte deshalb auch beim fortgeschrittenen oder metastasierten Endometriumcarcinom.

Progesteronrezeptor-positive Tumoren sprechen in 72%, negative in nur 12% auf eine Gestagentherapie an (Ehrlich et al. 1988). Hochdifferenzierte Tumoren exprimieren in hohem Maße Steroidhormonrezeptoren, weshalb eine palliative Gestagentherapie dieser Patientengruppe vorbehalten ist. Insgesamt kann in 20–30% der Patientinnen ein Ansprechen auf eine Gestagentherapie erwartet werden, das meist länger als 6 Monate anhält (Tab. 10). Ob eine Kombination von Tamoxifen und Megestrolacetat, die bei Grad-I-Tumoren mit 38% eine hohe Ansprechrate zeigte, effektiver ist als die Monotherapie, läßt sich derzeit nicht beantworten (Fiorica et al. 2000). Im Gegensatz dazu war der adjuvante Einsatz von Gestagenen nicht imstande, das Überleben der Patientinnen zu verlängern. Im Gegenteil, bedingt durch die Nebenwirkungen, insbesondere thromboembolische Komplikationen,

Tabelle 10. Aktive Substanzen in der Therapie des metastasierten Endometriumcarcinoms

Substanz	Anzahl Patientinnen	Ansprechrate (%)
Medroxyprogesteronacetat	609	20
Tamoxifen	52	24
Doxorubicin	161	26
Epirubicin	27	26
Cisplatin	124	24
Carboplatin	52	31
5-Fluoruracil	34	21
Vincristin	38	16
Paclitaxel	28	35

Zahlen entnommen Muss 1994 und Thipgen et al. 1995

konnten in der hormonbehandelten Gruppe mehr Todesfälle beobachtet werden als in der Placebogruppe (Vergote et al. 1989).

Neben der Hormontherapie wurden auch etwa 30 verschiedene Zytostatika in der Therapie des metastasierten Endometriumcarcinoms eingesetzt. Jene Substanzen, die in mehr als 15% der Patientinnen eine Remission induzierten, sind in Tab. 10 gelistet. Doxorubicin ist das am meisten erprobte Chemotherapeutikum. Eine Studie der GOG mit Doxorubicin 60 mg/m^2 alle drei Wochen zeigte eine Ansprechrate von 38% (Thipgen et al. 1979). In zwei weiteren randomisierten Untersuchungen wurden Ansprechraten von 24% und 28% beobachtet. Das Analogon 4-Epidoxorubicin, das Epirubicin, zeigte ähnliche Effektivität mit 26% Ansprechrate (Calero et al. 1991). Mit platinhältigen Zytostatika konnten ebenfalls vielversprechende Ergebnisse erzielt werden. Die Kombination dieser beiden Substanzgruppen in Form des Cisplatins und Doxorubicins war der Anthracyclin-Monotherapie mit einer Ansprechrate von 41% überlegen. Obwohl die Kombination zu einer signifikanten Verlängerung des progressionsfreien Überlebens führte, war das Gesamtüberleben in der Monotherapiegruppe nicht unterschiedlich (Thipgen et al. 1985). Aufgrund der höheren Ansprechrate gilt derzeit beim fortgeschrittenen oder metastasierten Endometriumcarcinom die Kombination von Cisplatin und Doxorubicin als die Therapie der Wahl. Neben diesen Substanzen haben in letzter Zeit vor allem die Taxane großes Interesse hervorgerufen. Ausgehend von *in vitro* Studien, in denen für Paclitaxel hohe antiproliferative Wirksamkeit nachgewiesen wurde, gelangte die Substanz in eine Phase-II-Studie der GOG. Bei einer Dosierung von 200–250 mg/m^2 über 24 Stunden alle 3 Wochen, mit Unterstützung von G-CSF, wurde in 4 Patientinnen (14%) eine komplette und in weiteren 6 (21%) eine partielle Remission erzielt (Ball et al. 1996). Die Kombination von Paclitaxel und Doxorubicin war allerdings der Standardtherapie Cisplatin und Doxorubicin nicht überlegen (Fleming et al. 2000).

Literatur

[1] Aalders J, Abeler V, Kolstad P, Onsrud M (1980) Postoperative external irradiation and prognostic parameters in stage I endometrial carcinoma: Clinical and histopathological study of 540 patients. Obstet Gynecol 56: 419–427.

[2] Abeler VM, Kjørstad KE (1991) Endometrial adenocarcinoma in Norway. Cancer 67: 3093–3103.

[3] Abeler VM, Kjørstad KE, Berle E (1992) Carcinoma of the endometrium in Norway: A histopathological and prognostic survey of a total population. Int J Gynecol Oncol 47: 207–214.

[4] Announcements (1989) FIGO stages: 1988 revision. Gynecol Oncol 35: 125–127.

[5] Atad J, Weill S, Ben-David Y, Hallak M, Lurie O, Abramovici H (1994) Intraoperative frozen section examination of myometrial invasion depth in patients with endometrial cancer. Int J Gynecol Cancer 4: 352–355.

[6] Ball HG, Blessing JA, Lentz SS, Mutch DG (1996) A phase II trial of paclitaxel in patients with advanced or recurrent adenocarcinoma of the endometrium: A Gynecologic Oncology Group study. Gynecol Oncol 62: 278–281.

[7] Benevolo M, Mariani L, Vocaturo G, Vasselli S, Natali PG, Mottolese (2000) Independent prognostic value of peritoneal immunocytodiagnosis in endometrial carcinoma. Am J Surg Pathol 24: 241–247.

[8] Berchuck A, Rodriguez G, Kinney RB, Soper JT, Dodge RK, Clarke-Pearson DL, Bast Jr RC (1991) Overexpression of HER-2/neu in endometrial cancer is associated with advanced stage disease. Am J Obstet Gynecol 164: 15–21.

[9] Berchuck A (1995) Biomarkers in the endometrium. J Cell Biochem 23: 174–178.

[10] Bergeron C, Nogales FF, Masseroli M, Abeler V, Duvillard P, Müller-Holzner E, Pickartz H, Wells M (1999) A multicentric European study testing the reproducibility of the WHO classification of endometrial hyperplasia with proposal of a simplified working classification for biopsy and curettage specimens. Am J Surg Pathol 23: 1102–1108.

[11] Bernstein L, Deapen D, Cerhan JR, Schwartz SM, Liff J, McGann-Maloney E, Perlman JA, Ford L (1999) Tamoxifen therapy for breast cancer and endometrial cancer risk. J Natl Cancer Inst 91: 1654–1662.

[12] Calero F, Asins-Codoner E, Jimeno E, Rodriguez-Escudero F, Mendena J, Iglesias J, Matia F, Armas A, Diaz-Castellanos R, Garzon J (1991) Epirubicin in advanced endometrial adenocarcinoma. Eur J Cancer 27: 864–866.

[13] Cerin Å, Heldaas K, Møller B (1996) Adverse endometrial effects of long-cycle estrogen and progestagen replacement therapy. N Engl J Med 334: 668–669.

[14] Cirisano FD, Robboy SJ, Dodge RK, Bentley RC, Krigman HR, Synan IS, Soper JT, Clarke-Pearson DL (1999) Epidemiologic and surgicopathologic findings of papillary serous and clear cell endometrial cancers when compared to endometrioid carcinoma. Gynecol Oncol 74: 385–394.

[15] Cornelison TL, Trimble EL, Kosary CL (1999) SEER data, corpus uteri cancer: Treatment trends versus survival for FIGO stage II, 1988–1994. Gyn Oncol 74: 350–355.

[16] Creasman W, Morrow CP, Bundy B, Homesley HD, Graham JE, Heller PB (1987) Surgical pathological spread patterns of endometrial cancer. Cancer 60: 2035–2041.

[17] Creasman WT (1990) New gynecologic cancer staging. Obstet Gynecol 75: 287–288.

[18] Cretzberg CL, van Putten WLJ, Koper PCM, Lybeert MLM, Jobsen JJ, Warlam-Rodenhuis CC, De Winter KAJ, Lutgens LCHW, van den Bergh ACM, van de Stehen-Babasik E, Beerman H, van Lent M (2000) Surgery and postoperative radiotherapy versus surgery alone for patients with stage-1 endometrial carcinoma: Multicentre randomised trial. Lancet 355: 1404–1411.

[19] Duggan BD, Felix JC, Muderspach LI, Tsao JL, Shibata DK (1994) Early mutational

activation of the c-Ki-*ras* onkogene in endometrial carcinoma. Cancer Res 54: 1604–1607.

[20] Ebina Y, Hareyama H, Sakuragh N, Yamamoto R, Furuya M, Sogame M, Fujino T, Makinoda S, Fujimoto S (1997) Peritoneal cytology and its prognostic value in endometrial carcinoma. Int Surg 82: 244–248.

[21] Ehrlich CE, Young PCM, Stehman FB, Sutton GP, Alford WM (1988) Steroid receptors and clinical outcome in patients with adenocarcinoma of the endometrium. Am J Obstet Gynecol 158: 796–807.

[22] Fiorica J, Brunetto V, Hanjani P, Lkentz S, Mannel R, Anderson W (2000) A phase II study (GOG 153) of recurrent and advanced endometrial carcinoma treated with alternating courses of megestrol acetate and tamoxifen citrate. Proc Am Soc Clin Oncol 19: 1499.

[23] Fisher B, Costantino JP, Wickerham DL, Redmond CK, Kavanah M, Cronin WM, Vogel V, Robidoux A, Dimitrov N, Atkins J, Daly M, Wieand S, Tan-Chiu E, Ford L, Wolmark N (1998) Tamoxifen for prevention of breast cancer: Report of the National Surgical Adjuvant Breast and Bowel Project P-1 Study. J Natl Cancer Inst 90: 1371–1388.

[24] Fleming GF, Brunetto VL, Bentley R, Raser J, Clarke-Pearson D, Sorosky J, Eaton L, Gallion H, Gibbons WE (2000) Randomized trial of doxorubicin (DOX) plus cisplatin versus DOX plus paclitaxel (TAX) plus granulocyte colony-stimulating factor (G-CSF) in patients with advanced or recurrent endometrial cancer: A report on Gynecologic Oncology Group (GOG) protocol #163. Proc Am Soc Clin Oncol 19: 1498.

[25] Fugere P, Scheele WH, Shah A, Strack TR, Glant MD, Jolly E (2000) Uterine effects of raloxifene in comparison with continuous-combined hormone replacement therapy in postmenopausal women. Am J Obstet Gynecol 182: 568–574.

[26] Gima T, Kato H, Honda T, Imamura T, Sasazuki T, Wake N (1994) DCC gene alteration in human endometrial carcinomas. Int J Cancer 57: 480–485.

[27] Goldstein SR, Scheele WH, Rajagopalan SK, Wilkie JL, Walsh BW, Parsons AK (2000) A 12-month comparative study of raloxifene, estrogen, and placebo on the postmenopausal endometrium. Obstet Gynecol 95: 95–103.

[28] Greven K, Olds W (1987) Isolated vaginal recurrences and their management. Cancer 60: 419–421.

[29] Hetzel DJ, Wilson TO, Keeney GL, Roche PC, Cha SS, Podratz KC (1992) HER–2/*neu* expression: A major prognostic factor in endometrial cancer. Gynecol Oncol 47: 179–185.

[30] Judd HL, Shamonki IM, Frumar AM, Lagasse LD (1986) Origin of serum estradiol in postmenopausal women. Obstet Gynecol 59: 680–686.

[31] Kacinski BM, Carter D, Kohorn EI, Mittal K, Bloodgood RS, Donahue J, Donofrio L, Edwards R, Schwartz PE (1988) High level expression of *fms* proto-oncogene mRNA is observed in clinically aggressive endometrial adenocarcinomas. Int J Radiat Oncol Biol Phys 15: 823–829.

[32] Kacinski BM, Chambers S, Stanley E, Carter D, Tseng P, Scata K, Chang D, Pirro MH, Nguyen J, Ariza A, Rohrschneider L, Rothwell V (1990) The cytokine CSF-1 (M-CSF), expressed by endometrial carcinomas *in vivo* and *in vitro,* may also be a circulating tumor marker of neoplastic disease activity in endometrial carcinoma patients. Int J Radiat Oncol Biol Phys 15: 823–829.

[33] Kadar N, Homesley HD, Malfetano JH (1994) Prognostic factors in surgical stage III and IV carcinoma of the endometrium. Obstet Gynecol 84: 983–986.

[34] Kucera H, Vavra N, Weghaupt K (1990) Benefit of external irradiation in pathological stage I endometrial carcinoma: A prospective clinical trial of 605 patients who received postoperative vaginal irradiation and additional pelvic irradiation in the presence of unfavorable prognostic factors. Gynecol Oncol 38: 99–104.

[35] Kurman RJ, Norrris HJ (1987) Endometrial carcinoma. In: Blaustein A (ed) Pathology of the Female Genital Tract. Springer, New York, S. 324–351.

[36] Lax S, Kendall B, Tashiro H, Slebos RJC, Ellenson LH (2000) The frequency of p53, K-*ras* mutations, and microsatellite instability differs in uterine endometrioid and serous carcinoma. Cancer 88: 814–824.

[37] Leijon T, Rosenberg P, Boeryd B (1997) Total abdominal hysterectomy and bilateral salpingo-oophorectomy. A sufficient treatment for patients with low risk endometrial carcinoma. Int J Gynecol Cancer 7: 376–380.

[38] Leveque J, Goyat F, Dugast J, Loeillet L, Grall JY, Le Bars S (1998) Value of peritoneal cytology after hysteroscopy in surgical stage I adenocarcinoma of the endometrium. Oncol Rep 5: 713–715.

[39] Mariani A, Webb MJ, Galli L, Podratz KC (2000) Potential therapeutic role of para-aortic lymphadenectomy in node-positive endometrial cancer. Gyn Oncol 76: 348–356.

[40] Marth C, Koza A, Müller-Holzner E, Hetzel H, Fuith LC, Dapunt O (1990) Prognostisch relevante Faktoren beim malignen Müllerschen Mischtumor. Geburtshilfe u Frauenheilk 50: 605–609.

[41] Marth C, Dapunt O (1995) Chirurgischer Standard beim Endometriumcarcinom. Gynäkol Geburtsh Rundsch 35: 122–123.

[42] Marth C, Daxenbichler G (1996) Prognostic factors in endometrial cancer. In: Pasqualini JR, Katzenellenbogen BS (eds) Hormones and Cancer. Dekker, New York, S. 499–508.

[43] Marth C, Windbichler G, Petru E, Dirschlmayer W, Obermair A, Czerwenka K, Müller–Holzner E, Dapunt O (1997) Parity as an independent prognostic factor in malignant mixed mesodermal tumors of the endometrium. Gynecol Oncol 64: 121–125.

[44] Morrow CP, Bundy B, Kurman RJ, Creasman WT, Heller P, Homesley HD, Graham JE (1991) Relationship between surgical-pathological risk factors and outcome in clinical stage I and II carcinoma of the endometrium. Gynecol Oncol 40: 55–65.

[45] Monk BJ, Chapman JA, Johnsen G, Brightman B, Wilczynski S, Schell MJ, Fan H (1994) Correlation of c-*myc* and HER-2/*neu* amplification and expression with histopathologic variables in uterine corpus cancer. Am J Obstet Gynecol 171: 1193–1198.

[46] Muss H (1994) Chemotherapy of metastatic endometrial cancer. Semin Oncol 21: 107–113.

[47] Norris HJ, Connor MP, Kurman RJ (1986) Preinvasive lesions of the endometrium. Clin Obstet Gynecol 13: 725–738.

[48] Obermair A, Geranou M, Gücer F, Denison U, Graf AH, Kapshammer E, Medl M, Rosen A, Wierrani F, Neunteufel W, Frech I, Speiser P, Kainz C, Breitenecker G (1999) Endometrial cancer: Accuracy of the finding of a well differentiated tumor at dilatation and curettage compared to the findings at subsequent hysterectomy. Int J Gynecol Cancer 9: 383–386.

[49] Obermair A, Geranou M, Gücer F, Denison U, Graf AH, Kapshammer E, Neunteufel W, Frech I, Kaider A, Kainz C (2000) Does hysteroscopy facilitate tumor cell dissemination? Incidence of peritoneal cytology from patients with early stage endometrial carcinoma following dilatation and curettage (D&C) versus hysteroscopy and D&C. Cancer 88: 139–143.

[50] Odom LD, Barrett J, Pantazis CG, Stoddard L, McDonough P (1989) Immunocytochemical study of *ras* and *myc* proto-onkogene polypeptide expression in the human menstrual cycle. Am J Obstet Gynecol 161: 1663–1668.

[51] Parazzini F, Negri E, LaVecchia C, Benzi G, Chiaffarino F, Polatti A, Franceschi S

(1998) Role of reproductive factors on the risk of endometrial cancer. Int J Cancer 76: 784–786.

[52] Parslov M, Lidegaard Ø, Klintorp S, Pedersen B, Jønsson L, Eriksen PS, Ottesen B (2000) Risk factors among young women with endometrial cancer: A Danish case-control study. Am J Obstet Gynecol 182: 23–29.

[53] Price FV, Chambers SK, Carcangiu ML, Kohorn EI, Schwartz PE, Chambers JT (1998) CA-125 may not reflect disease status in patients with uterine serous carcinoma. Cancer 82: 1720–1725.

[54] Rose PG (1996) Endometrial carcinoma. N Engl J Med 335: 640–649.

[55] Segreti EM, Novotny DB, Soper JT, Mutch DG, Creasman WT, McCarty KS (1989) Endometrial cancer: Histologic correlates of immunohistochemical localization of progesterone receptor and estrogen receptor. Obstet Gynecol 73: 780–785.

[56] Seidman J, Kurman RJ (1999) Tamoxifen and the endometrium. Int J Gynecol Pathol 18: 293–296.

[57] Shoff SM, Newcomb (1998) Diabetes, body size, and risk of endometrial cancer. Am J Epidemiol 148: 234–240.

[58] Silverman MB, Roche PC, Kho RM, Keeney GL, Li H, Podratz KC (2000) Molecular and cytogenetic pretreatment risk assessment in endometrial carcinoma. Gynecol Oncol 77: 1–7.

[59] Slamon DJ, Godolphin W, Jones LA, Holt JA, Wong SG, Keith DE, Levin LJ, Stuart SG, Udove J, Ullrich A, Press MF (1989) Studies of HER-2/*neu* proto-onkogen in human breast and ovarian cancer. Science 244: 707–712.

[60] Sonoda Y, Zerbe M, Barakat RR, Brown CL, Chi DS, Poynor EA, Hoskins WJ (2000) High incidence of positive peritoneal cytology in low-risk endometrial cancer treated by laparoscopically assisted vaginal hysterectomy. Gyn Oncol 76: 235.

[61] Terakawa N, Harada T, Minagawa Y, Kigawa J, Sato B (1996) Endometrial cancer. In: Pasqualini JR, Katzenellenbogen BS (eds) Hormones and Cancer. Dekker, New York, S. 477–498.

[62] Thipgen T, Buchsbaum H, Mangan C, Blessing JA (1979) Phase II trial of Adriamycin in the treatment of advanced and recurrent endometrial carcinoma. Cancer Treat Rep 63: 21–27.

[63] Thipgen T, Vance RB, Khansur T (1995) The platinum compounds and paclitaxel in the management of carcinomas of the endometrium and uterine cervix. Semin Oncol 22: 67–75.

[64] Vergote I, Kjorstad K, Abeler V, Kolstad P (1989) A randomized trial of adjuvant progestagen in early endometrial cancer. Cancer 64: 1011–1016.

[65] Watson P, Lynch HAT (1993) Extracolonic cancer in hereditary nonpolyposis colorectal cancer. Cancer 71: 677–685.

[66] Webb MJ, Mariani A, Keeney GL, Calori G, Podratz KC (2000) Role of wide/radical hysterectomy and pelvic lymphadenectomy in edometrial cancer with cervical involvement. Gyn Oncol 76: 234–235.

[67] Weiderpass E, Adami HO, Baron JA, Magnusson C, Bergstrom R, Lindgren A, Correia N, Persson I (1999) Risk of endometrial cancer following estrogen replacement with and without progestins. J Natl Cancer Inst 91: 1131–1137.

[68] Weiss E, Hirnle P, Arnold-Bofinger H, Hess CF, Bamberg M (1998) Adjuvant vaginal high-dose-rate afterloading alone in endometrial carcinoma: Patterns of relapse and side effects following low-dose therapy. Gyn Oncol 71: 72–76.

[69] Westhoff C, Heller D, Drosinos S, Tancer L (2000) Risk factors for hyperplasia-associated versus atrophy-associated endometrial carcinoma. Am J Obstet Gynecol 182: 506–508.

[70] Woodruff JD, Pickar JH (1994) Incidence of endometrial hyperplasia in postmenopausal women taking conjugated estrogens (Premarin) with medroxyprogesterone

acetate or conjugated estrogens alone. The Menopause Study Group. Am J Obstet Gynecol 170: 1213–1223.

[71] Wylie J, Irwin C, Pintilie M, Levin W, Manchul L, Milosevic M, Fyles A (2000) Results of radical radiotherapy for recurrent endometrial cancer. Gynecol Oncol 77: 66–72.

[72] Yokoyama Y, Maruyama H, Sato S, Saito Y (1997) Indispensability of pelvic and paraaortic lymphadenectomy in endometrial cancers. Gynecol Oncol 64: 411–417.

[73] Zaino RJ, Silverberg SG, Norris HJ, Bundy BN, Morrow CP, Okagaki T (1994) The prognostic value of nuclear versus architectural grading in endometrial adenocarcinoma: A Gynecologic Oncology Group study. Int J Gynecol Pathol 13: 29–36.

Korrespondenz: Univ.-Prof. Dr. Christian Marth, Universitätsklinik für Frauenheilkunde, Anichstraße 35, A-6020 Innsbruck, Österreich. Tel.: +43 512 504-3050, Fax: +43 512 504-3055, E-Mail: christian.marth@uibk.ac.at.

Blasencarcinome und Carcinome des Übergangsepithels

Wolfgang J. Köstler und *Christoph C. Zielinski*

1. Epidemiologie

In den westlichen Industrieländern machen Blasencarcinome rund 2–4% aller diagnostizierten Malignome aus und repräsentieren mit einer Inzidenz von 12–23 Neuerkrankungen pro 100.000 Einwohner und Jahr den zweithäufigsten urologischen Tumor und die vierthäufigste maligne Neoplasie bei Männern (Greenlee et al. 2000). Die Geschlechtsverteilung Männer/Frauen beträgt etwa 3 : 1, der Häufigkeitsgipfel liegt in der 7. Dekade. Gehäuft treten Blasencarcinome in westlichen Industrieländern besonders im urbanen Bereich und bei Personen mit hohem ökonomischem Status auf. In den letzten zwei Jahrzehnten ist die Mortalität an Urothelcarcinomen trotz deutlich steigender Inzidenz durch verbesserte diagnostische und therapeutische Ansätze deutlich zurückgegangen (Devesa et al. 1995). Andererseits repräsentiert die scheinbar steigende Inzidenz auch das Resultat der verbesserten Früherkennung und pathologischen Diagnostik, welche zu einer zunehmenden Erkennung nichtinvasiver Carcinome führt (Doll und Peto 1981). Zum Zeitpunkt der Diagnosestellung sind über drei Viertel aller Blasencarcinome noch auf das Organ beschränkt, 19% sind regional ausgedehnt und 3% bereits metastasiert.

2. Ätiologie

Der DNA-alterierende Einfluß (Adductbildung) carcinogener Noxen (aromatische Amine, Nitrosamine, Acrolein), welche in Tabakprodukten und zahlreichen gewerblichen Chemikalien enthalten sind, steht im Vordergrund der causalen Pathogenese von Blasencarcinomen. Dieser Prozeß wird durch das Vorliegen spezieller metabolischer Phänotypen sowie durch das Vorliegen chronischer Irritations- und Infektionszustände verstärkt, welche die urotheliale Proliferation und damit die Empfindlichkeit auf carcinogene Noxen sowie die Entstehung von replikationsbedingten Mutationen steigern. Insbesondere die arylamininduzierte Carcinogenese ist genauestens untersucht: Die metabolische Aktivierung von Arylaminen zu Hydroxylaminen durch N-Oxydation ist Cytochrom-p450-abhängig (CYP1A2 und CYP2D6). Die Aktivität dieser Enzyme variiert in verschiedenen Bevölkerungsgruppen deutlich und wird durch eine Reihe anderer Substanzen – unter anderem Zigarettenrauch selbst – induziert (Butler et al. 1989, Gough et al. 1990), während anderen Isoenzymen (CYP3A4 bzw. CYP2C19) protektive oder neutrale Effekte zugeschrieben werden. Nach Glucuronidierung werden Hydroxylamine renal eliminiert und im sauren Harnmilieu durch Hydrolyse wieder freigesetzt. Die Entgiftung von Arylaminen läuft kompetitiv zum Cytochrom-p450-System über N-Acetylierung. Insbesondere Individuen mit genetischen Polymorphismen der N-Acetyltransferase 2, welche zu einem „langsam acetylierenden" Phänotyp führen, haben ein 1,5fach erhöhtes Risiko, an einem Urothelcarcinom zu erkranken (Risch et al. 1995, Ross et al. 1996). Alternativ dazu existiert ein Detoxifikationsmechanismus über die Glutathion-S-Transferase M1, deren genetisch bedingte Aktivität ebenfalls mit der Suszeptibilität für Urothelcarcinome korreliert (Bell et al. 1993).

Zigarettenrauch ist mit etwa 47% der wichtigsten Risikofaktor für die Entwicklung von Blasencarcinomen aller histologischen Subtypen. Rauchen geht in Abhängigkeit von der gerauchten Zigarettenmenge mit einer Erhöhung des relativen Erkrankungsrisikos von 2 : 1 bis 6 : 1 einher (Morrison et al. 1984). Pfeifen- und Zigarrenrauch sind nur mit einem geringfügig erhöhten, Kau- und Schnupftabak mit keinem erhöhten Blasencarcinomrisiko assoziiert (Morrison et al. 1984).

Darüber hinaus sind zahlreiche andere Carcinogene bekannt, welche nach Latenzzeiten zwischen 15 und 50 Jahren das Erkrankungsrisiko um den Faktor 4–50 erhöhen und für etwa 20% der Urothelcarcinome verantwortlich sein dürften. Die Korrelation zwischen dem Erkrankungsrisiko und vorangegangener Exposition mit Arylaminen, insbesondere 4-Aminobiphenyl und 2-Naphtylamin, weiters (Dichloro-)Benzidin, Orthodianisidin, Orthotolidin sowie Chlornaphazin in der Farb-, Druck- und Kunststoffindustrie, Leder-, Textilindustrie, gummiverarbeitenden Industrie, Glasproduktion, Kohle- und Aluminiumindustrie sowie bei Kammerjägern, Rauchfangkehrern und Friseuren ist ausreichend belegt (Ross et al. 1996). Durch Einführung entsprechender Gewerbeordnungsvorschriften wurde der Anteil der durch berufliche Exposition hervorgerufenen Urothelcarcinome mittlerweile deutlich reduziert.

Der chronische Gebrauch phenacetinhaltiger Analgetika führt zu einer Verdoppelung des Erkrankungsrisikos an Nierenbeckencarcinomen (Piper et al. 1985), während andere nichtsteroidale Analgetika einen geringen protektiven Effekt haben dürften (Castelao et al. 2000). In ähnlicher Weise ist die Langzeiteinnahme von Cyclophosphamid mit einem neunfach, eine stattgehabte Strahlentherapie im Bereich des kleinen Beckens mit einem doppelten Erkrankungsrisiko assoziiert (Ross et al. 1996), während ein Zusammenhang zwischen der Einnahme von Süßstoffen bzw. Kaffeekonsum und dem Risiko, an einem Urothelcarcinom zu erkranken, im Humansystem in zahlreichen epidemiologischen Studien nicht nachgewiesen werden konnte (Elcock und Morgan 1993, Simon et al. 1975).

Protektive Effekte konnten durch hohen Flüssigkeitskonsum und physiologische Dosen von Vitamin A, B6, C und E sowie durch Zink nachgewiesen werden (Kamat und Lamm 1999, Michaud et al. 1999). Diese Studien werden durch eine randomisierte Doppelblindstudie erhärtet, welche eine signifikante Reduktion des Rezidiv- und Progressionsrisikos oberflächlicher Urothelcarcinome im Anschluß an eine intravesicale Immuntherapie durch Einnahme dieser Vitamine in höherer Dosierung nachweisen konnte (Lamm et al. 1994).

Plattenepithelcarcinome der Harnwege werden gehäuft bei chronischer Irritation im Rahmen unspezifischer chronischer Harnwegsinfekte (wahrscheinlich durch Nitrite bedingt), in Verbindung mit Steinleiden und Fremdkörpern (u. a. Dauerkathetern), bei Personen mit chronisch interstitieller Nephritis, Balkannephropathie, nach Arsenexposition und bei Rauchern beobachtet. Eine chronische Irritation entsteht auch durch die im Rahmen der Urogenitalbilharziose durch Schistosomen in die Blasenwand bzw. Venenplexus abgelegten Eier. Aufgrund der hohen Durchseuchung mit Bilharzien repräsentiert das Blasencarcinom – vor allem Plattenepithelcarcinome der Blase – in Ägypten die häufigste maligne Entität bei Männern (Greenlee et al. 2000). Im Gegensatz dazu wird der causale Einfluß chronischer viraler Infektionen (Papillomaviren) kontroversiell diskutiert (Simoneau et al. 1999).

3. Molekularbiologie

Obwohl eine Vielzahl verschiedener Mutationen in Urothelcarcinomen nachgewiesen werden konnte, scheinen insbesondere Deletionen der Chromosomen 3p (20%), 8p (25%), 9p (50%), 9q (60%), 11p (37%), 13q (20%) und 17p (40%), welche zu einem Suppressorgenverlust und damit einer Immortalisierung urothelialer Zellen führen, initial eine zentrale Rolle zu spielen. Wesentlich seltener (jeweils < 20%) werden überexprimierte Regionen (z. B. 20q) beobachtet (Reznikoff et al. 1996).

Mutationen des CDKN2-Gens (9p21), die zu einer Inaktivierung der cdkn2/p16-Interaktion und damit einem Verlust der Cyclin-Inhibition führen, sind für die erhöhte proliferative Aktivität urothelialer Carcinome mitverantwortlich und finden sich bei 90% der Plattenepithelcarcinome und 34% der superfiziellen Tumoren und repräsentieren wahrscheinlich einen initialen Schritt der molekularen Carcinogenese von Urothelcarcinomen (Reznikoff et al. 1996).

Mutationen im p53-Suppressorgen (17p13), welches eine Schlüsselstelle im p21/waf1-mediierten Zellcyclusarrest und in der nach DNA-Schädigung auftretenden Apoptoseinduktion (bax/bcl-2-Kaskade) einnimmt, treten vor allem bei in situ Carcinomen (Tis), muskelinvasiven und fortgeschrittenen Blasencarcinomen auf und führen zu einem hohen Grad genetischer Instabilität, welche das rasche Auftreten weiterer genetischer Alterationen begünstigt (Reznikoff et al. 1996). Mutationen im Retinoblastomgen (13q14), welches für die Zellcyclusregulation von entscheidender Bedeutung ist, werden bei 30–40% der Blasencarcinome, vor allem bei entdifferenzierten Tumoren und Tumoren mit hoher Invasivität und hohem Metastasierungspotential, beobachtet (Miyamoto et al. 1995).

Überexpression und Mutationen von Onkogenen wie des ha-ras-1-Onkogens (10–15%), c-myc-Gens, des Epidermal-Growth-Factor-Rezeptors und des her-2/neu-Onkogens treten vor allem bei entdifferenzierten und fortgeschrittenen Urothelcarcinomen auf und scheinen bei der Progression zu muskelinvasiven Carcinomen eine entscheidende Rolle zu spielen (Fujita et al. 1984, Imai et al. 1995).

Obwohl Microsatelliteninstabilität bei Urothelcarcinomen häufig und schon in frühen Tumorstadien beobachtet wird, konnten Mutationen in den bekanntesten Mismatch-Repair-Genen (MSH1 und MLH1) bei Urothelcarcinomen bisher nicht nachgewiesen werden (Gonzalez-Zulueta et al. 1993).

4. Pathologie und Staging

Oberflächliche Blasencarcinome entstehen meist in einem schrittweisen Prozeß über Hyperplasien, atypische Hyperplasien und Dysplasien als präneoplastische Vorstufen (Englander 1984), während muskelinvasive Tumoren in bis zu 90% der Fälle ohne vorangegangene oberflächliche Tumoren beobachtet werden (Hopkins et al. 1983). Macroskopisch imponieren Blasencarcinome meist (70%) als exophytisch wachsende papilläre Tumoren: Bei 75% der Patienten mit papillären Tumoren ist nur eine Läsion sichtbar, diese ist dann zumeist oberflächlich und gut differenziert. Nichtpapilläre (25%) oder flache Tumoren (3–5%, häufig diffus verteilte, schlecht erkennbare *in situ* Carcinome) wachsen meist invasiv (Soto et al. 1977).

Das prädominante histologische Erscheinungsbild sind reine oder gemischte Urothelcarcinome, die etwa 90 bis 95% aller Blasencarcinome ausmachen. Seltener (3–8%) sind Plattenepithelcarcinome, Adenocarcinome (2%) sowie undifferenzierte Carcinome (1%). Kleinzellige Blasencarcinome, Sarcome, Melanome, Chorioncarcinome, Lymphome und Metastasen im Bereich der Harnblase sind Raritäten (Englander 1984).

Die Verteilung von Urothelcarcinomen in den ableitenden Harnwegen erfolgt in Abhängigkeit von ihrer urothelialen Oberfläche gleichmäßig: Dementsprechend finden sich 93% der Urothelcarcinome in der Harnblase, während 4% im Nierenbecken und 3% in den Harnleitern auftreten. Wesentlich seltener sind urethrale und prostatische Urothelcarcinome (Englander 1984). Bevorzugte Lokalisationen von urothelialen Blasencarcinomen sind seitliche und dorsale Blasenwand (70–80%) und das Trigonum vesicae (20%), während Adenocarcinome bevorzugt im Trigonum auftreten (Englander 1984).

Blasencarcinome treten in 30% der Fälle multifokal auf; hierfür dürfte größtenteils die Reimplantation abgeschilferter Zellen eines Tumors an der urothelialen Oberfläche, seltener die gleichzeitige Entwicklung von mehreren Tumoren verantwortlich sein (Sidransky et al. 1992, Tsai et al. 1995, Weldon und Soloway 1975).

Von entscheidender prognostischer und therapeutischer Bedeutung bei superfiziellen papillären Urothelcarcinomen ist die Festlegung des Differenzierungsgrades, welche anhand der Zellularität, epithelialen Polarität und Differenzierung, Mitosen, Chromatinstrukturen und nukleären Pleomorphismen gemäß den UICC- bzw. WHO-Richtlinien (Grade 1–3) bzw. der Broder-Klassifikation (I–IV) erfolgt (Englander 1984). Das carcinoma *in situ* (Tis) ist ein meist flacher, diffus bzw. multifokal ausgebreiteter Tumor mit anaplastischem Epithel und – aufgrund der schlechteren Prognose im Vergleich zu papillären Tumoren – *per definitionem* einem hohen Grading (Sekine et al. 1996). Tis treten in der Umgebung von bis zu 40% der papillären Tumoren auf und finden sich auch häufig in den Brunnschen Zellnestern (Bane et al. 1996). Etwa 50 bis 80% der ausgedehnten Tis werden im weiteren Verlauf muskelinvasiv. Bei muskelinvasiven Carcinomen kommt dem Grading nur eine untergeordnete Rolle zu; hier ist die genaue Festlegung der Invasionstiefe sowie einer eventuell bereits aufgetretenen Metastasierung von entscheidender Bedeutung. Neben dem lokalen Tumorwachstum und der lymphogenen Metastasierung erfolgt die hämatogene Metastasierung vor allem in Leber, Lunge und Knochen. Bei Langzeitüberlebenden nach kompletter Remission durch Chemotherapien werden häufig cerebrale Metastasen beobachtet.

Tabelle 1. TNM-Staging-System und Stadieneinteilung nach UICC, 5. Ausgabe, 1997 (Cancer 1997)

Stadium			
0a	Ta	N0	M0
0is	Tis	N0	M0
I	T1	N0	M0
II	T2a, T2b	N0	M0
III	T3a, T3b, T4a	N0	M0
IV	T4b	N0	M0
	jedes T	N1–3	M0
	jedes T	jedes N	M1

T: Tumor
N: Lymphknoten: Lymphknoten des kleinen Beckens unter der Bifurcation der Aa. iliacae communes (hypogastrische, obturatorische, interne und externe iliacale, perivesicale, pelvine, sacrale und präsacrale Lymphknoten); alle anderen werden als Fernmetastasen klassifiziert
M: Metastasen
Ta: Nichtinvasives papilläres Carcinom
Tis: Carcinoma in situ („flat tumour")
T1: Infiltration des subepithelialen Bindegewebes (Lamina propria)
T2: Infiltration der Blasenwandmuskulatur
    T2a: Infiltration der oberflächlichen Muskulatur (innere Hälfte)
    T2b: Infiltration der tiefen Muskulatur (äußere Hälfte)
T3: Infiltration des perivesicalen Fettgewebes
    T3a: Microskopisch
    T3b: Macroskopisch
T4: Invasion benachbarter Organe
    T4a: Invasion von Prostata oder Uterus oder Vagina
    T4b: Invasion der Becken- oder Bauchwand
N0: Keine regionären Lymphknotenmetastasen
N1: Solitäre Lymphknotenmetastase ≤2 cm
N2: Einzelne Lymphknotenmetastase >2 cm und <5 cm oder bilaterale Lymphknotenmetastasen
N3: Lymphknotenmetastase(n) >5 cm
G1: Hochdifferenzierter papillärer Tumor mit wenig Atypien und Mitosen
G2: Intermediärer Tumor
G3: Mitosereicher pleomorpher Tumor mit deutlicher Zunahme der Anzahl der epithelialen Zellagen

Obwohl eine deutliche prognostische Relevanz nachgewiesen wurde, hat die Subklassifikation in T1a- und T1b-Tumoren in Abhängigkeit von der Invasionstiefe in die Muscularis mucosae bislang keinen Eingang in die klinische Stadienklassifikation gefunden (Younes et al. 1990).

5. Verlauf

Da die Prognose von Patienten mit Urothelcarcinomen wesentlich vom Tumorstadium und histopathologischen Grading zum Zeitpunkt der Diagnose korreliert, ist die Kenntnis des individuellen Rezidiv-, Progressions- und Metastasierungsrisikos anhand klinischer Parameter die Entscheidungsgrundlage für alle Therapiemaßnahmen.

Während bei oberflächlichen Carcinomen die 5-Jahres-Überlebensrate bei Ta G1-Tumoren über 95% (Progression 4%, Metastasierung 0,7%), bei Ta G2/G3- bzw. T1 G1/2-Tumoren bei 81% (Progression 19–22%, Metastasierung 14%) (Gilbert et al. 1978, Hemstreet et al. 1991, Jakse et al. 1987, Kaubisch et al. 1991) und bei T1 G3-4-Tumoren bei 64% (Progression 31–50%, Metastasierung 22%) (Gilbert et al. 1978, Jakse et al. 1987, Kaubisch et al. 1991) liegt, ist die Prognose bei *in situ* Carcinomen, vor allem bei diffusen (i.e. 50%) Läsionen, deutlich schlechter: 20% der Patienten mit diffusen Tis haben in ihren Cystectomiepräparaten bereits muskelinvasive Carcinome. Unbehandelt werden 54–83% der Tis muskelinvasiv und 5% metastasieren (Utz et al. 1970). Die Invasion von Blut- und Lymphgefäßen tritt bei 2,5–20% aller oberflächlichen Urothelcarcinome auf und repräsentiert unabhängig vom Grading einen Risikofaktor für die Progression: Diese Tumoren werden in 30% der Fälle muskelinvasiv. Weitere Risikofaktoren für die Entwicklung eines Rezidivs und die Progression oberflächlicher Tumoren sowie für die krankheitsbezogene Mortalität sind Dysplasiegrad an anderen Anteilen der Blasenwand, Multifokalität (2fach erhöhtes Risiko) (Heney et al. 1983), große Tumoren (1,65fach erhöhtes Risiko bei Tumoren > 3 cm) (Heney et al. 1983, Millan-Rodriguez et al. 2000), persistierende positive Harnzytologie, Zigarettenanamnese, das Vorliegen einer ureteralen Obstruction zum Zeitpunkt der Resektion sowie eine unvollständige Resektion (Sternberg 1996). Das Rezidivrisiko steigt auch bei Patienten, die bereits einmal ein Rezidiv hatten: Patienten mit Ta oder T1-, G1- oder G2-Tumoren, die 3 Monate nach TUR rezidivfrei sind, bleiben in 80% rezidivfrei, während 70% der Patienten, die in diesem Zeitraum rezidivieren, nach erneuter Resektion weitere Rezidive entwickeln (Fitzpatrick et al. 1986).

Die Prognose muskelinvasiver Carcinome hängt neben dem Vorliegen einer eventuell bereits aufgetretenen Metastasierung in erster Linie von der Invasionstiefe ab (5-Jahres-Überlebensrate T2: 57–76%, T3: 25–52%, T4: 0–18%). Unbehandelt sterben 90% der Patienten mit metastasierten muskelinvasiven Carcinomen innerhalb von 2 Jahren. Bei lymphogener Metastasierung (0,75–13% der Tis- oder T1-Tumoren, 20–31% der T2-Tumoren und 24–64% bei T3-Tumoren zum Zeitpunkt der Diagnose (Lerner et al. 1993, Skinner und Lieskovsky 1984, Skinner et al. 1982, Sternberg 1996)) liegt die 5-Jahres-Überlebensrate nach radikaler Cystectomie unter 15% (medianes Überleben 18 Monate), nach Cystectomie und Lymphadenectomie unter 40% (N1) bzw. unter 10% (N2) und bei Fernmetastasierung unter 9% (medianes Überleben 6–9 Monate) (Babaian et al. 1980, Lerner et al. 1993, Prout et al. 1979, Skinner 1982, Skinner und Lieskovsky 1984, Skinner et al. 1982, Smith und Whitmore 1981a, Sternberg 1996, Takashi et al. 1989).

Zunehmend finden auch molekularbiologische prognostische und prädiktive Parameter Einzug in die Abschätzung des individuellen Risikoprofils: Der Mutationsstatus des p53-Gens konnte bei Patienten mit lokal begrenzten Blasencarcinomen in einer großen Studie als der signifikanteste Prognoseparameter für die Krankheitsprogression (prädiktiver Wert höher als der des T-Stadiums bzw. Gradings) identifiziert werden (Esrig et al. 1994). Darüber hinaus korreliert der Mutationsstatus von p53 mit dem Ansprechen auf eine (neo)adjuvante und palliative Chemotherapie nach dem M-VAC-Schema (s. Kapitel 8). Mutationen im Retinoblastomgen (30–40%) gehen mit einem hohen Invasivitäts- und Metastasierungspotential einher (Miyamoto et al. 1995). Weniger gut untersuchte, negative prognostische Marker sind Expression des Epidermal-Growth-Factor-Rezeptors, des Her-2/neu-Onkogens, des Plasminogenaktivators, von CD44, dem Lewis-X-Antigen und E-Cadherin sowie Proliferationsmarker wie Ki-67, PCNA und DNA-Ploidität. Im Gegensatz dazu repräsentiert die Expression von ras p21 und TGFβ-1 einen prognostisch günstigen Parameter (Bane et al. 1996). Die Daten über prädiktive Faktoren für den Erfolg lokaler und systemischer Therapiemaßnahmen sowie über Parameter, die sich zum Therapiemonitoring eignen, sind ebenfalls noch präliminär: Eine persistierende Expression des 486p 3/12-Antigens war mit einer erhöhten Rate an Rezidiven nach intravesicaler Therapie mit Mitomycin C vergesellschaftet (Huland et al. 1995). In ähnlicher Weise konnte die persistierende Expression von abnormem G-Aktin nach TUR und intravesicaler BCG-Therapie mit einem signifikant höheren Rezidivrisiko korreliert werden (Hemstreet et al. 1996).

6. Symptomatik

Das häufigste Symptom von Blasencarcinomen ist die – meist schmerzlose – Macro- oder Microhämaturie, die bei etwa 80% der Patienten auftritt. Seltener (20–30%) sind irritative Beschwerden, wie Dysurie und Pollakisurie, und Harnwegsinfekte. Fortgeschrittene Erkrankungen manifestieren sich oft durch Infiltration oder Kompression anderer pelviner Strukturen oder metastatisch besiedelter Organe: Schmerz durch Nervenwurzelirritation, tastbare pelvine Raumforderung, Bein- oder genitale Ödeme durch lymphatische Abflußstörung, Defaecationsstörungen, Hämoptysen.

7. Diagnostik und Screening

7.1 Diagnostik

Die Durchführung einer Urinzytologie und einer intravenösen Pyelographie (IVP) gefolgt von einer Cystoskopie ist bei allen Patienten mit Hämaturie obligat (Cummings et al. 1992). Durch die IVP können lediglich etwa 60% der Tumoren dargestellt werden, sie erlaubt jedoch eine Beurteilung von Füllungsdefekten und Entfaltungsstörungen der oberen Harnwege. Vor allem bei älteren Patienten kann aufgrund von Füllungsdefekten des Nierenbeckens im Rahmen der IVP eine retrograde Pyelographie notwendig sein. Urinzytologie, Spülzytologie (höhere Sensitivität als Urinzytologie) und Durchflußzytometrie eignen sich auch als Verlaufkontrollen zur Früherkennung von Rezidiven. Die Sensitivität der letztgenannten Untersuchungen ist bei Tumoren mit hohem Grading und beim CIS am höchsten (Entdecken von 10%, 50% bzw. 90% der Grad-1, 2 bzw. 3-Läsionen) (Norming 1993).

Die Urethrocystoskopie und transurethrale Resektion (TUR bzw. TURBT) mit fraktionierter Entnahme ausreichend tiefer (Löffel-)Biopsien aus Tumorgrund und Tumorrand (dort gehäuft Tis), macroskopisch tumorfreien Arealen der Blase („bladder mapping") zum Dysplasienachweis und bei Tis immer auch der Urethra ist in ihrer Sensitivität der einfachen Urinzytologie (insbesondere bei Tumoren der supravesicalen Harnwege und Tis) unterlegen (Wood et al. 1989), erlaubt jedoch aufgrund ihrer höheren Spezifität nicht nur die Differenzierung zwischen reaktiven bzw. atypischen Hyperplasien und hochdifferenzierten Urothelcarcinomen, sondern neben einem Staging auch den Nachweis begleitender Dysplasien. Der Eingriff ist bei vielen Patienten bereits curativ. Die Relevanz der Entnahme von Probebiopsien aus cystoskopisch unauffälligen Arealen wird kontroversiell diskutiert, da sich bei über 95% bzw. 88% der Patienten mit mittelhoch bzw. niedrig differenzierten superfiziellen Carcinomen in unauffälligen Blasenarealen keine Abnormitäten feststellen lassen (van der Meijden et al. 1999). Alternativ dazu kann im Rahmen einer photodynamischen Cystoskopie die Visualisierung occulter Tumoren unter einer speziellen Lichtquelle nach intravesicaler Instillation von 5-Aminolaevulinsäure ermöglicht werden (Kriegmair et al. 1999). Die Sensitivität dieser Methode ist mit 78–96% deutlich höher als die einer alleinigen Cystoskopie, allerdings auf Kosten einer geringen Spezifität von nur 34%, welche zu einer Überbehandlung der meisten Patienten führen würde. Die photodynamische Cystoskopie ist somit nur bei positiver Harnzytologie und negativer cystoskopischer Abklärung indiziert (Filbeck et al. 1999).

Darüber hinaus erlaubt die Cystoskopie bei großen Tumoren und Tumoren, die in der bildgebenden Diagnostik muskelinvasiv bzw. organüberschreitend wachsen oder zur Hydronephrose führen, die histologische Diagnosesicherung sowie eine verbesserte Operationsplanung – wenn zum Zeitpunkt der operativen Sanierung (radikale Cystectomie) eine primäre Rekonstruktion der Harnabflußwege angestrebt wird. In dieser Situation ist bei Männern eine Biopsie der distalen prostatischen Urethra und bei Frauen eine Biopsie des Blasenhalses im Rahmen der Cystoskopie indiziert.

Ebenso erfolgen im Rahmen der Operationsplanung zumeist eine transurethrale und transabdominale Sonographie zum Nachweis einer Hydronephrose, zur Festlegung der Invasionstiefe und zum Nachweis lymphatischer und hepataler Secundaria.

Die Durchführung einer Computertomographie des Thorax und eventuell auch des Kopfes sind bei auffälligem Lungenröntgen oder klinischem Verdacht bei Patienten mit invasiven Carcinomen indiziert. Weiters erfolgt bei Verdacht auf ossäre bzw. hepatale Metastasierung, insbesondere vor geplanter Cystectomie, eine Knochenszintigraphie sowie die Bestimmung der alkalischen Phosphatase im Serum.

Computertomographie oder Magnetresonanztomographie des Abdomens und Beckens (Sensitivität 48 bzw. 74%, Spezifität 94 bzw. 100%) erfolgen routinemäßig zur Abklärung einer eventuellen lymphogenen oder hämatogenen Metastasierung im Rahmen des präoperativen Stagings. Ihre Sensitivität und Spezifität zur Unterscheidung zwischen oberflächlichen und muskelinfiltrativen Blasencarcinomen ist jedoch limitiert (96% Sensitivität, 58% bzw. 83% Spezifität) (See und Fuller 1992) und ist damit jener eines transabdominalen oder rectalen Ultraschalls vergleichbar bzw. einem urethralen Ultraschall unterlegen. Nicht zuletzt deshalb ist die bioptische Abklärung aller suspecten Herde obligat.

7.2 Screening

Hämaturiescreening mittels Harnsediment oder Teststreifen ist nach wie vor die effizienteste und kosteneffektivste Screeningmethode zur Früherkennung urothelialer Malignome und sollte in der Normalbevölkerung ab dem 30. Lebensjahr in jährlichen Abständen erfolgen. Konventionelle Teststreifenmethoden besitzen eine ausreichende Sensitivität (91%) und Spezifität (99%) zum Nachweis von Blut im Harn; bei positivem Befund (21–24% der Männer über 50 Jahre) finden sich bei etwa 13–20% der Patienten urogenitale Pathologien und bei etwa 2–13% Malignome (Britton et al. 1989, Messing et al. 1992, Thompson 1987).

Durch Hämaturiescreening konnte nicht nur eine signifikant frühere Erkennung (23,9% vs. 5% muskelinvasive Carcinome in der Screeninggruppe vs. Kontrollgruppe), sondern auch eine Reduktion der krankheitsspezifischen Mortalität (16,4% vs. 0%) erzielt werden (Messing et al. 1995).

Im Gegensatz dazu konnte bei Hochrisikopatienten durch Zytologiescreening und Cystoskopie bei suspecten Befunden bislang zwar die Früherkennung erhöht werden, die Mortalität blieb aber unverändert (Bi et al. 1993). Der konventionellen Urinzytologie und Durchflußzytometrie (Analyse der DNA-Ploidität und S-Phasen-Fraktion) kommt aufgrund ihrer niedrigen Kosteneffektivität und relativ geringen Sensitivität (bis zu 50% falsch negative Befunde der Papanicolaou-Färbung, bis zu 35% falsch negative Befunde nach Urinzytologie und Durchflußzytometrie) eine untergeordnete Rolle als Screeninguntersuchung zu (Amberson und Laino 1993). Die Sensitivität kann durch Analyse von Proben aus Blasenspülungen und zusätzliche durchflußzytometrische Analyse bis auf 98% erhöht werden, allerdings stammen diese Resultate aus Untersuchungsserien an Patienten mit klinisch bekannten und meist entdifferenzierten Tumoren, sodaß die Sensitivität dieser Untersuchungen bei Patienten mit occulten oder gut differenzierten Tumoren deutlich niedriger sein dürfte (Dean und Murphy 1985). Darüber hinaus eignen sich diese Techniken nicht als Screeninguntersuchungen.

In den letzten Jahren nimmt die Definition von Biomarkern, welche die Sensitivität (insbesondere zur Früherkennung gut differenzierter Urothelcarcinome) und Spezifität der konventionellen Urinzytologie erhöhen sollen, einen besonderen Stellenwert ein. Neuere Biomarker (Glykoprotein p300, G-Aktin) zeichnen sich durch ihre hohe Sensitivität (85%–88%) und Spezifität (ca. 95%) aus, müssen jedoch noch in umfangreichen Screeningprogrammen getestet werden (Bonner et al. 1993, Hemstreet et al. 1996). Darüber hinaus befindet sich eine Reihe weiterer Tests in Screeningprogrammen in Erprobung: Blasen-Tumor-assoziiertes-Antigen-(BTA-)-

Test, BTA *stat*-Test, BTA TRAK-Test, Fibrin/Fibrinogen-Abbauprodukte-Test, Nukleäres-Matrix-Protein-(NMP 22-)Test, Telomerase-Screening (Ramakumar et al. 1999).

8. Therapie

8.1 Therapie oberflächlicher Carcinome

Die fraktionierte transurethrale Resektion (TUR bzw. TURBT) ist bei mehr als 80% der oberflächlichen Carcinome möglich und dann Therapie der Wahl. Darüber hinaus scheint die TUR für die zielgerichtete Mediierung adjuvanter intravesicaler Therapiemaßnahmen von Bedeutung zu sein (See und Williams 1992). Obwohl die 5-Jahres-Überlebensrate bei diesem Patientenkollektiv bis zu 90% beträgt, rezidivieren nach alleiniger TUR 30 bis 80% der Patienten – zumeist innerhalb von 3 Monaten (Heney et al. 1983, Kaubisch et al. 1991), und eine Progression tritt bei bis zu 30% der Patienten auf. Grund dafür ist zum Teil ein im Vergleich zur Cystectomie in 32–56% erfolgendes pathologisches Understaging durch alleinige TUR (Cummings et al. 1992). Bei einer zweiten TUR 4–12 Wochen nach initialer Resektion von pTa- bzw. pT1-Tumoren finden sich bei 31–58% der Patienten Resttumoren, sodaß insbesondere bei Hochrisikotumoren eine zweite transurethrale Resektion nach einigen Wochen sinnvoll scheint (Herr 1999). Andererseits wird die Implantation von im Rahmen der TUR freigesetzten Tumorzellen als Rezidivquelle diskutiert und bildet die Rationale der perioperativen intravesicalen Chemotherapie (See et al. 1989).

Bei Patienten mit hohem Rezidiv- bzw. Progressionsrisiko nach TUR sowie bei Patienten mit mittels TUR nicht sanierbarer Erkrankung ist die Durchführung intravesicaler Therapiemaßnahmen indiziert, während die alleinige transurethrale Resektion bei Patienten mit geringem Rezidiv- und Progressionsrisiko (pTa/pT1, G1/G2) Therapie der Wahl ist (Scher et al. 1998).

Unter intravesicaler Therapie werden prinzipiell zwei Therapieansätze mit unterschiedlichen Ansatzpunkten zusammengefaßt: Die intravesicale Immuntherapie mittels Bacillus Calmette-Guerin (BCG) und die intravesicale Chemotherapie. Diese beginnen üblicherweise 2–4 Wochen nach TUR in einer 4–8wöchigen Induktionsphase mit wöchentlicher intravesicaler Instillation und fakultativ anschließender Erhaltungschemotherapie monatlich über 6–12 Monate bzw. eine „BCG-Maintainance-Therapie" nach 3, 6, 12, 18 und 24 Monaten.

Effektive Chemotherapeutika, die im Rahmen der intravesicalen Therapie oberflächlicher Harnblasencarcinome eingesetzt werden, sind Mitomycin C (20–60 mg), Doxorubicin bzw. Epirubicin (40–80 mg) und neuerdings auch Valrubicin, während Thiotepa (30–60 mg) und Ethoglucid kaum noch Verwendung finden. Die genannten Chemotherapeutika werden nach 12stündiger Flüssigkeitskarenz in 20–50 ml Kochsalzlösung intravesical instilliert. Nach einer Stunde wird die Blase entleert, um eine Schädigung des normalen Urothels zu verhindern. Im Rahmen der Immuntherapie mit BCG, einem attenuierten lebenden Tuberculosekeim, wurden bislang 9 verschiedene Stämme in Konzentrationen zwischen 60 und 120 mg (z. B. Stamm-Connaugh-120 mg/50 ml-Kochsalzlösung) eingesetzt. Die genaue Wirkungsweise der intravesicalen BCG-Therapie ist ungeklärt. Fibronektin-vermittelte

Adhäsion an der urothelialen Oberfläche führt zur Internalisation von BCG. Anschließend kommt es direkt oder nach intrazellulärer Formation von BCG/Glycoprotein-Komplexen zur Aktivierung immunologischer Effektorzellen und somit zur Zytokinproduktion in der Blasenwand, welcher der eigentliche antitumorale Effekt zukommen dürfte.

8.1.1 Prophylaktische intravesicale Therapie

In 13 von 23 durchgeführten großen klinischen Studien konnte durch adjuvante intravesicale Chemotherapie oberflächlicher Urothelcarcinome mit Anthrazyklinen oder Mitomycin C im Vergleich zur alleinigen TUR eine signifikante Verringerung der Rezidivwahrscheinlichkeit um 14 bis 20% nachgewiesen werden, sodaß insgesamt 57% der Patienten rezidivfrei bleiben (Ali-el-Dein et al. 1997a, Kurth et al. 1997, Lamm et al. 1995). Gut differenzierte Urothelcarcinome zeigen hierbei höhere Ansprechraten als schlecht differenzierte, Epirubicin scheint effektiver und besser verträglich als Doxorubicin zu sein (Ali-el-Dein et al. 1997a). Die Reduktion der Rezidivhäufigkeit betrifft allerdings vor allem kurzfristig auftretende Rezidive – nach 5 Jahren konnte kein signifikanter Unterschied nachgewiesen werden (Lamm et al. 1991, Lamm et al. 1995). Ein Einfluß der prophylaktischen intravesicalen Chemotherapie auf die Progressionsrate konnte allerdings nicht festgestellt werden, was zum Teil an der geringen Progressionsrate von 14% innerhalb von 10 Jahren lag (Kurth et al. 1997, Pawinski et al. 1996). Obwohl bislang keine ausreichenden Daten vorliegen, ist aufgrund der guten lokalen Penetrationsfähigkeit ein deutlicherer Einfluß von Valrubicin auf die Progressionsrate im Vergleich zu anderen Zytostatika möglich.

In ähnlicher Weise wurde mit dem Ziel der Eliminierung von im Rahmen einer TUR gestreuten Tumorzellen bzw. aufgrund der möglicherweise postinterventionell am Resektionsort erhöhten Wirksamkeit der verwendeten Zytostatika die Effektivität einer einmaligen, innerhalb von 24 Stunden nach TUR erfolgenden intravesicalen Chemotherapie in zahlreichen Studien untersucht. Durch einmalige, unmittelbar nach TUR erfolgende, intravesicale Epirubicininstillation konnte eine signifikante Reduktion der Rezidivwahrscheinlichkeit um etwa die Hälfte nachgewiesen werden (Oosterlinck et al. 1993, Rajala et al. 1999). Vergleichbar gute Resultate wurden für die postoperative Instillation von Mitomycin C, Thiotepa und Doxorubicin, nicht jedoch für Valrubicin beschrieben (Patterson et al. 2000, Zincke et al. 1985, Zincke et al. 1983). In einer ähnlichen Studie konnte gezeigt werden, daß durch eine innerhalb von 6 Stunden nach TUR anschließende einmalige intravesicale Therapie mit Epirubicin vergleichbare Ergebnisse wie durch eine konventionelle intravesicalen Therapie mit Epirubicin erzielt werden konnten. Allerdings scheinen Patienten mit rezidivierenden oder entdifferenzierten Tumoren mehr von der konventionellen Therapie zu profitieren (Ali-el-Dein et al. 1997b). Eine dreiarmige randomisierte Studie, die eine Kontrollgruppe mit einer Gruppe verglich, die nach TUR eine intravesicale Mitomycininstillation, sowie mit einer Gruppe, die zusätzlich zur postoperativen auch eine intravesicale Erhaltungstherapie mit Mitomycin erhielt, zeigte, daß durch eine einzige Instillation die Rezidivrate nach 5 Jahren um 40%, durch anschließende konventionelle intravesicale Chemotherapie noch weiter gesenkt werden konnte (Tolley et al. 1996).

Im Gegensatz zur intravesicalen Chemotherapie konnte durch prophylaktische intravesicale BCG-Therapie – auch nach Versagen einer intravesicalen Chemotherapie – in 5 von 6 großen randomisierten Studien neben einer signifikanten Reduktion der Rezidivwahrscheinlichkeit (73% vs. 31%) und der Cystectomierate (42% vs. 20%) auch eine signifikante Senkung der Progressionsrate (63% vs. 38%) und Mortalität (45% vs. 25%) nach 10 Jahren gegenüber der alleinigen TUR nachgewiesen werden, sodaß im Anschluß an eine prophylaktische BCG-Therapie bis zu 75% der Patienten rezidivfrei bleiben (Herr et al. 1986, Herr et al. 1995, Lamm 1992, Lamm et al. 1991, Melekos et al. 1993, Pagano et al. 1991, Rubben et al. 1988, Witjes et al. 1993).

Randomisierte Studien, die eine prophylaktische BCG-Therapie mit einer intravesicalen Chemotherapie verglichen, zeigten zumeist eine signifikant ausgeprägtere Reduktion der Rezidivrate im BCG-Arm, vor allem bei Patienten mit hohem Rezidivrisiko (Lamm et al. 1991, Lundholm et al. 1996, Malmstrom et al. 1999, Martinez-Pineiro et al. 1990, Melekos et al. 1996, Rodrigues Netto Junior und Lemos 1983, Vegt et al. 1995), während andere Studien, welche Patienten mit besserer Prognose (ohne Tis) inkludierten, eine nicht-signifikant geringere Progressionsrate im Mitomycin-C-Arm fanden (Krege et al. 1996, Witjes et al. 1998b). Beide Therapieansätze waren einer alleinigen TUR überlegen (Malmstrom et al. 1999). Dementsprechend ist eine intravesicale Chemotherapie nur bei Patienten ohne Tis, BCG-refraktären Patienten und bei Patienten, die eine BCG-Therapie nicht tolerieren, indiziert.

Durch eine zusätzliche Erhaltungstherapie mit BCG (i.e., BCG-Instillationen 3 × wöchentlich 3, 6, 12, 18, 24, 30 und 36 Monate nach TUR) konnte in drei von vier großen randomisierten Studien eine weitere Verlängerung des rezidivfreien Intervalls und Senkung der Progressionsrate erzielt werden; eine intravesicale chemotherapeutische Erhaltungstherapie scheint hingegen nur bei verspätet einsetzender prophylaktischer Therapie sinnvoll zu sein (Badalament et al. 1987, Bouffioux et al. 1995, Lamm et al. 2000, Witjes et al. 1993).

Allerdings nehmen die Nebenwirkungen der BCG-Therapie mit längerer Therapiedauer zu, sodaß nur bei guter Verträglichkeit im Anschluß an die 6wöchige Initialtherapie eine Erhaltungstherapie durchgeführt werden sollte (Badalament et al. 1987). Die Messung therapeutisch relevanter Zytokine (IL-2 und IFNγ) im Urin dürfte ein geeigneter Marker sein, um die optimale Therapiedauer zu bestimmen (de Reijke et al. 1999). Durch zusätzliche intradermale Injektion von BCG konnte jedenfalls keine weitere Reduktion der Rezidivrate erzielt werden (Witjes et al. 1993).

Einen weiteren häufig untersuchten Therapieansatz repräsentiert auch die kombinierte oder sequentielle intravesicale Chemo- und Immuntherapie: In einer randomisierten Studie war die sequentielle Therapie mit BCG und Mitomycin einer alleinigen Mitomycintherapie nicht überlegen (Witjes et al. 1998a). Eine andere Gruppe fand ebenfalls keinen Unterschied bei Patienten mit papillären Carcinomen (Rintala et al. 1996), während Patienten mit Tis von einer kombinierten Therapie im Vergleich zur alleinigen Therapie mit Mitomycin C profitierten (Rintala et al. 1995). Allerdings fehlte in den durchgeführten Studien eine Vergleichsgruppe, die nur BCG erhielt, da BCG insbesondere bei Tis effektiv ist. In ähnlicher Weise scheint eine alternierende prophylaktische intravesicale BCG- und Epirubicintherapie einer alleinigen BCG-Therapie bei Patienten mit papillären Urothelcarcinomen nicht überlegen zu sein, wurde allerdings besser toleriert (Ali-el-Dein et al. 1999).

8.1.2 Therapie manifester und rezidivierter superfizieller Urothelcarcinome

Rezidive, die nach alleiniger TUR auftreten, werden im allgemeinen mittels erneuter TUR und anschließend wie im Rahmen der prophylaktischen intravesicalen Therapie behandelt; ist eine TUR nicht möglich, kann eine alleinige intravesicale Therapie unter cystoskopischem Monitoring einer Markerläsion erfolgen (Bono et al. 1994, Jimenez-Cruz et al. 1997, Pinsky et al. 1985).

Bei mehr als ein bzw. zwei Jahre nach Primärtherapie rezidivierenden Tis bzw. papillären Tumoren kann eine erneute intravesicale Therapie mit dem gleichen Therapieschema im Sinne einer Reinduktionstherapie versucht werden (Bui und Schellhammer 1997, Scher et al. 1998). Bei Versagen einer intravesicalen Therapie, persistierender positiver Urinzytologie ohne morphologisches Korrelat und schwerer urothelialer Dysplasie mit Atypien ist ein Wechsel der Therapiemodalität sinnvoll: Valrubicin hat sich in der Therapie von BCG-refraktären Tumoren als äußerst wirksam, Mitomycin als wenig wirksam (Malmstrom et al. 1999, Steinberg et al. 2000) und BCG bei Versagen einer intravesicalen Chemotherapie als effektiv erwiesen (Malmstrom et al. 1999, Witjes et al. 1993). Durch sequentielle intravesicale Chemotherapie mit Mitomycin C und Doxorubicin konnte in einer kleinen Studie eine deutlich höhere Ansprechrate von Tis (74% komplette Remissionen) als bei vergleichbaren historischen Kollektiven (34–42% CR) erzielt werden. Die Progressionsrate lag bei Respondern deutlich niedriger als bei Patienten, die nicht ansprachen. Allerdings entwickelten 41% der Responder im weiteren Verlauf trotz Erhaltungstherapie erneute Rezidive (Sekine et al. 1994).

Tritt eine Tumorprogression bzw. trotz Ausschöpfung organerhaltender chirurgischer und intravesicaler Therapiemaßnahmen ein Rezidiv auf, ist bei Patienten mit invasiven Carcinomen und bei Patienten mit multiplen oder besonders großen oberflächlichen Tumoren sowie bei Patienten mit ausgeprägten irritativen Blasenentleerungsstörungen, Drangincontinenz und kleiner Blasenkapazität immer eine „Salvage-Cystectomie" indiziert. Bei solitären nicht-invasiven Urothelcarcinomen des oberen Harntraktes kann eine organerhaltende Operation angestrebt werden, andernfalls ist die Nephroureterectomie mit Resektion des ostiumtragenden Anteils der Blase indiziert.

8.1.3 Experimentelle Therapiekonzepte

Experimentelle Therapieformen oberflächlicher Urothelcarcinome, wie immunthorapeutische Ansätze (Interferon-α, Keyhole Limpet Haemocyanin), Lasertherapie und photodynamische Therapie, sind vor allem bei Tumoren, die auf konventionelle Therapiemaßnahmen nicht ansprechen, vielversprechende Therapieoptionen, die jedoch allesamt noch in größeren randomisierten Studien evaluiert werden müssen (Prout et al. 1987).

Während die transurethrale Lasertherapie auf einer unselektiven thermischen Tumorzerstörung beruht, basiert die photodynamische Therapie auf der bevorzugten Aufnahme intravenös verabreichter Hämatoporphyrinderivate (Aminolaevulinsäure, Photofrin I) durch Tumorzellen aufgrund ihrer erhöhten Dichte an Rezeptoren für Low-Density-Lipoproteine. Die intravesicale Aktivierung dieser Photosensitizer durch YAG-Laser (400–760 nm) führt zur Bildung zytotoxischer Sauerstoffradikale, Endothelzellschädigung und lokaler Entzündung (Nseyo et al. 1998b). Durch photodynamische Therapie konnte bei therapierefraktären papillären und in-situ-Carcinomen eine komplette Remissionsrate von 84% bzw. 58–75% mit dauerhaften Remissionsraten von 31–59% erzielt werden (Nseyo et al. 1998a, Nseyo et al. 1998b). Häufige Nebenwirkungen der photodynamischen Therapie sind Cystitiden mit Pollakisurie, Drangincontinenz, Nykturie und Blasenspasmen, während Blasencontracturen bei 4–24% der Patienten auftreten. Darüber hinaus besteht 6 Wochen nach Therapie eine erhöhte Photosensibilität.

Durch Kombination von lokaler Mikrowellenhyperthermie und intravesicaler Therapie mit Mitomycin konnte in einer kleinen randomisierten Studie eine signifikant höhere Ansprechrate als nach alleiniger intravesicaler Mitomycintherapie gezeigt werden (Colombo et al. 1996). Bei Patienten, bei denen eine intravesicale Therapie versagt hatte und eine TUR aufgrund von Multifokalität nicht möglich war, konnte durch Kombination von lokaler Mikrowellenhyperthermie und intravesicaler Therapie mit Mitomycin bei 84% ein Ansprechen und eine TUR mit curativer Intention ermöglicht werden (Colombo et al. 1998).

Keyhole limpet hemocyanin (KLH) ist ein hochantigenes Macroprotein, welches – ähnlich wie BCG – nach subcutaner Präimmunisation und intravesicaler Applikation zu einer unspezifischen Immunstimulierung führt. In einer relativ kleinen randomisierten Studie war die Rezidivrate bei Patienten mit oberflächlichen Urothelcarcinomen nach intravesicaler KLH-Therapie signifikant geringer als nach intravesicaler Chemotherapie mit Mitomycin C (Jurincic et al. 1988), während eine andere Studie eine nicht signifikante Reduktion der Rezidivhäufigkeit im Vergleich zur Kontrollgruppe, welche eine intravesicale Chemotherapie mit Ethoglucid erhielt, fand (Flamm et al. 1994). In einer weiteren kleinen Studie, welche insgesamt 38 Patienten in einen prophylaktischen BCG-Arm und einen KLH-Arm randomisierte, zeigte sich eine nicht-signifikante geringere Rezidivhäufigkeit im BCG-Arm (Kalble et al. 1991). Erste Studienergebnisse zeigen auch bei Tis langanhaltende Remissionen durch intravesicale Therapie mit KLH (Jurincic-Winkler et al. 1995). Ein wesentlicher Vorteil dieser intravesicalen Therapie ist ihre minimale Toxizität; weniger als 1% der Patienten entwickeln eine Cystitis, unter 4% Fieber.

Rationale der intravesicalen Interferontherapie ist, daß Interferon-mediierten Effekten im Rahmen der intravesicalen Immuntherapie mit BCG eine entscheidende therapeutische Rolle zukommen dürfte. Die intravesicale Interferontherapie (zumeist 6×50–100 Millionen Einheiten in wöchentlichem Abstand) ist bei Tis effektiver als bei papillären Tumoren, die therapeutische Effektivität liegt jedoch deutlich hinter der intravesicalen BCG-Therapie und ist bei BCG-refraktären Patienten etwas weniger ausgeprägt (Glashan 1990, Jimenez-Cruz et al. 1997, Torti et al. 1988). Durch unmittelbar postoperativ erfolgende Interferoninstillation konnte jedenfalls keine Senkung der Rezidivrate im Vergleich zur alleinigen TUR erzielt werden (Rajala et al. 1999). Auch war eine kombinierte Therapie mit Epirubicin und Interferon-α 2b einer alleinigen Epirubicintherapie nicht überlegen (Ferrari et al. 1992). Trotz enthusiastischer Daten einer vorangegangenen Phase-II-Studie konnte in einer größeren und randomisierten Studie durch alternierende Erhaltungstherapie mit BCG und Interferon-α 2b im Anschluß an eine postoperative Mitomycintherapie im Vergleich zur Erhaltungstherapie mit BCG kein Vorteil erzielt werden (Kaasinen et al. 2000).

Obwohl eine frühe Studie mit Bropiramin, welches nach oraler Einnahme die Freisetzung zahlreicher Zytokine induziert, wesentlich höhere Ansprechraten bei Tis als BCG und auch eine hohe Effektivität nach BCG-Versagen zeigte, konnten diese Ergebnisse in größer angelegten Zulassungsstudien nicht reproduziert werden. Aufgrund der häufig beobachteten Cardiotoxizität wird Bropiramin nicht mehr verwendet (Sarosdy 1997).

Das Pseudomonas Exotoxin TP-40 zeigte in einer Phase-I-Studie eine überzeugende Effektivität gegen Tis (Goldberg et al. 1995). Allerdings fehlen bislang Ergebnisse größer angelegter Untersuchungen.

Auch die kombinierte Anwendung von anderen immunmodulierenden Substanzen wie Interleukin 12 befindet sich derzeit in Erprobung (Clinton et al. 2000), während durch eine adjuvante orale Retinoidtherapie keine Senkung der Rezidivrate nach TUR beobachtet werden konnte (Decensi et al. 2000).

Aufgrund der guten Zugänglichkeit und der häufigen p53-Mutation repräsentieren superfizielle Urothelcarcinome eine ideale therapeutische Zielstruktur für gentherapeutische Konzepte, bei welchen p53 als Targetmolekül dient. Im Tierversuch konnte durch die Gabe zytotoxischer T-Lymphozyten, welche mit p53-überexprimierenden Zellen reagierten, eine antitumorale Wirkung erzielt werden (Peralta et al. 1999). Virale Transfektionsstudien mit p53 befinden sich ebenfalls in intensiver Erprobung.

8.1.4 Komplikationen der intravesicalen Therapie

Die Nebenwirkungen der intravesicalen zytostatischen Therapie kommen durch die lokal hohe Konzentration bzw. die systemische Resorption der verwendeten Zytostatika zustande: Chemische Cystitiden sind die häufigste Begleiterscheinung bei intravesicaler Therapie mit Doxorubicin und Epirubicin (ca. 38–50%), Thiotepa (24%), aber auch nach Mitomycin C (ca. 7–15%). Eine Verminderung der Blasenkapazität bis zur Blasencontractur, die eine Cystectomie erforderte, wurde vor allem bei Mitomycin, seltener bei Doxorubicin und bislang nicht bei Valrubicin beobachtet. Valrubicin wird als lipophiles Anthracyclin signifikant besser in Tumorzellen aufgenommen, während die durch Anionenbindung vermittelten mucosalen, cardialen und cutanen Toxizitäten signifikant geringer ausgeprägt sind. Mitomycin C kann lokale oder generalisierte Exantheme durch Kontaktdermatitis oder eine Überempfindlichkeitsreaktion hervorrufen. Thiotepa wird aufgrund seines im Vergleich zu Doxorubicin und Mitomycin C geringeren Molekulargewichtes bis zu einem Drittel systemisch resorbiert und kann so myelotoxisch wirken (16%) bzw. sekundäre Leucaemien verursachen (Hollister und Coleman 1980).

Signifikante Begleitreaktionen treten bei etwa 6% der Patienten nach intravesicaler Therapie mit BCG und gehäuft bei prolongierter Erhaltungstherapie nach intravesicaler Induktionstherapie mit BCG auf (Badalament et al. 1987). Bei etwa 90% der Patienten treten – vor allem nach mehrmaliger intravesicaler Therapie – subfebrile Temperaturen, dysurische Beschwerden und Cystitiden auf (Lamm et al. 1992), welche zumeist gut auf nichtsteroidale Antirheumatika ansprechen. Gehen diese mit einer manifesten Hämaturie einher (30%), ist eine Kurzzeittherapie mit Isoniazid (300 mg) indiziert (Lamm et al. 1992). Fieber (28%) und Übelkeit (8%) treten wesentlich seltener, ureterale Obstructionen und Blasencontracturen, allergische Reaktionen und Exantheme treten jeweils bei weniger als 0,5% der Patienten auf. Wesentlich häufiger kommt es zu grippeartigen Symptomen, seltener kommt es zu hochfebrilen Zuständen (3–5%), welche nur schwer von manifesten tuberculösen Infektionen abzugrenzen sind. Das Risiko einer ausgeprägten lokalen oder systemischen Tuberculoseinfektion steigt, wenn die intravesicale Therapie während Episoden schwerer Cystitiden, bei Patienten mit Macrohämaturie, bei immunkompromittierten Patienten oder bei Patienten unter Cortisontherapie oder nach traumatischer Blasenkatheterisierung erfolgt. Typischerweise treten klinisch manifeste Epididymitis, Orchitis, Prostatitis, Pneumonitis und Hepatitis bei unter 1% der Patienten auf und werden mit INH und Rifampicin (600 mg) behandelt. Im Falle einer Abszedierung erfolgt zusätzlich eine Therapie mit Ethambutol. Sehr seltene (0,4%) septische Infektionen verlaufen trotz Behandlung (Rifampicin, Isoniazid, Prednisolon) in 20% der Fälle fatal (Lamm et al. 1992, Rischmann et al. 2000). Eine prophylaktische Therapie mit Isoniazid ist nur bei erneuter BCG-Exposition von Patienten nach therapieinduzierter hämorrhagischer Cystitis indiziert; die Effektivität der BCG-Therapie wird hierdurch nicht beeinflußt (Stassar et al. 1994, Vegt et al. 1997).

8.2 Therapie invasiver Carcinome

Für die Therapie muskelinvasiver Blasencarcinome stehen in Abhängigkeit vom Tumorstadium und dem biologischen Verhalten des Tumors eine Reihe therapeutischer Optionen zur Verfügung. Standardvorgehen ist die radikale Cystoprostatectomie bei Männern bzw. vordere Exenteration bei Frauen in Verbindung mit einer pelvinen Lymphknotendissektion und anschließender Rekonstruktion der Harnwege. Ausgewählte Patienten scheinen von organerhaltenden Therapieansätzen mittels definitiver Strahlentherapie oder multimodalen Therapiekonzepten aus TUR bzw. Segmentresektion der Blase in Kombination mit Chemo- und/oder Strahlentherapie zu profitieren. Das Ausmaß chirurgischer Interventionen orientiert sich vor allem am Zustand des Patienten, an der Invasionstiefe, dem Vorliegen einer lymphovasculären Invasion oder dem Befall lokoregionärer Lymphknoten. Die radikale Cystectomie ist vor allem bei gleichzeitig vorliegenden diffusen Tis, Grad-3-Malignomen mittlerer Invasionstiefe (T2) und/oder Zeichen einer lymphovasculären Invasion und bei T3- und T4a-Tumoren praktisch immer indiziert. Eine alleinige TUR invasiver Urothelcarcinome ist aufgrund der hohen Rezidivrate nicht indiziert; in 90% der Cystectomiepräparate nach TUR finden sich Resttumore, in 32% davon solche trotz negativer zweiter TUR (Herr und Scher 1994, Herr et al. 1990).

8.2.1 Radikale Cystectomie

Durch radikale Cystectomie mit en bloc bilateraler pelviner iliacaler Lymphknotendissektion lassen sich bei muskelinvasiven Carcinomen 5-Jahres-Überlebensraten von 60–76% bei T2-Tumoren, 25–52% bei T3-Tumoren und 15–36% bei T4-Tumoren erzielen. Dies entspricht einer Verdopplung der 5-Jahres-Überlebensraten im Vergleich zur alleinigen TUR in diesem Patientengut (Bredael et al. 1980, Douglas et al. 1996, Gschwend et al. 2000, Roehrborn et al. 1991, Skinner und Lieskovsky 1984). Die Operation inkludiert bei Männern die Entfernung der Prostata, Samenblasen und des pelvinen Peritoneums. Bei Frauen ist die Entfernung von Cervix, Uterus und Ovarien und bei Tumoren, welche die hintere Blasenwand durchdringen, auch die Entfernung der vorderen Vaginalwand erforderlich. Eine Urethrectomie ist bei Männern bei Befall der anterioren oder prostatischen Urethra und bei Frauen bei Beteiligung des Blasenhalses in jedem Fall indiziert. Die pelvine iliacale Lymphadenectomie ist aufgrund des in Abhängigkeit von der Größe des Primärtumors häufigen (15–25%) gleichzeitigen Vorliegens klinisch occulter Lymphknotenmetastasen, der Reduktion der Lokalrezidivrate, der geringen Morbidität, der wichtigen prognostischen Information und der Möglichkeit der Identifizierung von Patienten, die am meisten von weiteren adjuvanten Therapiemaßnahmen profitieren, nahezu immer indiziert (Lerner et al. 1993, Roehrborn et al. 1991, Skinner 1982, Smith und Whitmore 1981a). Die perioperative Mortalität liegt unter 3%, die postoperative Komplikationsrate (Blutung, Rectumverletzung, thromboembolische Komplikationen, Infektion, Dünndarmobstruction) zwischen 21 und 32% (Frazier et al. 1992). Retrospektive Analysen zeigen eine weitere Verringerung der Rezidivrate durch eine ausgedehntere, an der Aortenbifurcation beginnende retroperitoneale Lymphadenectomie (Poulsen et al. 1998). Durch die Entwicklung nervenschonender operativer Techniken kann die Cohabitationsfähigkeit ohne Erhöhung der Rezidivrate – altersabhängig – in ca. 40% der Fälle erhalten werden (Schoenberg et al. 1996).

8.2.2 Rekonstruktion der Harnwege

Im Anschluß an die radikale Cystectomie erfolgt typischerweise die Anlage eines Urinreservoirs. Bei Mitbeteiligung des Blasenhalses, Atypien bzw. Ausgangspunkt von Urothelcarcinomen im Bereich der (prostatischen) Urethra oder gleichzeitig bestehenden benignen Erkrankungen der unteren Harnwege (Harnröhrenstricturen, Sphincterdysfunktion) ist meist eine externe Ableitung in Form eines continenten katheterisierbaren Urinreservoirs erforderlich, andernfalls erfolgt im Anschluß die Rekonstruktion der unteren Harnwege, zumal das Risiko eines urethralen Rezidivs in Abhängigkeit von der Invasivität, Lage und Größe des Primärtumors innerhalb von 5 Jahren nur zwischen 4 und 18% liegt (Hautmann et al. 1999, Hautmann und Simon 1999, Levinson et al. 1990, Schellhammer und Whitmore 1976, Skinner et al. 1991a). Contraindikationen für die Anlage eines katheterisierbaren Reservoirs sind mangelnde Compliance sowie obstruktiv bedingte, deutlich eingeschränkte Nierenfunktion. Incontinente Ileumconduits zeichnen sich zwar durch eine geringe perioperative Komplikationsrate, aber durch signifikante Langzeitkomplikationen, wie ureterale oder ileale Stricturen, Nierenfunktionsstörungen, metabolische Acidose und Pyelonephritis, in 30–40% der Patienten aus (Bricker 1978, Nurmi et al. 1988). Bei diesen Patienten besteht auch die Möglichkeit der Anlage eines ileo-analen Reservoirs. Aufgrund der hohen Komplikationsrate (Nierenfunktionsstörungen, metabolische Acidose, Steinbildung, ascendierende Pyelonephritis, Incontinenz, Dickdarmcarcinome) ist eine Ureterosigmoidostomie nur noch bei fehlender Möglichkeit einer anderen continenten Harnableitung indiziert (Bissada et al. 1995).

Continente Urinreservoirs sowie orthotope Neoblasen befinden sich zur Optimierung ihrer Kapazität, Compliance, metabolischen Neutralität und Entleerungseigenschaften in ständiger Weiterentwicklung. Prinzipiell gibt es zwei Formen cutaner continenter Urinreservoirs: Indiana-Pouches bestehen größtenteils aus detubularisierten Anteilen des rechten Hemicolons mit einer gepachten Ileumplicatur, um die Ileocaecalklappe als continentes Stoma zu verwenden (Rowland und Kropp 1994). Das angelegte Urostoma ist bei ca. 97% der Patienten continent, Hauptkomplikationen sind Stricturen, Stomadysfunktionen und Reservoirdysfunktionen, die in etwa 17% eine Reoperation erfordern. Alternativ dazu wurden mit vergleichbaren Ergebnissen Kock-Pouches, die ausschließlich aus Ileum bestehen, als cutane continente Urinreservoirs entwickelt (Skinner et al. 1984).

Diesen Techniken steht zunehmend die Möglichkeit der orthotopen Harnableitung durch Anastomose der erhaltenen Urethra mit einer Neoblase gegenüber. Neoblasen aus einem ileocaecalen Segment (Mainz Pouch) (Leissner et al. 1999), einem ileocolischen Segment (Eisenberger et al. 1999), reine Ileumpouches (Hautmann et al. 1999) und ileale Kock-Pouches (Ghoneim et al. 1992) sowie detubularisierte Sigmoideumsegmente als Pouches (Reddy et al. 1991) erlauben 80–96% der Patienten, spontan zu urinieren. Ebenso viele Patienten sind tagsüber, ein etwas geringerer Anteil in der Nacht und auch nach vorangegangener Radiatio continent.

8.2.3 Partielle Cystectomie

Segmentresektionen der Blase (Blasenwandteilresektionen, partielle Cystectomie) und alleinige transurethrale Resektion bieten im Vergleich zur radikalen Cystectomie den Vorteil des Erhalts der normalen Miction sowie der Potenz und eine geringere postoperative Morbidität und Mortalität. Mit diesem Verfahren lassen sich bei entsprechender Patientenselektion – nur 3–19% der Patienten mit muskelinvasiven Blasencarcinomen sind Kandidaten – gleich gute Erfolge erzielen wie durch radikale Cystectomie (Novick und Stewart 1976, Utz et al. 1973). Diese operative Vorgehensweise ist nur bei unifokalen T1- oder T2-Tumoren (meist Adenocarcinome), die mehr als 2 cm vom Blasenhals entfernt vor allem im Bereich des Blasendaches oder der anterolateralen Blasenwand gelegen sind und macroskopisch komplett mit einem 2 cm Sicherheitsabstand reseziert werden können, indiziert. Weiters ist eine partielle Cystectomie nur bei fehlender Hydronephrose, fehlender Lymphknotenmetastasierung, ausreichender postoperativer Blasenkapazität und fehlenden Atypien im Bereich des verbleibenden Blasenanteils gerechtfertigt (Herr und Scher 1994, Scher et al. 1989, Sternberg et al. 1993, Sternberg et al. 1999). Seltener können Patienten mit T3- und T4-Tumoren, die durch neoadjuvante Chemotherapie eine komplette klinische Remission erlangen, auch Kandidaten für ein organerhaltendes Vorgehen sein (Sternberg et al. 1993). Präoperativ erfolgt häufig eine kurze Radiatio (10–12 Gy über 3–4 Tage) mit dem Ziel, eine mögliche Tumorimplantation an der Incisionsstelle zu verhindern und so die in Abhängigkeit vom histopathologischen Grading relativ hohe Lokalrezidivrate von 30–80% zu minimieren (Herr und Scher 1994, Srougi und Simon 1994). Nach Exploration der pelvinen Lymphknoten wird bei der Operation der Tumor samt einer zumindest 2 cm breiten umgebenden Blasenmanschette, welche die gesamte Blasenwand umfaßt, entfernt (Dandekar et al. 1995, Herr und Scher 1994, Mazeron et al. 1988, Pernot et al. 1996).

Die 5-Jahres-Überlebensrate nach partieller Cystectomie liegt in einem unselektionierten Patientengut zwischen 27 und 59%, bei strengerer Patientenselektion deutlich höher (Brannan et al. 1978, Evans und Texter 1975, Resnick und O'Conor 1973). Ähnliche Resultate liegen bei entsprechender Patientenselektion für die alleinige transurethrale Resektion invasiver Urothelcarcinome vor (5-Jahres-Überleben 27–65%) (Barnes et al. 1977, Henry et al. 1988, Herr 1987).

8.2.4 Strahlentherapie

8.2.4.1 Definitive Radiatio

Die Durchführung einer definitiven Radiatio – zumeist in 4-Feld-Technik mit einer Felddosis von etwa 50 Gy auf die Blase und das kleine Becken und einem lokalen Boost auf den Tumor von 18 Gy in Fraktionen zu 1,8–2 Gy (Duncan und Quilty 1986) – erfolgt zumeist bei Patienten, die primär nicht operiert werden können. Eine komplette Remission wird bei 40–50% der Patienten erreicht, lokale Tumorkontrolle ist in 23–50%, bei vorangegangener kompletter TUR in ca. 70% der Fälle möglich (Birkenhake et al. 1998, Shipley et al. 1987b). Deutlich höhere Remissionsraten wurden in zumeist kleinen Studien durch gleichzeitige Chemotherapie beschrieben (Birkenhake et al. 1998, Radosevic-Jelic et al. 1999). In zwei randomisierten Studien wurde die Durchführung einer präoperativen Radiatio mit anschließender Cystectomie mit der alleinigen Radiatio und Salvage-Cystectomie bei Therapieversagen verglichen: Obwohl höhere 5-Jahres-Überlebensraten in der ersten Gruppe beobachtet wurden, war der Unterschied nur in einer Studie und nur bei Patienten unter 60 Jahren signifikant (Bloom et al. 1982, Sell et al. 1991). Eine verzögerte Cystectomie im Anschluß an eine Radiatio mit curativer Intention ist daher mit keiner erhöhten Mortalität vergesellschaftet (Douglas et al. 1996, Smith und Whitmore 1981b). Das Gesamtüberleben hängt dabei wesentlich vom Erkrankungsstadium bei Therapiebeginn (0–16%, 10–43%, 27–64% bzw. 35–71% 5-Jahres-Überleben bei T4-, T3-, T2- bzw. T1-Tumoren) sowie vom Erreichen der lokalen Kontrolle ab; das 5-Jahres-Überleben beträgt bei erreichter lokaler Kontrolle bis zu 79%, im Vergleich zu 11% bei Nichtansprechen, bzw. bei anschließender „Salvage"-Cystectomie 40–45% (Abratt et al. 1983, Bell et al. 1999, Duncan und Quilty 1986, Dunst et al. 1994, Fossa et al. 1993, Gospodarowicz et al. 1991, Greven et al. 1990, Quilty et al. 1986, Sengelov und von der Maase 1999, Shipley et al. 1987b). Bei Therapieversagern nach (Chemo-)Radiatio ist auch die Anlage orthotoper continenter Ileumreservoirs möglich (Housset et al. 1993). Positive prädiktive Parameter für den Erfolg der Radiotherapie sind jüngeres Patientenalter, hoher prätherapeutischer Hämoglobinspiegel, papilläre Tumorkonfiguration, macroskopisch radikale Resektion durch TUR, fehlende ureterale Obstruction sowie die applizierte Dosis (mindestens 60 Gy) (Dunst et al. 1994, Fung et al. 1991, Gospodarowicz et al. 1991, Greven et al. 1990, Shipley et al. 1987b, Shipley et al. 1985).

Vielversprechende experimentelle strahlentherapeutische Konzepte des Blasencarcinoms sind die intraoperative Teletherapie, die Brachytherapie mittels Radiumimplantaten, die hypoxische Radiosensibilisierung und die hyperfraktionierte Radiatio (Hoskin et al. 1999, Rostom et al. 2000, van der Werf-Messing et al. 1983).

Häufige strahleninduzierte Toxizitäten sind Dysurie, Urge-Incontinenz, Hämaturie und Diarrhö (50–70%). Proktitis, Cystitis, Adhäsionen und Enteritis mit Ileussymptomatik und Blasencontracturen treten bei weniger als 15% der Patienten auf, Blasenkapazität und Blasenfunktion bleiben bei 91% der Patienten unverändert, Harn- oder Stuhlincontinenz wurden ebenso wie Störungen der Libido oder Cohabitationsfähigkeit nicht beobachtet, 10–24% entwickeln eine schwere intestinale oder vesicale (Spät)toxizität, die bei etwa 1,6% der Patienten eine Cystectomie erforderlich macht (Dunst et al. 1994, Gospodarowicz et al. 1991, Lynch et al. 1992).

8.2.4.2 Präoperative Radiatio

Rationale der präoperativen Radiatio ist einerseits die Minimierung der intraoperativen Tumorzellaussaat, andererseits die präoperative Tumorverkleinerung. Ein präoperatives Downstaging in T0, T1 bzw. Tis konnte durch eine neoadjuvante Radiatio mit 40 Gy bei 39% der Patienten erzielt werden (Shipley et al. 1982). Ein signifikanter Überlebensvorteil sowie eine verbesserte lokale Tumorkontrolle durch neoadjuvante Strahlentherapie vor Cystectomie konnte bisher nur in einer einzigen Studie nachgewiesen werden, welche die Ergebnisse dieser Therapiemodalität mit einer historischen Kontrollgruppe verglich. Diese Ergebnisse wurden jedoch in einigen zum Teil randomisierten Vergleichsstudien mit unterschiedlichen Dosisintensitäten nicht bestätigt; es zeigte sich in manchen Studien lediglich ein nicht signifikanter Überlebensvorteil für jene Patienten, die eine präoperative Radiatio erhielten (Prout et al. 1971, Skinner und Lieskovsky 1984, Smith et al. 1997). Der Einfluß der neoadjuvanten Radiatio auf die postoperative Komplikationsrate wird kontroversiell diskutiert (Crawford und Skinner 1980, Shipley et al. 1982). Obwohl es wahrscheinlich Patienten gibt, die von einer präoperativen Radiatio profitieren, sollte diese Therapiemodalität nur im Rahmen randomisierter klinischer Studien erfolgen.

8.2.4.3 Postoperative Radiatio

Bislang liegen keine randomisierten Studien vor, welche einen Vorteil einer adjuvanten Radiatio im Anschluß an eine Cystectomie zeigen konnten. In den meisten durchgeführten Studien war eine postoperative Radiatio mit einer hohen Komplikationsrate vergesellschaftet; über 30% der Patienten entwickeln eine Dünndarmobstruction (Kantoff et al. 1997).

8.2.5 Chemotherapie

Trotz chirurgischen und/oder strahlentherapeutischen Vorgehens entwickeln etwa 50% der Patienten Lokal- und/oder Fernrezidive. Zur Minimierung der Rezidivrate wurde die Effektivität einer neoadjuvanten und adjuvanten Chemotherapie in zahlreichen Studien untersucht. Während die Beurteilung der adjuvanten Chemotherapie von Urothelcarcinomen zumeist auf einem erfolgten exakten pathologischen Staging basiert, ist die Patientenselektion und die Bewertung der Effektivität neoadjuvanter Therapiekonzepte problematisch, zumal das klinische Tumorstadium häufig vom pathologischen Tumorstadium divergiert; die tatsächliche Invasionstiefe korreliert beispielsweise nur in 48% der Fälle mit der Beurteilung in bildgebenden

Verfahren (Herr 1992). Andererseits erlaubt eine neoadjuvante Chemotherapie die Evaluierung der Therapieeffektivität anhand einer Markerläsion und eine entsprechende Adaptierung der weiteren Therapie, eine optimale Medikamenten„delivery", bevor es durch Operation oder Strahlentherapie zu einer Störung der Vascularisation eventueller Resttumoren kommt, und häufig auch ein Downstaging und ermöglicht damit die Operabilität bzw. eine organerhaltende Operation. Darüber hinaus gestatten neoadjuvante Therapiekonzepte aufgrund der relativ langen postoperativen Morbidität bei dem vorwiegend älteren Patientengut (nur 25–69% der Patienten erhielten die gesamte geplante Chemotherapie in adjuvanten Therapiestudien) (Skinner et al. 1991b, Stockle et al. 1995) die Durchführung einer frühzeitig einsetzenden systemischen Therapie.

8.2.5.1 Adjuvante Chemotherapie

Die Effektivität einer postoperativen Chemotherapie wurde in zahlreichen, zumeist nicht-randomisierten Studien untersucht (Logothetis et al. 1988, Skinner et al. 1991b, Stockle et al. 1995, Wei et al. 1996). Obwohl die meisten randomisierten Studien aufgrund ihres Protokolls, der geringen Patientenzahl bzw. ihrer Durchführung (Patientenselektion, keine Therapie bei Rezidiv) kritisiert wurden (Sylvester und Sternberg 2000), konnte in den meisten Studien durch adjuvante Polychemotherapie mit dem CMV-, CAP-, M-VAC- bzw. M-VEC-Schema (s. Abschnitt 8.3) bei Patienten mit hohem Rezidivrisiko (Lymphknotenmetastasen, extravesicale Tumorausbreitung) im Anschluß an eine radikale Cystectomie eine signifikante Verlängerung des krankheitsfreien sowie des Gesamtüberlebens – bei allerdings relativ hoher Toxizität – gezeigt werden (Freiha et al. 1996, Skinner et al. 1991b, Stockle et al. 1995), während in einer randomisierten Studie durch eine adjuvante Monochemotherapie mit Cisplatin kein Überlebensvorteil erzielt werden konnte (Studer et al. 1994). Die Effektivität der adjuvanten Chemotherapie im Anschluß an eine definitive Radiatio ist deutlich weniger gut untersucht: In einer prospektiv randomisierten Studie konnte durch adjuvante Chemotherapie mit Doxorubicin und 5-Fluoruracil keine weitere Reduktion der Rezidivhäufigkeit oder Mortalität erzielt werden (Richards et al. 1983). Zusammengefaßt scheinen vor allem Hochrisikopatienten mit T3b- oder T4-Tumoren, Lymphknotenbefall oder Invasion von Lymph- und Blutgefäßen am meisten von der adjuvanten Chemotherapie zu profitieren, während diese bei Patienten mit niedrigem Rezidivrisiko derzeit nicht indiziert ist. Dies könnte sich in den nächsten Jahren durch den Einsatz von neuen Zytostatika, welche sich in der Therapie metastasierter Urothelcarcinome als effektiv und gut verträglich erwiesen haben (s. Abschnitt 8.3), relativieren.

8.2.5.2 Neoadjuvante Chemotherapie und Radiochemotherapie

Die meisten neoadjuvanten Therapiestudien basieren auf cisplatin- und methotrexathaltigen Kombinationschemotherapien wie M-VAC (Methotrexat, Vinblastin, Doxorubicin, Cisplatin), CISCA (Cisplatin, Doxorubicin, Cyclophosphamid) und CMV (Cisplatin, Methotrexat, Vinblastin), Cisplatin und 5-Fluoruracil und anschlieβender Cystectomie, definitiver Radiatio oder organerhaltender Operation (International Collaboration of Trialists 1999, Logothetis et al. 1985, Prout et al. 1990, Rotman et al. 1987, Scher et al. 1989, Splinter et al. 1992, Tester et al. 1993, Vikram et al. 1998). Da in den meisten Studien die Rate klinischer und pathologischer Remissionen durch eine gleichzeitige oder anschließende Strahlentherapie signifikant erhöht wurde, ist die Radiatio integraler Bestandteil der meisten neoadjuvanten Therapiestrategien (Housset et al. 1993, Scher et al. 1989). In zahlreichen nichtrandomisierten Studien wurden durch diese kombinierten Therapiemodalitäten Ansprechraten zwischen 60 und 80% bei einer kompletten Remissionsrate von 27–67% beschrieben. In den meisten dieser Studien zeigten sich bei Patienten, bei denen zuvor eine vollständige TUR erfolgte, höhere Remissionsraten als bei Patienten, bei denen lediglich eine diagnostische Biopsie erfolgte (Farah et al. 1991, Hall et al. 1984, Prout et al. 1990, Scher et al. 1989, Shearer et al. 1988). In vier großen randomisierten Studien, welche die Effektivität einer zusätzlichen neoadjuvanten Chemotherapie vor Chemoradiatio und anschließender blasenerhaltender Operation bzw. Cystectomie bei Nichtansprechen (Shipley et al. 1998), die Durchführung einer neoadjuvanten Chemotherapie vor definitiver Lokaltherapie (International Collaboration of Trialists 1999), einer zusätzlichen Chemotherapie im Rahmen der definitiven oder präoperativen Radiatio (Coppin et al. 1996) bzw. die Cystectomie, Strahlentherapie sowie Cystectomie und Strahlentherapie mit und ohne neoadjuvante Chemotherapie (Hall 1996) verglichen, zeigte sich bezüglich des Gesamtüberlebens kein signifikanter Vorteil einer neoadjuvanten Chemotherapie. Nur in einer Studie, und dort nur bei T3- und T4a-Tumoren, war ein signifikanter Benefit durch eine neoadjuvante Chemotherapie zusätzlich zur präoperativen Radiatio und Cystectomie (Malmstrom et al. 1996) nachweisbar.

Eine Metaanalyse randomisierter Studien mit Cisplatin-haltiger Chemotherapie konnte bis auf einen nicht signifikanten Überlebensvorteil bei jüngeren Patienten (< 60 a) keinen Vorteil einer zusätzlichen neoadjuvanten Chemotherapie gegenüber einer alleinigen Cystectomie oder definitiven Strahlentherapie nachweisen (Advanced Bladder Cancer Overview Collaboration 2000). Grund dafür ist unter anderem die mangelnde Korrelation zwischen klinischem und pathologischem Staging; auch bei klinisch kompletter Remission lassen sich in 38% der Cystectomiepräparate noch invasive Urothelcarcinome nachweisen (Scher et al. 1988). Auch in anderen Analysen beschränkte sich der Vorteil einer neoadjuvanten Chemotherapie nur auf Patienten in gutem Allgemeinzustand und solche, bei denen es zu einer kompletten pathologischen Remission kam (Martinez-Pineiro et al. 1995, Splinter et al. 1996, Vogelzang et al. 1993). Bislang existiert nur eine randomisierte Studie, die eine kombinierte neoadjuvante und adjuvante Chemotherapie mit der alleinigen adjuvanten Chemotherapie nach Cystectomie verglichen hat (Logothetis et al. 1996). Dabei fand sich lediglich die nicht signifikante Erhöhung der Resektabilität bei ausgedehnten Urothelcarcinomen und kein Einfluß auf die Prognose.

Ein wesentlicher Aspekt neoadjuvanter Therapiestrategien ist jedoch die Möglichkeit eines organerhaltenden Vorgehens im Anschluß an eine erfolgreiche neoadjuvante Chemotherapie: Durch neoadjuvante Chemotherapie und anschließende neoadjuvante Radiatio konnte bei 54–57% der Patienten ein primär organerhaltendes Vorgehen ermöglicht werden (Given et al. 1995, Herr et al. 1998, Vogelzang et al. 1993). Allerdings entwickelten 34–57% jener Patienten, die auf eine neoadjuvante Chemotherapie und konsekutive Radiatio, Blasenteilresektion oder Observatio ansprachen, ein Lokalrezidiv, das eine Cystectomie erforderte. Nach 5 Jahren sind 49–55% der Patienten rezidivfrei (T2: 64–84%, T3: 43–53%, T4:

11–16%), davon 41–56% mit funktioneller Blase, sodaß bei ausgewählten Patienten ein Vorteil multimodaler neoadjuvanter Therapiestrategien in Kombination mit einem organerhaltenden operativen Vorgehen gegenüber einer primären Cystectomie bestehen dürfte (Dunst et al. 1994, Farah et al. 1991, Given et al. 1995, Herr et al. 1998, Housset et al. 1993, Kachnic et al. 1997, Kaufman et al. 1993, Orsatti et al. 1995, Shipley et al. 1998, Srougi und Simon 1994, Sternberg et al. 1993, Tester et al. 1996, Tester et al. 1993, Vogelzang et al. 1993). Ein blasenerhaltendes Vorgehen nach neoadjuvanter Chemotherapie scheint daher vor allem bei Patienten in kompletter pathologischer Remission (5-Jahres-Überleben 87% vs. 30%), Patienten mit T2- und kleinen T3-Tumoren, fehlender lymphogener Metastasierung, fehlender Hydronephrose und Tumoren ohne p53-Mutationen sinnvoll (Given et al. 1995, Herr et al. 1998, Herr et al. 1999, Shipley et al. 1998, Vogelzang et al. 1993). Therapieassoziierte Blasenfunktionsstörungen, die eine Cystectomie erfordern, sind selten (Kachnic et al. 1997). Allerdings entwickeln 20–30% der organerhaltendcurativ behandelten Patienten im weiteren Verlauf oberflächliche Urothelcarcinome. Ein engmaschige Verlaufskontrolle ist daher bei diesen Patienten obligat (Shipley et al. 1998). Ob sich durch den Einsatz neuer Zytostatika wie Docetaxel in Kombination mit aggressiver Radiatio eine Verbesserung der Effektivität neoadjuvanter Therapiestrategien erzielen läßt, ist derzeit zentrale Fragestellung zahlreicher klinischer Studien (Varveris et al. 1997).

Die intraarterielle Chemotherapie lokal ausgedehnter muskelinvasiver Urothelcarcinome über die Arteria iliaca interna mit nachfolgender Cystectomie oder blasenerhaltender Operation repräsentiert einen noch experimentellen Ansatz. Die Remissionsraten und das krankheitsfreie Intervall lagen in den zumeist kleinen Phase-II-Studien über jenen einer systemischen neoadjuvanten Therapie. Die beschriebenen systemischen Toxizitäten waren weniger deutlich ausgeprägt, allerdings wurden gehäuft Gewebsnekrosen und Neuropathien beobachtet (Galetti et al. 1989, Jacobs et al. 1989, Mokarim et al. 1997). Bislang fehlen allerdings noch randomisierte Studien, welche die Effektivität der systemischen und intraarteriellen Chemotherapie vergleichen.

8.3 Therapie inoperabler (T4b) und metastasierter Urothelcarcinome

Der vorliegende Abschnitt befaßt sich ausschließlich mit der Therapie lokal fortgeschrittener und metastasierter Urothelcarcinome, zumal sich metastasierte Adenocarcinome oder Plattenepithelcarcinome der Harnwege gegenüber den meisten bekannten chemotherapeutischen Regimes als resistent erwiesen haben bzw. über die Effektivität einer Chemotherapie bei nicht-urothelialen Carcinomen der ableitenden Harnwege noch keine ausreichenden Erfahrungen vorliegen. Trotz verbesserter Therapieoptionen repräsentiert das metastasierte Urothelcarcinom nach wie vor eine zumeist incurable Erkrankung. In seltenen Fällen kann, vor allem bei Patienten mit vorwiegend lymphogener Metastasierung und kompletter Remission nach Chemotherapie, durch eine Salvage-Cystectomie ein Langzeitüberleben erzielt werden (Dodd et al. 1999). Therapie der Wahl nicht curativ behandelbarer, lokal fortgeschrittener und metastasierter Urothelcarcinome ist die Chemotherapie. Die häufige Komorbidität, insbesondere die eingeschränkte Nierenfunktion, der meist älteren Patienten bedeutet allerdings zumeist eine deutliche Einschränkung der therapeutischen Optionen. Daher kann bei Patienten mit ausgeprägter Komorbidität, Patienten mit therapierefraktären Schmerzen und Blutungen die Durchführung einer alleinigen oder begleitenden palliativen Radiatio und nur in seltenen Fällen eine Cystectomie bei Patienten mit Fernmetastasen indiziert sein (Duchesne et al. 2000, Shipley et al. 1987a). Begleitend erfolgt darüber hinaus bei Knochen- und Hirnmetastasen häufig eine palliative Radiatio, bei ersteren und bei paraneoplastischen Hypercalcämien anderer Genese auch eine Bisphosphonattherapie.

Zytostatische Monotherapien führen bei 17–30% der Patienten zu einem objektiven Ansprechen, welches mit einer Überlebenszeitverlängerung von 3–4 Monaten bzw. einer Remissionsdauer von meist weniger als einem Jahr und einem medianen Überleben von 12 bis 13 Monaten vergesellschaftet ist. Wesentlich höher, zwischen 20 und 60%, liegen die Ansprechraten bei Polychemotherapien. Etwa 10–20% der Patienten erreichen dadurch eine komplette Remission. Bei diesen Patienten kann ein Langzeitüberleben erzielt werden. Platinderivate wie Cisplatin oder Carboplatin und Methotrexat repräsentieren die aktivsten Substanzen mit Ansprechraten zwischen 10 und 30% als Einzeltherapie und sind dementsprechend auch integraler Bestandteil der meisten Kombinationschemotherapieregimes (Loehrer und DeMulder 1997). In ähnlicher Weise zeigten Doxorubicin, 5-Fluoruracil, Cyclophosphamid, Ifosfamid, Galliumnitrat, Piritrexim und Vinblastin moderate Wirksamkeit als Einzelsubstanzen mit Ansprechraten bis zu 20% (Loehrer und DeMulder 1997, Seidman et al. 1991).

Die Kombination von Cisplatin mit Methotrexat, Vinblastin und Doxorubicin (M-VAC), durch welche Ansprechraten bis zu 72% (mediane RR 60%, mediane CR 36%, mediane Überlebenszeit: 9–18 Monate, CR 21–39 Monate, PR+MR 11 Monate, PD 8 Monate, cave: Plattenepithelcarcinome sprechen nicht an!) erreicht werden konnten (Igawa et al. 1995, Loehrer et al. 1992, Logothetis et al. 1990a, Sternberg et al. 1989, Sternberg et al. 1988), galt bislang als Standardtherapie. M-VAC erwies sich in randomisierten Studien gegenüber der Monotherapie mit Cisplatin (RR 34–39% vs. 12–13%, CR 13% vs. 3%, medianes Gesamtüberleben 12,5–12,6 vs. 8,2–8,7 Monate) (Loehrer et al. 1992, Saxman et al. 1997) sowie anderen cisplatinhaltigen Therapiekombinationen wie CAP bzw. CISCA (Cisplatin, Doxorubicin, Cyclophosphamid, RR 33–65% vs. 17–46%, medianes Gesamtüberleben 7,3–18,4 vs. 6,0–9,3 Monate) (Khandekar et al. 1985, Logothetis et al. 1990a) als überlegen.

Deutlich niedrigere Ansprechraten und Überlebenszeiten wurden für CM (Cisplatin, Methotrexat) (Stoter et al. 1987), für die Kombination von Cisplatin mit Carboplatin und Methotrexat (Sengelov et al. 1995) und CAF (Cyclophosphamid, Doxorubicin, 5-Fluoruracil) (Maru et al. 1987) beschrieben. Vergleichbare Ansprechraten (und Toxizitäten) wurden durch CMV (Cisplatin, Methotrexat, Vinblastin) (Harker et al. 1985), CaMV (Carboplatin, Methotrexat, Vinblastin) (Boccardo et al. 1994, Pronzato et al. 1995) und nicht-platinhaltige Regimes wie VIG (Vinlastin, Ifosfamid, Galliumnitrat) (Loehrer und DeMulder 1997) erzielt, allerdings fehlen hier randomisierte Studien im direkten Vergleich zu M-VAC. Während bei M-VAC-refraktären Patienten durch Dosisintensivierung in 40% ein Ansprechen festgestellt werden konnte (Logothetis et al. 1990b), zeigte eine randomisierte Studie, daß durch Dosisintensivierung von M-VAC als First-line-Therapie unter Gabe hämatopoetischer Wachstumsfaktoren keine Verbesserung der

Ansprechraten im Vergleich zur Standarddosierung erreicht wird (Logothetis et al. 1995, Seidman et al. 1993).

Allerdings wird die hohe Effektivität von M-VAC durch eine relativ kurze Remissionsdauer (meist weniger als ein Jahr (Saxman et al. 1997)) und eine signifikante therapieinduzierte Morbidität (Myelosuppression, Mucositis, Nephro- und Neurotoxizität) und Mortalität (bis zu 4%) relativiert, sodaß bislang nur Patienten mit positiven prädiktiven Faktoren für ein Ansprechen auf M-VAC (Karnofsky-Performance-Status $\geq 70\%$, kein Gewichtsverlust, vorwiegend lymphogene Metastasierung, keine ossären oder hepatalen Secundaria) Kandidaten für eine palliative Chemotherapie waren (Bajorin et al. 1999, Sternberg et al. 1989): In Abhängigkeit von den oben genannten Faktoren liegt die 5-Jahres-Überlebensrate zwischen 0 und 33%, die Ansprechrate bei 71% vs. 40% bei Fehlen bzw. Vorliegen einer visceralen Metastasierung (Bajorin et al. 1999, Geller et al. 1991, Logothetis et al. 1990a, Saxman et al. 1997, Sternberg et al. 1989), und die Ergebnisse der durchgeführten klinischen Studien müssen unter diesem Gesichtspunkt betrachtet werden.

Um den therapeutischen Index der Chemotherapie bei fortgeschrittenen oder metastasierten Urothelcarcinomen zu erweitern, wurde versucht, die Toxizität von M-VAC zu reduzieren: Durch Ersatz von Doxorubicin durch Epirubicin (M-VEC) sowie die begleitende Gabe hämatopoetischer Wachstumsfaktoren in zahlreichen Phase-II-Studien konnte die Cardiotoxizität und Myelosuppression von M-VAC ohne Wirkungsverlust reduziert werden, während der Ersatz von Cisplatin durch Carboplatin zwar mit einer Reduktion der Neuro- und Nephrotoxizität, jedoch auch mit einem Wirkungsverlust einherging (Bellmunt et al. 1997, Boccardo et al. 1994, Petrioli et al. 1996, Pronzato et al. 1997a, Skarlos et al. 1997, Small et al. 1996, Sola et al. 1993). Enttäuschend verliefen auch die meisten Studien, welche die Wirksamkeit einer Zweitlinientherapie nach Versagen platinhaltiger Primärtherapie untersuchten: Durch 5-Fluoruracil und Ifosfamid in Standarddosis konnte kein objektives Ansprechen, durch Hochdosis-Ifosfamid konnte bei 20% der Patienten auf Kosten einer signifikanten Toxizität ein Ansprechen erzielt werden (Huan et al. 1995, Pronzato et al. 1997b, Witte et al. 1997).

Durch die Entwicklung neuer Zytostatika, insbesondere von Paclitaxel und Gemcitabine, welche sich – auch nach Therapieversagen konventioneller chemotherapeutischer Regimes – als äußerst effektiv und gut verträglich erwiesen haben, ist es zu einem Paradigmenwechsel in der Therapie lokal fortgeschrittener und metastasierter Urothelcarcinome gekommen: Paclitaxel erwies sich sowohl in unseren eigenen Studien als auch in zahlreichen weiteren Phase-II-Studien bei vergleichbarer Effektivität sowohl als First- als auch als Second-line-Therapie – insbesondere in Kombination mit Platinanaloga (± Ifosfamid oder Methotrexat) – und auch bei eingeschränkter Nierenfunktion als wesentlich besser verträglich als M VAC (Dreicer et al. 2000, Edelman et al. 2000, Otto et al. 1997, Papamichael et al. 1997, Redman et al. 1998, Roth et al. 1994, Small et al. 2000, Sweeney et al. 1999, Vaughn et al. 1998, Zielinski et al. 1998). Die Ansprechraten einer Paclitaxel-haltigen Polychemotherapie lagen abhängig von bekannten negativen prädiktiven Parametern, jedoch unabhängig vom Vorliegen von p53-Mutationen im Tumor zwischen 20 und 68% (CR 0–40%), die medianen Überlebenszeiten bei meist kurzer Beobachtungsdauer zwischen 9 und 20 Monaten. Die Ergebnisse randomisierter Phase-III-Studien, welche die Kombination von Platinanaloga und Paclitaxel mit

M-VAC vergleichen, werden in Kürze erwartet. Weiters befindet sich Docetaxel als zweites Taxan in klinischer Erprobung (Dimopoulos et al. 1999, McCaffrey et al. 1997).

In ähnlicher Weise erwies sich Gemcitabin in der Primärtherapie und bei vorbehandelten Patienten sowohl als Einzelsubstanz als auch in Kombination mit Platinsalzen als äußerst effektiv. Die Ansprechraten einer Monochemotherapie mit Gemcitabin, welche zumeist als Second-line-Therapie erfolgte, lagen unabhängig von einer vorhergehenden cisplatinhaltigen Therapie zwischen 23 und 29% (medianes Gesamtüberleben 5–12,5 Monate) (Lorusso et al. 1998, Pollera et al. 1994, Stadler et al. 1997). Durch Kombination von Gemcitabin mit Platinsalzen als First-line-Therapie konnte ein objektives Ansprechen bei 41–60% und eine Ein-Jahres-Überlebensrate von 54–83% – auch bei visceral metastasierten Carcinomen – beobachtet werden (Carles et al. 2000, Kaufman et al. 2000, Khaled et al. 2000, Moore et al. 1999). Eine kürzlich publizierte randomisierte Phase-III-Studie, die M-VAC mit der Kombination von Cisplatin und Gemcitabin verglich, konnte bei vergleichbaren Ansprechraten (46% vs. 49%) und Überlebenszeiten der Patienten eine signifikant geringere Toxizität im Cisplatin/Gemcitabin-Arm nachweisen (von der Maase et al. 2000), sodaß M-VAC als therapeutischer Standard abgelöst wurde. Derzeit wird untersucht, ob sich durch sequentiellen oder kombinierten Einsatz von Gemcitabin- und Paclitaxel-haltigen Chemotherapieregimes (Responseraten bis zu 89%) bzw. durch Kombination von Gemcitabin mit Vinorelbin eine weitere Verbesserung der Effektivität bzw. Reduktion der Toxizität ohne Wirkungsverlust erzielen läßt (Bellmunt et al. 2000, Bruni et al. 1998, Dodd et al. 2000).

9. Follow-up

9.1 Oberflächliche Urothelcarcinome

Aufgrund des hohen Rezidiv- und Progressionsrisikos erfordern oberflächliche Urothelcarcinome ein engmaschiges Follow-up, bestehend aus Hämaturiescreening, Urinzytologie und Cystoskopie alle 3 Monate im ersten Jahr, danach in Abhängigkeit vom individuellen Risikoprofil.

Da sich jedoch bis zu 90% der Urothelcarcinome als primär muskelinvasive Carcinome manifestieren, ist eine signifikante Reduktion der Mortalität an Urothelcarcinomen durch engmaschige Kontrolle von Patienten mit oberflächlichen Carcinomen nicht zu erwarten (Hopkins et al. 1983).

9.2 Invasive Urothelcarcinome des oberen Harntraktes

Nach chirurgischer Sanierung invasiver Urothelcarcinome des oberen Harntraktes erfolgen typischerweise vom 1. bis zum 5. Jahr halbjährlich, dann jährlich Harnzytologie, Cystoskopie, Lungenröntgen, Abdomensonographie, Routinelabor und Harnanalyse mit Sediment. Weiters erfolgt jährlich eine i.v. Pyelographie und bei klinischem Verdacht eine Knochenszintigraphie bzw. Computertomographie.

9.3 Invasive Urothelcarcinome des unteren Harntraktes

Die Nachsorge bei Patienten mit muskelinvasiven Urothelcarcinomen des unteren Harntraktes umfaßt *nach organerhaltenden Eingriffen* vom ersten bis zum dritten Jahr vierteljährlich und danach halbjährlich Harnzytologie, Cystoskopie, Abdomensonographie und Harnanalyse mit Sediment sowie jährlich eine i.v. Pyelographie. Bei klinischem Verdacht erfolgt eine weiterführende endoskopische Abklärung sowie die Durchführung bildgebender Diagnostik (CT, MRI, Knochenszintigraphie). Bei Patienten, welche *cystectomiert* wurden, erfolgt in den ersten fünf Jahren vierteljährlich, dann halbjährlich eine Abdomensonographie oder Computertomographie des Abdomens, die Durchführung eines Routinelabors sowie eine Harnanalyse mit Sediment. Zusätzlich erfolgt zuerst halbjährlich, dann in jährlichen Abständen eine Harnzytologie, ein Lungenröntgen und bei belassener Urethra eine Urethra-Spülzytologie sowie bei klinischem Verdacht die Durchführung einer weiteren bildgebenden Diagnostik.

Literatur

[1] Abratt RP, Tucker RD, Barnes DR (1983) Radical irradiation of T2 grade III and T3 bladder cancer-tumor response and prognosis. Int J Radiat Oncol Biol Phys 9: 1213–1215.

[2] Advanced Bladder Cancer Overview Collaboration (2000) Neoadjuvant cisplatin for advanced bladder cancer. Cochrane Database Syst Rev 2.

[3] Ali-el-Dein B, el-Baz M, Aly AN, Shamaa S, Ashamallah A (1997a) Intravesical epirubicin versus doxorubicin for superficial bladder tumors (stages pTa and pT1): A randomized prospective study. J Urol 158: 68–73; Discussion 73–74.

[4] Ali-el-Dein B, Nabeeh A, el-Baz M, Shamaa S, Ashamallah A (1997b) Single-dose versus multiple instillations of epirubicin as prophylaxis for recurrence after transurethral resection of pTa and pT1 transitional-cell bladder tumours: A prospective, randomized controlled study [see Comments]. Br J Urol 79: 731–735.

[5] Ali-el-Dein B, Nabeeh A, Ismail EH, Ghoneim MA (1999) Sequential bacillus Calmette-Guerin and epirubicin versus bacillus Calmette-Guerin alone for superficial bladder tumors: A randomized prospective study. J Urol 162: 339–342.

[6] Amberson JB, Laino JP (1993) Image cytometric deoxyribonucleic acid analysis of urine specimens as an adjunct to visual cytology in the detection of urothelial cell carcinoma. J Urol 149: 42–45.

[7] Babaian RJ, Johnson DE, Llamas L, Ayala AG (1980) Metastases from transitional cell carcinoma of urinary bladder. Urology 16: 142–144.

[8] Badalament RA, Herr HW, Wong GY, et al. (1987) A prospective randomized trial of maintenance versus nonmaintenance intravesical bacillus Calmette-Guerin therapy of superficial bladder cancer. J Clin Oncol 5: 441–449.

[8] Bajorin DF, Dodd PM, Mazumdar M, et al. (1999) Long-term survival in metastatic transitional-cell carcinoma and prognostic factors predicting outcome of therapy. J Clin Oncol 17: 3173–3181.

[10] Bane BL, Rao JY, Hemstreet GP (1996) Pathology and staging of bladder cancer. Semin Oncol 23: 546–570.

[11] Barnes RW, Dick AL, Hadley HL, Johnston OL (1977) Survival following transurethral resection of bladder carcinoma. Cancer Res 37: 2895–2897.

[12] Bell CR, Lydon A, Kernick V, et al. (1999) Contemporary results of radical radio-

therapy for bladder transitional cell carcinoma in a district general hospital with cancer-centre status [see Comments]. BJU Int 83: 613–618.

[13] Bell DA, Taylor JA, Paulson DF, Robertson CN, Mohler JL, Lucier GW (1993) Genetic risk and carcinogen exposure: A common inherited defect of the carcinogen-metabolism gene glutathione S-transferase M1 (GSTM1) that increases susceptibility to bladder cancer. J Natl Cancer Inst 85: 1159–1164.

[14] Bellmunt J, Guillem V, Paz-Ares L, et al. (2000) Phase I-II study of paclitaxel, cisplatin, and gemcitabine in advanced transitional-cell carcinoma of the urothelium. Spanish Oncology Genitourinary Group. J Clin Oncol 18: 3247–3255.

[15] Bellmunt J, Ribas A, Eres N, et al. (1997) Carboplatin-based versus cisplatin-based chemotherapy in the treatment of surgically incurable advanced bladder carcinoma. Cancer 80: 1966–1972.

[16] Bi W, Rao JY, Hemstreet GP, et al. (1993) Field molecular epidemiology. Feasibility of monitoring for the malignant bladder cell phenotype in a benzidine-exposed occupational cohort. J Occup Med 35: 20–27.

[17] Birkenhake S, Martus P, Kuhn R, Schrott KM, Sauer R (1998) Radiotherapy alone or radiochemotherapy with platin derivatives following transurethral resection of the bladder. Organ preservation and survival after treatment of bladder cancer [see Comments]. Strahlenther Onkol 174: 121–127.

[18] Bissada NK, Morcos RR, Morgan WM, Hanash KA (1995) Ureterosigmoidostomy: Is it a viable procedure in the age of continent urinary diversion and bladder substitution? [see Comments]. J Urol 153: 1429–1431.

[19] Bloom HJ, Hendry WF, Wallace DM, Skeet RG (1982) Treatment of T3 bladder cancer: Controlled trial of pre-operative radiotherapy and radical cystectomy versus radical radiotherapy. Br J Urol 54: 136–151.

[20] Boccardo F, Pace M, Guarneri D, Canobbio L, Curotto A, Martorana G (1994) Carboplatin, methotrexate, and vinblastine in the treatment of patients with advanced urothelial cancer. A phase II trial. Cancer 73: 1932–1936.

[21] Bonner RB, Hemstreet GPd, Fradet Y, Rao JY, Min KW, Hurst RE (1993) Bladder cancer risk assessment with quantitative fluorescence image analysis of tumor markers in exfoliated bladder cells. Cancer 72: 2461–2469.

[22] Bono AV, Benvenuti C, Damiano G, Lovisolo J (1994) Results of transurethral resection and intravesical doxorubicin prophylaxis in patients with T1G3 bladder cancer. Urology 44: 329–334; Discussion 334–335.

[23] Bouffioux C, Kurth KH, Bono A, et al. (1995) Intravesical adjuvant chemotherapy for superficial transitional cell bladder carcinoma: Results of 2 European Organization for Research and Treatment of Cancer randomized trials with mitomycin C and doxorubicin comparing early versus delayed instillations and short-term versus long-term treatment. European Organization for Research and Treatment of Cancer Genitourinary Group. J Urol 153: 934–941.

[24] Brannan W, Ochsner MG, Fuselier Jr. HA, Landry GR (1978) Partial cystectomy in the treatment of transitional cell carcinoma of the bladder. J Urol 119: 213–215.

[25] Bredael JJ, Croker BP, Glenn JF (1980) The curability if invasive bladder cancer treated by radical cystectomy. Eur Urol 6: 206–210.

[26] Bricker EM (1978) The evolution of the ileal segment bladder substitution operation. Am J Surg 135: 834–841.

[27] Britton JP, Dowell AC, Whelan P (1989) Dipstick haematuria and bladder cancer in men over 60: Results of a community study [see Comments]. Bmj 299: 1010–1012.

[28] Bruni GS, Posca T, Celiento G (1998) Gemcitabine and navelbine in elderly patients with bladder cancer: Pilot study. Proc Am Soc Clin Oncol: A307.

[29] Bui TT, Schellhammer PF (1997) Additional bacillus Calmette-Guerin therapy for

recurrent transitional cell carcinoma after an initial complete response. Urology 49: 687–690; Discussion 690–691.

[30] Butler MA, Iwasaki M, Guengerich FP, Kadlubar FF (1989) Human cytochrome P-450PA (P-450IA2), the phenacetin O-deethylase, is primarily responsible for the hepatic 3-demethylation of caffeine and N-oxidation of carcinogenic arylamines. Proc Natl Acad Sci USA 86: 7696–7700.

[31] Cancer AJCo (1997) AJCC Cancer Staging Manual, 5th Ed. Lippincott-Raven Publishers, Philadelphia, PA.

[32] Carles J, Nogue M, Domenech M, et al. (2000) Carboplatin-gemcitabine treatment of patients with transitional cell carcinoma of the bladder and impaired renal function. Oncology 59: 24–27.

[33] Castelao JE, Yuan JM, Gago-Dominguez M, Yu MC, Ross RK (2000) Non-steroidal anti-inflammatory drugs and bladder cancer prevention. Br J Cancer 82: 1364–1369.

[34] Clinton SK, Canto E, O'Donnell MA (2000) Interleukin-12. Opportunities for the treatment of bladder cancer. Urol Clin North Am 27: 147–155.

[35] Colombo R, Da Pozzo LF, Lev A, Freschi M, Gallus G, Rigatti P (1996) Neoadjuvant combined microwave induced local hyperthermia and topical chemotherapy versus chemotherapy alone for superficial bladder cancer. J Urol 155: 1227–1232.

[36] Colombo R, Da Pozzo LF, Lev A, et al. (1998) Local microwave hyperthermia and intravesical chemotherapy as bladder sparing treatment for select multifocal and unresectable superficial bladder tumors. J Urol 159: 783–787.

[37] Coppin CM, Gospodarowicz MK, James K, et al. (1996) Improved local control of invasive bladder cancer by concurrent cisplatin and preoperative or definitive radiation. The National Cancer Institute of Canada Clinical Trials Group. J Clin Oncol 14: 2901–2907.

[38] Crawford ED, Skinner DG (1980) Salvage cystectomy after irradiation failure. J Urol 123: 32–34.

[39] Cummings KB, Barone JG, Ward WS (1992) Diagnosis and staging of bladder cancer. Urol Clin North Am 19: 455–465.

[40] Dandekar NP, Tongaonkar HB, Dalal AV, Kulkarni JN, Kamat MR (1995) Partial cystectomy for invasive bladder cancer. J Surg Oncol 60: 24–29.

[41] Dean PJ, Murphy WM (1985) Importance of urinary cytology and future role of flow cytometry. Urology 26: 11–15.

[42] Decensi A, Torrisi R, Bruno S, et al. (2000) Randomized trial of fenretinide in superficial bladder cancer using DNA flow cytometry as an intermediate end point [In Process Citation]. Cancer Epidemiol Biomarkers Prev 9: 1071–1078.

[43] De Reijke TM, De Boer EC, Kurth KH, Schamhart DH (1999) Urinary interleukin-2 monitoring during prolonged bacillus Calmette-Guerin treatment: Can it predict the optimal number of instillations? J Urol 161: 67–71.

[44] Devesa SS, Blot WJ, Stone BJ, Miller BA, Tarone RE, Fraumeni Jr. JF (1995) Recent cancer trends in the United States [see Comments]. J Natl Cancer Inst 87: 175–182.

[45] Dimopoulos MA, Bakoyannis C, Georgoulias V, et al. (1999) Docetaxel and cisplatin combination chemotherapy in advanced carcinoma of the urothelium: A multicenter phase II study of the Hellenic Cooperative Oncology Group. Ann Oncol 10: 1385–1388.

[46] Dodd PM, McCaffrey JA, Herr H, et al. (1999) Outcome of postchemotherapy surgery after treatment with methotrexate, vinblastine, doxorubicin, and cisplatin in patients with unresectable or metastatic transitional cell carcinoma. J Clin Oncol 17: 2546–2552.

[47] Dodd PM, McCaffrey JA, Hilton S, et al. (2000) Phase I evaluation of sequential doxorubicin gemcitabine then ifosfamide paclitaxel cisplatin for patients with unre-

sectable or metastatic transitional-cell carcinoma of the urothelial tract. J Clin Oncol 18: 840–846.

[48] Doll R, Peto R (1981) The causes of cancer: Quantitative estimates of avoidable risks of cancer in the United States today. J Natl Cancer Inst 66: 1191–1308.

[49] Douglas RM, Kaufman DS, Zietman AL, Althausen AF, Heney NM, Shipley WU (1996) Conservative surgery, patient selection, and chemoradiation as organ-preserving treatment for muscle-invading bladder cancer. Semin Oncol 23: 614–620.

[50] Dreicer R, Manola J, Roth BJ, Cohen MB, Hatfield AK, Wilding G (2000) Phase II study of cisplatin and paclitaxel in advanced carcinoma of the urothelium: An Eastern Cooperative Oncology Group Study. J Clin Oncol 18: 1058–1061.

[51] Duchesne GM, Bolger JJ, Griffiths GO, et al. (2000) A randomized trial of hypofractionated schedules of palliative radiotherapy in the management of bladder carcinoma: Results of medical research council trial BA09. Int J Radiat Oncol Biol Phys 47: 379–388.

[52] Duncan W, Quilty PM (1986) The results of a series of 963 patients with transitional cell carcinoma of the urinary bladder primarily treated by radical megavoltage X-ray therapy. Radiother Oncol 7: 299–310.

[53] Dunst J, Sauer R, Schrott KM, Kuhn R, Wittekind C, Altendorf-Hofmann A (1994) Organ-sparing treatment of advanced bladder cancer: A 10-year experience. Int J Radiat Oncol Biol Phys 30: 261–266.

[54] Edelman MJ, Meyers FJ, Miller TR, Williams SG, Gandour-Edwards R, De Vere White RW (2000) Phase I/II study of paclitaxel, carboplatin, and methotrexate in advanced transitional cell carcinoma: A well-tolerated regimen with activity independent of p53 mutation. Urology 55: 521–525.

[55] Eisenberger CF, Schoenberg M, Fitter D, Marshall FF (1999) Orthotopic ileocolic neobladder reconstruction following radical cystectomy: History, technique and results of the Johns Hopkins experience, 1986–1998. Urol Clin North Am 26: 149–156, ix.

[56] Elcock M, Morgan RW (1993) Update on artificial sweeteners and bladder cancer. Regul Toxicol Pharmacol 17: 35–43.

[57] Englander LS (1984) Histopathology of bladder cancer and dysplasia. Urology 23: 27–28.

[58] Esrig D, Elmajian D, Groshen S, et al. (1994) Accumulation of nuclear p53 and tumor progression in bladder cancer [see Comments]. N Engl J Med 331: 1259–1264.

[59] Evans RA, Texter Jr. JH (1975) Partial cystectomy in the treatment of bladder cancer. J Urol 114: 391–393.

[60] Farah R, Chodak GW, Vogelzang NJ, et al. (1991) Curative radiotherapy following chemotherapy for invasive bladder carcinoma (a preliminary report). Int J Radiat Oncol Biol Phys 20: 413–417.

[61] Ferrari P, Castagnetti G, Pollastri CA, Ferrari G, Tavoni F, Grassi D (1992) Chemoimmunotherapy for prophylaxis of recurrence in superficial bladder cancer: Interferon-alpha 2b versus interferon-alpha 2b with epirubicin. Anticancer Drugs 3 Suppl 1: 25–27.

[62] Filbeck T, Roessler W, Knuechel R, Straub M, Kiel HJ, Wieland WF (1999) 5-Aminolevulinic acid-induced fluorescence endoscopy applied at secondary transurethral resection after conventional resection of primary superficial bladder tumors. Urology 53: 77–81.

[63] Fitzpatrick JM, West AB, Butler MR, Lane V, O'Flynn JD (1986) Superficial bladder tumors (stage pTa, grades 1 and 2): The importance of recurrence pattern following initial resection. J Urol 135: 920–922.

[64] Flamm J, Donner G, Bucher A, Holtl W, Albrecht W, Havelec L (1994) Topical immunotherapy (KLH) vs. chemotherapy (Ethoglucid) in prevention of recurrence of superficial bladder cancer. A prospective randomized study. Urologe A 33: 138–143.

[65] Fossa SD, Waehre H, Aass N, Jacobsen AB, Olsen DR, Ous S (1993) Bladder cancer definitive radiation therapy of muscle-invasive bladder cancer. A retrospective analysis of 317 patients. Cancer 72: 3036–3043.

[66] Frazier HA, Robertson JE, Paulson DF (1992) Complications of radical cystectomy and urinary diversion: A retrospective review of 675 cases in 2 decades. J Urol 148: 1401–1405.

[67] Freiha F, Reese J, Torti FM (1996) A randomized trial of radical cystectomy versus radical cystectomy plus cisplatin, vinblastine and methotrexate chemotherapy for muscle invasive bladder cancer [see Comments]. J Urol 155: 495–499; Discussion 499–500.

[68] Fujita J, Yoshida O, Yuasa Y, Rhim JS, Hatanaka M, Aaronson SA (1984) Ha-ras oncogenes are activated by somatic alterations in human urinary tract tumours. Nature 309: 464–466.

[69] Fung CY, Shipley WU, Young RH, et al. (1991) Prognostic factors in invasive bladder carcinoma in a prospective trial of preoperative adjuvant chemotherapy and radiotherapy [see Comments]. J Clin Oncol 9: 1533–1542.

[70] Galetti TP, Pontes JE, Montie J, Medendorp SV, Bukowski R (1989) Neoadjuvant intra-arterial chemotherapy in the treatment of advanced transitional cell carcinoma of the bladder: Results and followup. J Urol 142: 1211–1214; Discussion 1214–1215.

[71] Geller NL, Sternberg CN, Penenberg D, Scher H, Yagoda A (1991) Prognostic factors for survival of patients with advanced urothelial tumors treated with methotrexate, vinblastine, doxorubicin, and cisplatin chemotherapy. Cancer 67: 1525–1531.

[72] Ghoneim MA, Shaaban AA, Mahran MR, Kock NG (1992) Further experience with the urethral Kock pouch. J Urol 147: 361–365.

[73] Gilbert HA, Logan JL, Kagan AR, et al. (1978) The natural history of papillary transitional cell carcinoma of the bladder and its treatment in an unselected population on the basis of histologic grading. J Urol 119: 488–492.

[74] Given RW, Parsons JT, McCarley D, Wajsman Z (1995) Bladder-sparing multimodality treatment of muscle-invasive bladder cancer: A five-year follow-up. Urology 46: 499–504; Discussion 504–505.

[75] Glashan RW (1990) A randomized controlled study of intravesical alpha-2b-interferon in carcinoma in situ of the bladder. J Urol 144: 658–661.

[76] Goldberg MR, Heimbrook DC, Russo P, et al. (1995) Phase I clinical study of the recombinant oncotoxin TP40 in superficial bladder cancer. Clin Cancer Res 1: 57–61.

[77] Gonzalez-Zulueta M, Ruppert JM, Tokino K, et al. (1993) Microsatellite instability in bladder cancer. Cancer Res 53: 5620–5623.

[78] Gospodarowicz MK, Rider WD, Keen CW, et al. (1991) Bladder cancer: Long-term-follow-up results of patients treated with radical radiation. Clin Oncol (R Coll Radiol) 3: 155–161.

[79] Gough AC, Miles JS, Spurr NK, et al. (1990) Identification of the primary gene defect at the cytochrome P450 CYP2D locus. Nature 347: 773–776.

[80] Greenlee RT, Murray T, Bolden S, Wingo PA (2000) Cancer statistics, 2000. CA Cancer J Clin 50: 7–33.

[81] Greven KM, Solin LJ, Hanks GE (1990) Prognostic factors in patients with bladder carcinoma treated with definitive irradiation. Cancer 65: 908–912.

[82] Gschwend JE, Fair WR, Vieweg J (2000) Radical cystectomy for invasive bladder cancer: Contemporary results and remaining controversies. Eur Urol 38: 121–130.

[83] Hall RR, Newling DW, Ramsden PD, Richards B, Robinson MR, Smith PH (1984) Treatment of invasive bladder cancer by local resection and high dose methotrexate. Br J Urol 56: 668–672.

[84] Hall RR, MACWP, EORTC GU Group (1996) Neo-adjuvant CMV chemotherapy and

cystectomy or radiotherapy in muscle invasive bladder cancer. First analysis of MRC/EORTC intercontinental trial. Proc Am Soc Clin Oncol 15: 612.

[85] Harker WG, Meyers FJ, Freiha FS, et al. (1985) Cisplatin, methotrexate, and vinblastine (CMV): An effective chemotherapy regimen for metastatic transitional cell carcinoma of the urinary tract. A Northern California Oncology Group study. J Clin Oncol 3: 1463–1470.

[86] Hautmann RE, De Petriconi R, Gottfried HW, Kleinschmidt K, Mattes R, Paiss T (1999) The ileal neobladder: Complications and functional results in 363 patients after 11 years of followup [see Comments]. J Urol 161: 422–427; Discussion 427–428.

[87] Hautmann RE, Simon J (1999) Ileal neobladder and local recurrence of bladder cancer: Patterns of failure and impact on function in men [see Comments]. J Urol 162: 1963–1966.

[88] Hemstreet 3rd GP, Rao J, Hurst RE, et al. (1996) G-actin as a risk factor and modulatable endpoint for cancer chemoprevention trials. J Cell Biochem Suppl 25: 197–204.

[89] Hemstreet GP, Rollins S, Jones P, et al. (1991) Identification of a high risk subgroup of grade 1 transitional cell carcinoma using image analysis based deoxyribonucleic acid ploidy analysis of tumor tissue. J Urol 146: 1525–1529.

[90] Heney NM, Ahmed S, Flanagan MJ, et al. (1983) Superficial bladder cancer: Progression and recurrence. J Urol 130: 1083–1086.

[91] Henry K, Miller J, Mori M, Loening S, Fallon B (1988) Comparison of transurethral resection to radical therapies for stage B bladder tumors. J Urol 140: 964–967.

[92] Herr HW (1987) Conservative management of muscle-infiltrating bladder cancer: Prospective experience. J Urol 138: 1162–1163.

[93] Herr HW (1992) Staging invasive bladder tumors. J Surg Oncol 51: 217–220.

[94] Herr HW (1999) The value of a second transurethral resection in evaluating patients with bladder tumors [see Comments]. J Urol 162: 74–76.

[95] Herr HW, Bajorin DF, Scher HI (1998) Neoadjuvant chemotherapy and bladder-sparing surgery for invasive bladder cancer: Ten-year outcome. J Clin Oncol 16: 1298–1301.

[96] Herr HW, Bajorin DF, Scher HI, Cordon-Cardo C, Reuter VE (1999) Can p53 help select patients with invasive bladder cancer for bladder preservation? [see Comments]. J Urol 161: 20–22; Discussion 22–23.

[97] Herr HW, Pinsky CM, Whitmore Jr. WF, Sogani PC, Oettgen HF, Melamed MR (1986) Long-term effect of intravesical bacillus Calmette-Guerin on flat carcinoma in situ of the bladder. J Urol 135: 265–267.

[98] Herr HW, Scher HI (1994) Neoadjuvant chemotherapy and partial cystectomy for invasive bladder cancer. J Clin Oncol 12: 975–980.

[99] Herr HW, Schwalb DM, Zhang ZF, et al. (1995) Intravesical bacillus Calmette-Guerin therapy prevents tumor progression and death from superficial bladder cancer: Ten-year follow-up of a prospective randomized trial. J Clin Oncol 13: 1404–1408.

[100] Herr HW, Whitmore Jr. WF, Morse MJ, Sogani PC, Russo P, Fair WR (1990) Neoadjuvant chemotherapy in invasive bladder cancer: The evolving role of surgery. J Urol 144: 1083–1088.

[101] Hollister Jr. D, Coleman M (1980) Hematologic effects of intravesicular thiotepa therapy for bladder carcinoma. Jama 244: 2065–2067.

[102] Hopkins SC, Ford KS, Soloway MS (1983) Invasive bladder cancer: Support for screening. J Urol 130: 61–64.

[103] Hoskin PJ, Saunders MI, Dische S (1999) Hypoxic radiosensitizers in radical radiotherapy for patients with bladder carcinoma: Hyperbaric oxygen, misonidazole, and accelerated radiotherapy, carbogen, and nicotinamide. Cancer 86: 1322–1328.

[104] Housset M, Maulard C, Chretien Y, et al. (1993) Combined radiation and chemotherapy for invasive transitional-cell carcinoma of the bladder: A prospective study. J Clin Oncol 11: 2150–2157.

[105] Huan SD, Aitken SE, Stewart DJ (1995) A phase II study of 5-fluorouracil and high dose folinic acid in cisplatin-refractory metastatic bladder cancer. Ann Oncol 6: 836–837.

[106] Huland E, Schwaibold H, Klan R, Huland H (1995) Long-term monitoring of 486P 3/12 antigen pattern (quantitative immunocytology) before, during, and after mitomycin C prophylaxis in patients with superficial bladder cancer. Urology 45: 54–57; Discussion 57–58.

[107] Igawa M, Urakami S, Shiina H, Ishibe T, Kadena H, Usui T (1995) Long-term results with M-VAC for advanced urothelial cancer: High relapse rate and low survival in patients with a complete response. Br J Urol 76: 321–324.

[108] Imai T, Kimura M, Takeda M, Tomita Y (1995) Significance of epidermal growth factor receptor and c-erbB-2 protein expression in transitional cell cancer of the upper urinary tract for tumour recurrence at the urinary bladder. Br J Cancer 71: 69–72.

[109] International Collaboration of Trialists (1999) Neoadjuvant cisplatin, methotrexate, and vinblastine chemotherapy for muscle-invasive bladder cancer: A randomised controlled trial [see Comments] [published erratum appears in Lancet 1999 Nov 6; 354(9190): 1650]. Lancet 354: 533–540.

[110] Jacobs SC, Menashe DS, Mewissen MW, Lipchik EO (1989) Intraarterial cisplatin infusion in the management of transitional cell carcinoma of the bladder. Cancer 64: 388–391.

[111] Jakse G, Loidl W, Seeber G, Hofstadter F (1987) Stage T1, grade 3 transitional cell carcinoma of the bladder: An unfavorable tumor? J Urol 137: 39–43.

[112] Jimenez-Cruz JF, Vera-Donoso CD, Leiva O, et al. (1997) Intravesical immunoprophylaxis in recurrent superficial bladder cancer (Stage T1): Multicenter trial comparing bacille Calmette-Guerin and interferon-alpha. Urology 50: 529–535.

[113] Jurincic CD, Engelmann U, Gasch J, Klippel KF (1988) Immunotherapy in bladder cancer with keyhole-limpet hemocyanin: A randomized study. J Urol 139: 723–726.

[114] Jurincic-Winkler C, Metz KA, Beuth J, Sippel J, Klippel KF (1995) Effect of keyhole limpet hemocyanin (KLH) and bacillus Calmette-Guerin (BCG) instillation on carcinoma in situ of the urinary bladder. Anticancer Res 15: 2771–2776.

[115] Kaasinen E, Rintala E, Pere AK, et al. (2000) Weekly mitomycin C followed by monthly bacillus Calmette-Guerin or alternating monthly interferon-alpha2B and bacillus Calmette-Guerin for prophylaxis of recurrent papillary superficial bladder carcinoma. J Urol 164: 47–52.

[116] Kachnic LA, Kaufman DS, Heney NM, et al. (1997) Bladder preservation by combined modality therapy for invasive bladder cancer. J Clin Oncol 15: 1022–1029.

[117] Kalble T, Mohring K, Ikinger U, Riedasch G, Staehler G (1991) Intravesical prevention of recurrence of superficial urinary bladder cancer with BCG and KLH. A prospective randomized study. Urologe [A] 30: 118–121.

[118] Kamat AM, Lamm DL (1999) Chemoprevention of urological cancer [see Comments]. J Urol 161: 1748–1760.

[119] Kantoff PW, Zeitman AL, Winshow K (1997) Bladder cancer. In: Holland JF, Morton DL (eds) Cancer Medicine. Williams and Wilkins, Baltimore, MD, S. 2105–2123.

[120] Kaubisch S, Lum BL, Reese J, Freiha F, Torti FM (1991) Stage T1 bladder cancer: Grade is the primary determinant for risk of muscle invasion. J Urol 146: 28–31.

[121] Kaufman D, Raghavan D, Carducci M, et al. (2000) Phase II trial of gemcitabine plus cisplatin in patients with metastatic urothelial cancer. J Clin Oncol 18: 1921–1927.

[122] Kaufman DS, Shipley WU, Griffin PP, Heney NM, Althausen AF, Efird JT (1993)

Selective bladder preservation by combination treatment of invasive bladder cancer [see Comments]. N Engl J Med 329: 1377–1382.

[123] Khaled HM, Hamza MR, Mansour O, Gaafar R, Zaghloul MS (2000) A phase II study of gemcitabine plus cisplatin chemotherapy in advanced bilharzial bladder carcinoma [In Process Citation]. Eur J Cancer 36 Suppl 2: 34–37.

[124] Khandekar JD, Elson PJ, DeWys WD, Slayton RE, Harris DT (1985) Comparative activity and toxicity of cis-diamminedichloroplatinum (DDP) and a combination of doxorubicin, cyclophosphamide, and DDP in disseminated transitional cell carcinomas of the urinary tract. J Clin Oncol 3: 539–545.

[125] Krege S, Giani G, Meyer R, Otto T, Rubben H (1996) A randomized multicenter trial of adjuvant therapy in superficial bladder cancer: Transurethral resection only versus transurethral resection plus mitomycin C versus transurethral resection plus bacillus Calmette-Guerin. Participating Clinics [see Comments]. J Urol 156: 962–966.

[126] Kriegmair M, Zaak D, Stepp H, Baumgartner R, Knuechel R, Hofstetter A (1999) Transurethral resection and surveillance of bladder cancer supported by 5-aminolevulinic acid-induced fluorescence endoscopy. Eur Urol 36: 386–392.

[127] Kurth K, Tunn U, Ay R, et al. (1997) Adjuvant chemotherapy for superficial transitional cell bladder carcinoma: Long-term results of an European Organization for Research and Treatment of Cancer randomized trial comparing doxorubicin, ethoglucid and transurethral resection alone. J Urol 158: 378–384.

[128] Lamm DL (1992) Long-term results of intravesical therapy for superficial bladder cancer. Urol Clin North Am 19: 573–580.

[129] Lamm DL, Blumenstein BA, Crawford ED, et al. (1991) A randomized trial of intravesical doxorubicin and immunotherapy with bacille Calmette-Guerin for transitional-cell carcinoma of the bladder. N Engl J Med 325: 1205–1209.

[130] Lamm DL, Blumenstein BA, Crissman JD, et al. (2000) Maintenance bacillus Calmette-Guerin immunotherapy for recurrent TA, T1 and carcinoma in situ transitional cell carcinoma of the bladder: A randomized Southwest Oncology Group Study. J Urol 163: 1124–1129.

[131] Lamm DL, Riggs DR, Shriver JS, van Gilder PF, Rach JF, De Haven JI (1994) Megadose vitamins in bladder cancer: A double-blind clinical trial. J Urol 151: 21–26.

[132] Lamm DL, Riggs DR, Traynelis CL, Nseyo UO (1995) Apparent failure of current intravesical chemotherapy prophylaxis to influence the long-term course of superficial transitional cell carcinoma of the bladder. J Urol 153: 1444–1450.

[133] Lamm DL, van der Meijden PM, Morales A, et al. (1992) Incidence and treatment of complications of bacillus Calmette-Guerin intravesical therapy in superficial bladder cancer. J Urol 147: 596–600.

[134] Leissner J, Stein R, Hohenfellner R, et al. (1999) Radical cystoprostatectomy combined with Mainz pouch bladder substitution to the urethra: Long-term results. BJU Int 83: 964–970.

[135] Lerner SP, Skinner DG, Lieskovsky G, et al. (1993) The rationale for en bloc pelvic lymph node dissection for bladder cancer patients with nodal metastases: Long-term results. J Urol 149: 758–764; Discussion 764–765.

[136] Levinson AK, Johnson DE, Wishnow KI (1990) Indications for urethrectomy in an era of continent urinary diversion. J Urol 144: 73–75.

[137] Loehrer PJ, DeMulder PHM (1997) Management of metastatic bladder cancer. In: Raghaven D, Scher HJ, Leibel SA (eds) Principles and Practice of Genitourinary Oncology. Lippincott-Raven, Philadelphia, PA, S. 299–305.

[138] Loehrer Sr. PJ, Einhorn LH, Elson PJ, et al. (1992) A randomized comparison of cisplatin alone or in combination with methotrexate, vinblastine, and doxorubicin in patients with metastatic urothelial carcinoma: A cooperative group study [published erratum appears in J Clin Oncol 1993 Feb; 11(2): 384]. J Clin Oncol 10: 1066–1073.

[139] Logothetis C, Swanson D, Amato R, et al. (1996) Optimal delivery of perioperative chemotherapy: Preliminary results of a randomized, prospective, comparative trial of preoperative and postoperative chemotherapy for invasive bladder carcinoma. J Urol 155: 1241–1245.

[140] Logothetis CJ, Dexeus FH, Finn L, et al. (1990a) A prospective randomized trial comparing MVAC and CISCA chemotherapy for patients with metastatic urothelial tumors. J Clin Oncol 8: 1050–1055.

[141] Logothetis CJ, Dexeus FH, Sella A, et al. (1990b) Escalated therapy for refractory urothelial tumors: Methotrexate-vinblastine-doxorubicin-cisplatin plus unglycosylated recombinant human granulocyte-macrophage colony-stimulating factor. J Natl Cancer Inst 82: 667–672.

[142] Logothetis CJ, Finn LD, Smith T, et al. (1995) Escalated MVAC with or without recombinant human granulocyte-macrophage colony-stimulating factor for the initial treatment of advanced malignant urothelial tumors: Results of a randomized trial. J Clin Oncol 13: 2272–2277.

[143] Logothetis CJ, Johnson DE, Chong C, et al. (1988) Adjuvant cyclophosphamide, doxorubicin, and cisplatin chemotherapy for bladder cancer: An update. J Clin Oncol 6: 1590–1596.

[144] Logothetis CJ, Samuels ML, Ogden S, et al. (1985) Cyclophosphamide, doxorubicin and cisplatin chemotherapy for patients with locally advanced urothelial tumors with or without nodal metastases. J Urol 134: 460–464.

[145] Lorusso V, Pollera CF, Antimi M, et al. (1998) A phase II study of gemcitabine in patients with transitional cell carcinoma of the urinary tract previously treated with platinum. Italian Co-operative Group on Bladder Cancer. Eur J Cancer 34: 1208–1212.

[146] Lundholm C, Norlen BJ, Ekman P, et al. (1996) A randomized prospective study comparing long-term intravesical instillations of mitomycin C and bacillus Calmette-Guerin in patients with superficial bladder carcinoma [see Comments]. J Urol 156: 372–376.

[147] Lynch WJ, Jenkins BJ, Fowler CG, Hope-Stone HF, Blandy JP (1992) The quality of life after radical radiotherapy for bladder cancer. Br J Urol 70: 519–521.

[148] Malmstrom PU, Rintala E, Wahlqvist R, Hellstrom P, Hellsten S, Hannisdal E (1996) Five-year followup of a prospective trial of radical cystectomy and neoadjuvant chemotherapy: Nordic Cystectomy Trial I. The Nordic Cooperative Bladder Cancer Study Group [see Comments]. J Urol 155: 1903–1906.

[149] Malmstrom PU, Wijkstrom H, Lundholm C, Wester K, Busch C, Norlen BJ (1999) 5-year followup of a randomized prospective study comparing mitomycin C and bacillus Calmette-Guerin in patients with superficial bladder carcinoma. Swedish-Norwegian Bladder Cancer Study Group. J Urol 161: 1124–1127.

[150] Martinez-Pineiro JA, Gonzalez Martin M, Arocena F, et al. (1995) Neoadjuvant cisplatin chemotherapy before radical cystectomy in invasive transitional cell carcinoma of the bladder: A prospective randomized phase III study. J Urol 153: 964–973.

[151] Martinez-Pineiro JA, Jimenez Leon J, Martinez-Pineiro Jr. L, et al. (1990) Bacillus Calmette-Guerin versus doxorubicin versus thiotepa: A randomized prospective study in 202 patients with superficial bladder cancer. J Urol 143: 502–506.

[152] Maru A, Akaza H, Isaka S, et al. (1987) Phase III trial of the Japanese Urological Cancer Research Group for Adriamycin: Cyclophosphamide, adriamycin and cisplatinum versus cyclophosphamide, adriamycin and 5-fluorouracil in patients with advanced transitional cell carcinoma of the urinary bladder. Cancer Chemother Pharmacol 20: S44–S48.

[153] Mazeron JJ, Crook J, Chopin D, et al. (1988) Conservative treatment of bladder carci-

noma by partial cystectomy and interstitial iridium 192. Int J Radiat Oncol Biol Phys 15: 1323–1330.

[154] McCaffrey JA, Hilton S, Mazumdar M, et al. (1997) Phase II trial of docetaxel in patients with advanced or metastatic transitional-cell carcinoma. J Clin Oncol 15: 1853–1857.

[155] Melekos MD, Chionis H, Pantazakos A, Fokaefs E, Paranychianakis G, Dauaher H (1993) Intravesical bacillus Calmette-Guerin immunoprophylaxis of superficial bladder cancer: Results of a controlled prospective trial with modified treatment schedule. J Urol 149: 744–748.

[156] Melekos MD, Zarakovitis IE, Fokaefs ED, et al. (1996) Intravesical bacillus Calmette-Guerin versus epirubicin in the prophylaxis of recurrent and/or multiple superficial bladder tumours. Oncology 53: 281–288.

[157] Messing EM, Young TB, Hunt VB, et al. (1995) Comparison of bladder cancer outcome in men undergoing hematuria home screening versus those with standard clinical presentations. Urology 45: 387–396; Discussion 396–397.

[158] Messing EM, Young TB, Hunt VB, et al. (1992) Home screening for hematuria: Results of a multiclinic study. J Urol 148: 289–292.

[159] Michaud DS, Spiegelman D, Clinton SK, et al. (1999) Fluid intake and the risk of bladder cancer in men [see Comments]. N Engl J Med 340: 1390–1397.

[160] Millan-Rodriguez F, Chechile-Toniolo G, Salvador-Bayarri J, Palou J, Vicente-Rodriguez J (2000) Multivariate analysis of the prognostic factors of primary superficial bladder cancer [see Comments]. J Urol 163: 73–78.

[161] Miyamoto H, Shuin T, Torigoe S, Iwasaki Y, Kubota Y (1995) Retinoblastoma gene mutations in primary human bladder cancer. Br J Cancer 71: 831–835.

[162] Mokarim A, Uetani M, Hayashi N, et al. (1997) Combined intraarterial chemotherapy and radiotherapy in the treatment of bladder carcinoma. Cancer 80: 1776–1785.

[163] Moore MJ, Winquist EW, Murray N, et al. (1999) Gemcitabine plus cisplatin, an active regimen in advanced urothelial cancer: A phase II trial of the National Cancer Institute of Canada Clinical Trials Group. J Clin Oncol 17: 2876–2881.

[164] Morrison AS, Buring JE, Verhoek WG, et al. (1984) An international study of smoking and bladder cancer. J Urol 131: 650–654.

[165] Norming U (1993) DNA flow cytometry: An update of its use in assessing prognosis for transitional cell cancer of the bladder. Semin Urol 11: 154–163.

[166] Novick AC, Stewart BH (1976) Partial cystectomy in the treatment of primary and secondary carcinoma of the bladder. J Urol 116: 570–574.

[167] Nseyo UO, De Haven J, Dougherty TJ, et al. (1998a) Photodynamic therapy (PDT) in the treatment of patients with resistant superficial bladder cancer: A long-term experience. J Clin Laser Med Surg 16: 61–68.

[168] Nseyo UO, Shumaker B, Klein EA, Sutherland K (1998b) Photodynamic therapy using porfimer sodium as an alternative to cystectomy in patients with refractory transitional cell carcinoma in situ of the bladder. Bladder Photofrin Study Group. J Urol 160: 39–44.

[169] Nurmi M, Puntala P, Alanen A (1988) Evaluation of 144 cases of ileal conduits in adults. Eur Urol 15: 89–93.

[170] Oosterlinck W, Kurth KH, Schroder F, Bultinck J, Hammond B, Sylvester R (1993) A prospective European Organization for Research and Treatment of Cancer Genitourinary Group randomized trial comparing transurethral resection followed by a single intravesical instillation of epirubicin or water in single stage Ta, T1 papillary carcinoma of the bladder. J Urol 149: 749–752.

[171] Orsatti M, Curotto A, Canobbio L, et al. (1995) Alternating chemo-radiotherapy in bladder cancer: A conservative approach. Int J Radiat Oncol Biol Phys 33: 173–178.

[172] Otto T, Bex A, Krege S, Walz PH, Rubben H (1997) Paclitaxel-based second-line

therapy for patients with advanced chemotherapy-resistant bladder carcinoma (M1):
A clinical phase II study. Cancer 80: 465–470.

[173] Pagano F, Bassi P, Milani C, Meneghini A, Maruzzi D, Garbeglio A (1991) A low
dose bacillus Calmette-Guerin regimen in superficial bladder cancer therapy: Is it
effective? J Urol 146: 32–35.

[174] Papamichael D, Gallagher CJ, Oliver RT, Johnson PW, Waxman J (1997) Phase II
study of paclitaxel in pretreated patients with locally advanced/metastatic cancer of
the bladder and ureter. Br J Cancer 75: 606–607.

[175] Patterson AL, Greenberg RE, Weems L, et al. (2000) Pilot study of the tolerability
and toxicity of intravesical valrubicin immediately after transurethral resection of
superficial bladder cancer. Urology 56: 232–235.

[176] Pawinski A, Sylvester R, Kurth KH, et al. (1996) A combined analysis of European
Organization for Research and Treatment of Cancer, and Medical Research Council
randomized clinical trials for the prophylactic treatment of stage TaT1 bladder cancer.
European Organization for Research and Treatment of Cancer Genitourinary Tract
Cancer Cooperative Group and the Medical Research Council Working Party on
Superficial Bladder Cancer. J Urol 156: 1934–1940, Discussion 1940–1941.

[177] Peralta EA, Liu X, McCarthy TM, Wilson TG, Diamond DJ, Ellenhorn JD (1999)
Immunotherapy of bladder cancer targeting P53 [see Comments]. J Urol 162:
1806–1811.

[178] Pernot M, Hubert J, Guillemin F, et al. (1996) Combined surgery and brachytherapy
in the treatment of some cancers of the bladder (partial cystectomy and interstitial
iridium-192). Radiother Oncol 38: 115–120.

[179] Petrioli R, Frediani B, Manganelli A, et al. (1996) Comparison between a cisplatin-
containing regimen and a carboplatin-containing regimen for recurrent or metastatic
bladder cancer patients. A randomized phase II study. Cancer 77: 344–351.

[180] Pinsky CM, Camacho FJ, Kerr D, et al. (1985) Intravesical administration of bacillus
Calmette-Guerin in patients with recurrent superficial carcinoma of the urinary
bladder: Report of a prospective, randomized trial. Cancer Treat Rep 69: 47–53.

[181] Piper JM, Tonascia J, Matanoski GM (1985) Heavy phenacetin use and bladder
cancer in women aged 20 to 49 years. N Engl J Med 313: 292–295.

[182] Pollera CF, Ceribelli A, Crecco M, Calabresi F (1994) Weekly gemcitabine in
advanced bladder cancer: A preliminary report from a phase I study. Ann Oncol 5:
182–184.

[183] Poulsen AL, Horn T, Steven K (1998) Radical cystectomy: Extending the limits of
pelvic lymph node dissection improves survival for patients with bladder cancer
confined to the bladder wall. J Urol 160: 2015–2019; Discussion 2020.

[184] Pronzato P, Bertelli G, Bruna F, et al. (1997a) Intensified M-VEC chemotherapy with
G-CSF support as outpatient treatment for advanced bladder cancer. Anticancer Res
17: 2325–2327.

[185] Pronzato P, Landucci M, Vaira F, Vigani A, Bertelli G (1995) Carboplatin, methotrexate, and vinblastine in outpatients with advanced transitional cell carcinoma of the
bladder. Am J Clin Oncol 18: 223–225.

[186] Pronzato P, Vigani A, Pensa F, Vanoli M, Tani F, Vaira F (1997b) Second line
chemotherapy with ifosfamide as outpatient treatment for advanced bladder cancer.
Am J Clin Oncol 20: 519–521.

[187] Prout Jr. GR, Griffin PP, Shipley WU (1979) Bladder carcinoma as a systemic
disease. Cancer 43: 2532–2539.

[188] Prout Jr. GR, Lin CW, Benson Jr. R, et al. (1987) Photodynamic therapy with hema-
toporphyrin derivative in the treatment of superficial transitional-cell carcinoma of
the bladder. N Engl J Med 317: 1251–1255.

[189] Prout Jr. GR, Shipley WU, Kaufman DS, et al. (1990) Preliminary results in invasive

bladder cancer with transurethral resection, neoadjuvant chemotherapy and combined pelvic irradiation plus cisplatin chemotherapy. J Urol 144: 1128–1134; Discussion 1134–1136.

[190] Prout Jr. GR, Slack NH, Bross ID (1971) Preoperative irradiation as an adjuvant in the surgical management of invasive bladder carcinoma. J Urol 105: 223–231.

[191] Quilty PM, Duncan W, Chisholm GD, et al. (1986) Results of surgery following radical radiotherapy for invasive bladder cancer. Br J Urol 58: 396–405.

[192] Radosevic-Jelic L, Pekmezovic T, Pavlovic-Cvetkovic L, Radulovic S, Petronic V (1999) Concomitant radiotherapy and carboplatin in locally advanced bladder cancer. Eur Urol 36: 401–405.

[193] Rajala P, Liukkonen T, Raitanen M, et al. (1999) Transurethral resection with perioperative instilation on interferon-alpha or epirubicin for the prophylaxis of recurrent primary superficial bladder cancer: A prospective randomized multicenter study – Finnbladder III. J Urol 161: 1133–1135; Discussion 1135–1136.

[194] Ramakumar S, Bhuiyan J, Besse JA, et al. (1999) Comparison of screening methods in the detection of bladder cancer [see Comments]. J Urol 161: 388–394.

[195] Reddy PK, Lange PH, Fraley EE (1991) Total bladder replacement using detubularized sigmoid colon: Technique and results. J Urol 145: 51–55.

[196] Redman BG, Smith DC, Flaherty L, Du W, Hussain M (1998) Phase II trial of paclitaxel and carboplatin in the treatment of advanced urothelial carcinoma. J Clin Oncol 16: 1844–1848.

[197] Resnick MI, O'Conor Jr. VJ (1973) Segmental resection for carcinoma of the bladder: Review of 102 patients. J Urol 109: 1007–1010.

[198] Reznikoff CA, Belair CD, Yeager TR, et al. (1996) A molecular genetic model of human bladder cancer pathogenesis. Semin Oncol 23: 571–584.

[199] Richards B, Bastable JR, Freedman L, et al. (1983) Adjuvant chemotherapy with doxorubicin (Adriamycin) and 5-fluorouracil in T3, NX, MO bladder cancer treated with radiotherapy. Br J Urol 55: 386–391.

[200] Rintala E, Jauhiainen K, Kaasinen E, Nurmi M, Alfthan O (1996) Alternating mitomycin C and bacillus Calmette-Guerin instillation prophylaxis for recurrent papillary (stages Ta to T1) superficial bladder cancer. Finnbladder Group [see Comments]. J Urol 156: 56–59; Discussion 59–60.

[201] Rintala E, Jauhiainen K, Rajala P, Ruutu M, Kaasinen E, Alfthan O (1995) Alternating mitomycin C and bacillus Calmette-Guerin instillation therapy for carcinoma in situ of the bladder. The Finnbladder Group. J Urol 154: 2050–2053.

[202] Risch A, Wallace DM, Bathers S, Sim E (1995) Slow N-acetylation genotype is a susceptibility factor in occupational and smoking related bladder cancer. Hum Mol Genet 4: 231–236.

[203] Rischmann P, Desgrandchamps F, Malavaud B, Chopin DK (2000) BCG intravesical instillations: Recommendations for side-effects management. Eur Urol 37: 33–36.

[204] Rodrigues Netto Junior N, Lemos GC (1983) A comparison of treatment methods for the prophylaxis of recurrent superficial bladder tumors. J Urol 129: 33–34.

[205] Roehrborn CG, Sagalowsky AI, Peters PC (1991) Long-term patient survival after cystectomy for regional metastatic transitional cell carcinoma of the bladder. J Urol 146: 36–39.

[206] Ross RK, Jones PA, Yu MC (1996) Bladder cancer epidemiology and pathogenesis. Semin Oncol 23: 536–545.

[207] Rostom YA, Chapet O, Russo SM, et al. (2000) Intra-operative electron radiotherapy as a conservative treatment for infiltrating bladder cancer [In Process Citation]. Eur J Cancer 36: 1781–1787.

[208] Roth BJ, Dreicer R, Einhorn LH, et al. (1994) Significant activity of paclitaxel in

advanced transitional-cell carcinoma of the urothelium: A phase II trial of the Eastern Cooperative Oncology Group. J Clin Oncol 12: 2264–2270.

[209] Rotman M, Macchia R, Silverstein M, et al. (1987) Treatment of advanced bladder carcinoma with irradiation and concomitant 5-fluorouracil infusion. Cancer 59: 710–714.

[210] Rowland RG, Kropp BP (1994) Evolution of the Indiana continent urinary reservoir. J Urol 152: 2247–2251.

[211] Rubben H, Lutzeyer W, Fischer N, Deutz F, Lagrange W, Giani G (1988) Natural history and treatment of low and high risk superficial bladder tumors. J Urol 139: 283–285.

[212] Sarosdy MF (1997) A review of clinical studies of bropirimine immunotherapy of carcinoma in situ of the bladder and upper urinary tract. Eur Urol 31: 20–26.

[213] Saxman SB, Propert KJ, Einhorn LH, et al. (1997) Long-term follow-up of a phase III intergroup study of cisplatin alone or in combination with methotrexate, vinblastine, and doxorubicin in patients with metastatic urothelial carcinoma: A cooperative group study. J Clin Oncol 15: 2564–2569.

[214] Schellhammer PF, Whitmore Jr. WF (1976) Transitional cell carcinoma of the urethra in men having cystectomy for bladder cancer. J Urol 115: 56–60.

[215] Scher H, Bahnson R, Cohen S, et al. (1998) NCCN urothelial cancer practice guidelines. National Comprehensive Cancer Network. Oncology (Huntingt) 12: 225–271.

[216] Scher H, Herr H, Sternberg C, et al. (1989) Neo-adjuvant chemotherapy for invasive bladder cancer. Experience with the M-VAC regimen. Br J Urol 64: 250–256.

[217] Scher HI, Yagoda A, Herr HW, et al. (1988) Neoadjuvant M-VAC (methotrexate, vinblastine, doxorubicin and cisplatin) effect on the primary bladder lesion. J Urol 139: 470–474.

[218] Schoenberg MP, Walsh PC, Breazeale DR, Marshall FF, Mostwin JL, Brendler CB (1996) Local recurrence and survival following nerve sparing radical cystoprostatectomy for bladder cancer: 10-year followup [see Comments]. J Urol 155: 490–494.

[219] See WA, Fuller JR (1992) Staging of advanced bladder cancer. Current concepts and pitfalls. Urol Clin North Am 19: 663–683.

[220] See WA, Miller JS, Williams RD (1989) Pathophysiology of transitional tumor cell adherence to sites of urothelial injury in rats: Mechanisms mediating intravesical recurrence due to implantation. Cancer Res 49: 5414–5418.

[221] See WA, Williams RD (1992) Urothelial injury and clotting cascade activation: Common denominators in particulate adherence to urothelial surfaces. J Urol 147: 541–548.

[222] Seidman AD, Scher HI, Gabrilove JL, et al. (1993) Dose-intensification of MVAC with recombinant granulocyte colony-stimulating factor as initial therapy in advanced urothelial cancer [see Comments]. J Clin Oncol 11: 408–414.

[223] Seidman AD, Scher HI, Heinemann MH, et al. (1991) Continuous infusion gallium nitrate for patients with advanced refractory urothelial tract tumors. Cancer 68: 2561–2565.

[224] Sekine H, Fukui I, Yamada T, Kojima S, Ohshima H (1996) Histological grading of carcinoma in situ of the bladder: Its clinical significance in patients who underwent intravesical mitomycin C and doxorubicin sequential therapy [see Comments]. J Urol 155: 94–98; Discussion 98–99.

[225] Sekine H, Fukui I, Yamada T, Ohwada F, Yokokawa M, Ohshima H (1994) Intravesical mitomycin C and doxorubicin sequential therapy for carcinoma in situ of the bladder: A longer followup result. J Urol 151: 27–30.

[226] Sell A, Jakobsen A, Nerstrom B, Sorensen BL, Steven K, Barlebo H (1991) Treatment of advanced bladder cancer category T2 T3 and T4a. A randomized multicenter study of preoperative irradiation and cystectomy versus radical irradiation and early

salvage cystectomy for residual tumor. DAVECA protocol 8201. Danish Vesical Cancer Group. Scand J Urol Nephrol Suppl 138: 193–201.

[227] Sengelov L, Nielsen OS, Kamby C, von der Maase H (1995) Platinum analogue combination chemotherapy: Cisplatin, carboplatin, and methotrexate in patients with metastatic urothelial tract tumors. A phase II trial with evaluation of prognostic factors. Cancer 76: 1797–1803.

[228] Sengelov L, von der Maase H (1999) Radiotherapy in bladder cancer. Radiother Oncol 52: 1–14.

[229] Shearer RJ, Chilvers CF, Bloom HJ, Bliss JM, Horwich A, Babiker A (1988) Adjuvant chemotherapy in T3 carcinoma of the bladder. A prospective trial: Preliminary report. Br J Urol 62: 558–564.

[230] Shipley WU, Cummings KB, Coombs LJ, Hawkins IR, Einstein AB, Penick G (1982) 4,000 RAD preoperative irradiation followed by prompt radical cystectomy for invasive bladder carcinoma: A prospective study of patient tolerance and pathologic downstaging. J Urol 127: 48–51.

[231] Shipley WU, Prout Jr. GR, Einstein AB, et al. (1987a) Treatment of invasive bladder cancer by cisplatin and radiation in patients unsuited for surgery. Jama 258: 931–935.

[232] Shipley WU, Prout Jr. GR, Kaufman SD, Perrone TL (1987b) Invasive bladder carcinoma. The importance of initial transurethral surgery and other significant prognostic factors for improved survival with full-dose irradiation. Cancer 60: 514–520.

[233] Shipley WU, Rose MA, Perrone TL, Mannix CM, Heney NM, Prout Jr. GR (1985) Full-dose irradiation for patients with invasive bladder carcinoma: Clinical and histological factors prognostic of improved survival. J Urol 134: 679–683.

[234] Shipley WU, Winter KA, Kaufman DS, et al. (1998) Phase III trial of neoadjuvant chemotherapy in patients with invasive bladder cancer treated with selective bladder preservation by combined radiation therapy and chemotherapy: Initial results of Radiation Therapy Oncology Group 89–03 [see Comments]. J Clin Oncol 16: 3576–3583.

[235] Sidransky D, Frost P, Von Eschenbach A, Oyasu R, Preisinger AC, Vogelstein B (1992) Clonal origin bladder cancer [see Comments]. N Engl J Med 326: 737–740.

[236] Simon D, Yen S, Cole P (1975) Coffee drinking and cancer of the lower urinary tract. J Natl Cancer Inst 54: 587–591.

[237] Simoneau M, LaRue H, Fradet Y (1999) Low frequency of human papillomavirus infection in initial papillary bladder tumors. Urol Res 27: 180–184.

[238] Skarlos DV, Aravantinos G, Linardou E, et al. (1997) Chemotherapy with methotrexate, vinblastine, epirubicin and carboplatin (Carbo-MVE) in transitional cell urothelial cancer. A Hellenic Co-Operative Oncology Group study. Eur Urol 31: 420–427.

[239] Skinner DG (1982) Management of invasive bladder cancer: A meticulous pelvic node dissection can make a difference. J Urol 128: 34–36.

[240] Skinner DG, Boyd SD, Lieskovsky G (1984) Clinical experience with the Kock continent ileal reservoir for urinary diversion. J Urol 132: 1101–1107.

[241] Skinner DG, Boyd SD, Lieskovsky G, Bennett C, Hopwood B (1991a) Lower urinary tract reconstruction following cystectomy: Experience and results in 126 patients using the Kock ileal reservoir with bilateral ureteroileal urethrostomy. J Urol 146: 756–760.

[242] Skinner DG, Daniels JR, Russell CA, et al. (1991b) The role of adjuvant chemotherapy following cystectomy for invasive bladder cancer: A prospective comparative trial. J Urol 145: 459–464; Discussion 464–467.

[243] Skinner DG, Lieskovsky G (1984) Contemporary cystectomy with pelvic node dissection compared to preoperative radiation therapy plus cystectomy in management of invasive bladder cancer. J Urol 131: 1069–1072.

[244] Skinner DG, Tift JP, Kaufman JJ (1982) High dose, short course preoperative radiation therapy and immediate single stage radical cystectomy with pelvic node dissection in the management of bladder cancer. J Urol 127: 671–674.

[245] Small EJ, Fippin LJ, Ernest ML, Carroll PR (1996) A carboplatin-based regimen for the treatment of patients with advanced transitional cell carcinoma of the urothelium. Cancer 78: 1775–1780.

[246] Small EJ, Lew D, Redman BG, et al. (2000) Southwest Oncology Group Study of paclitaxel and carboplatin for advanced transitional-cell carcinoma: The importance of survival as a clinical trial end point. J Clin Oncol 18: 2537–2544.

[247] Smith Jr. JA, Crawford ED, Paradelo JC, et al. (1997) Treatment of advanced bladder cancer with combined preoperative irradiation and radical cystectomy versus radical cystectomy alone: A phase III intergroup study. J Urol 157: 805–807; Discussion 807–808.

[248] Smith Jr. JA, Whitmore Jr. WF (1981a) Regional lymph node metastasis from bladder cancer. J Urol 126: 591–593.

[249] Smith Jr. JA, Whitmore Jr. WF (1981b) Salvage cystectomy for bladder cancer after failure of definitive irradiation. J Urol 125: 643–645.

[250] Sola C, Mallafre J, Mendoza Solorzano L, et al. (1993) Carboplatin, methotrexate, vinblastine and epirubicin (Carbo-MVE) for transitional cell bladder carcinoma. Ann Oncol 4: 313–316.

[251] Soto EA, Friedell GH, Tiltman AJ (1977) Bladder cancer as seen in giant histologic sections. Cancer 39: 447–455.

[252] Splinter TA, Pavone-Macaluso M, Jacqmin D, et al. (1996) Genitourinary group phase II study of chemotherapy in stage T3-4 N0-X M0 transitional cell cancer of the bladder: Prognostic factor analysis. Eur J Cancer 32A: 1129–1134.

[253] Splinter TA, Scher HI, Denis L, et al. (1992) The prognostic value of the pathological response to combination chemotherapy before cystectomy in patients with invasive bladder cancer. European Organization for Research on Treatment of Cancer – Genitourinary Group. J Urol 147: 606–608.

[254] Srougi M, Simon SD (1994) Primary methotrexate, vinblastine, doxorubicin and cisplatin chemotherapy and bladder preservation in locally invasive bladder cancer: A 5-year followup. J Urol 151: 593–597.

[255] Stadler WM, Kuzel T, Roth B, Raghavan D, Dorr FA (1997) Phase II study of single-agent gemcitabine in previously untreated patients with metastatic urothelial cancer. J Clin Oncol 15: 3394–3398.

[256] Stassar MJ, Vegt PD, Steerenberg PA, et al. (1994) Effects of isoniazid (INH) on the BCG-induced local immune response after intravesical BCG therapy for superficial bladder cancer. Urol Res 22: 177–184.

[257] Steinberg G, Bahnson R, Brosman S, Middleton R, Wajsman Z, Wehle M (2000) Efficacy and safety of valrubicin for the treatment of Bacillus Calmette-Guerin refractory carcinoma in situ of the bladder. The Valrubicin Study Group. J Urol 163: 761–767.

[258] Sternberg CN (1996) Neoadjuvant and adjuvant chemotherapy in locally advanced bladder cancer. Semin Oncol 23: 621–632.

[259] Sternberg CN, Arena MG, Calabresi F, et al. (1993) Neoadjuvant M-VAC (methotrexate, vinblastine, doxorubicin, and cisplatin) for infiltrating transitional cell carcinoma of the bladder. Cancer 72: 1975–1982.

[260] Sternberg CN, Pansadoro V, Calabro F, et al. (1999) Neo-adjuvant chemotherapy and bladder preservation in locally advanced transitional cell carcinoma of the bladder [see Comments]. Ann Oncol 10: 1301–1305.

[261] Sternberg CN, Yagoda A, Scher HI, et al. (1989) Methotrexate, vinblastine, doxorubicin, and cisplatin for advanced transitional cell carcinoma of the urothelium. Efficacy and patterns of response and relapse. Cancer 64: 2448–2458.

[262] Sternberg CN, Yagoda A, Scher HI, et al. (1988) M-VAC (methotrexate, vinblastine, doxorubicin and cisplatin) for advanced transitional cell carcinoma of the urothelium. J Urol 139: 461–469.

[263] Stockle M, Meyenburg W, Wellek S, et al. (1995) Adjuvant polychemotherapy of nonorgan-confined bladder cancer after radical cystectomy revisited: Long-term results of a controlled prospective study and further clinical experience. J Urol 153: 47–52.

[264] Stoter G, Splinter TA, Child JA, et al. (1987) Combination chemotherapy with cisplatin and methotrexate in advanced transitional cell cancer of the bladder. J Urol 137: 663–667.

[265] Studer UE, Bacchi M, Biedermann C, et al. (1994) Adjuvant cisplatin chemotherapy following cystectomy for bladder cancer: Results of a prospective randomized trial. J Urol 152: 81–84.

[266] Sweeney CJ, Williams SD, Finch DE, et al. (1999) A Phase II study of paclitaxel and ifosfamide for patients with advanced refractory carcinoma of the urothelium. Cancer 86: 514–518.

[267] Sylvester R, Sternberg C (2000) The role of adjuvant combination chemotherapy after cystectomy in locally advanced bladder cancer: What we do not know and why [In Process Citation]. Ann Oncol 11: 851–856.

[268] Takashi M, Nagai T, Murase T, Miyake K, Hamajima N, Mizuno S (1989) Multivariate evaluation of determinants affecting regional lymph node metastasis and survival in bladder cancer patients who underwent radical cystectomy. Urol Int 44: 125–131.

[269] Tester W, Caplan R, Heaney J, et al. (1996) Neoadjuvant combined modality program with selective organ preservation for invasive bladder cancer: Results of Radiation Therapy Oncology Group phase II trial 8802. J Clin Oncol 14: 119–126.

[270] Tester W, Porter A, Asbell S, et al. (1993) Combined modality program with possible organ preservation for invasive bladder carcinoma: Results of RTOG protocol 85-12. Int J Radiat Oncol Biol Phys 25: 783–790.

[271] Thompson IM (1987) The evaluation of microscopic hematuria: A population-based study. J Urol 138: 1189–1190.

[272] Tolley DA, Parmar MK, Grigor KM, et al. (1996) The effect of intravesical mitomycin C on recurrence of newly diagnosed superficial bladder cancer: A further report with 7 years of follow up. J Urol 155: 1233–1238.

[273] Torti FM, Shortliffe LD, Williams RD, et al. (1988) Alpha-interferon in superficial bladder cancer: A Northern California Oncology Group Study. J Clin Oncol 6: 476–483.

[274] Tsai YC, Simoneau AR, Spruck 3rd CH, et al. (1995) Mosaicism in human epithelium: Macroscopic monoclonal patches cover the urothelium. J Urol 153: 1697–1700.

[275] Utz DC, Hanash KA, Farrow GM (1970) The plight of the patient with carcinoma in situ of the bladder. J Urol 103: 160–164.

[276] Utz DC, Schmitz SE, Fugelso PD, Farrow GM (1973) Proceedings: A clinicopathologic evaluation of partial cystectomy for carcinoma of the urinary bladder. Cancer 32: 1075–1077.

[277] Van der Meijden A, Oosterlinck W, Brausi M, Kurth KH, Sylvester R, De Balincourt C (1999) Significance of bladder biopsies in Ta,T1 bladder tumors: A report from the EORTC Genito-Urinary Tract Cancer Cooperative Group. EORTC-GU Group Superficial Bladder Committee. Eur Urol 35: 267–271.

[278] Van der Werf-Messing B, Menon RS, Hop WC (1983) Carcinoma of the urinary bladder category T3N×Mo treated by the combination of radium implant and external irradiation: Second report. Int J Radiat Oncol Biol Phys 9: 177–180.

[279] Varveris H, Delakas D, Anezinis P, et al. (1997) Concurrent platinum and docetaxel chemotherapy and external radical radiotherapy in patients with invasive transitional

cell bladder carcinoma. A preliminary report of tolerance and local control. Anticancer Res 17: 4771–4780.

[280] Vaughn DJ, Malkowicz SB, Zoltick B, et al. (1998) Paclitaxel plus carboplatin in advanced carcinoma of the urothelium: An active and tolerable outpatient regimen. J Clin Oncol 16: 255–260.

[281] Vegt PD, Van der Meijden AP, Sylvester R, Brausi M, Holtl W, De Balincourt C (1997) Does isoniazid reduce side effects of intravesical bacillus Calmette-Guerin therapy in superficial bladder cancer? Interim results of European Organization for Research and Treatment of Cancer Protocol 30911. J Urol 157: 1246–1249.

[282] Vegt PD, Witjes JA, Witjes WP, Doesburg WH, Debruyne FM, Van der Meijden AP (1995) A randomized study of intravesical mitomycin C, bacillus Calmette-Guerin Tice and bacillus Calmette-Guerin RIVM treatment in pTa-pT1 papillary carcinoma and carcinoma in situ of the bladder. J Urol 153: 929–933.

[283] Vikram B, Chadha M, Malamud SC, Hecht H, Grabstald H (1998) Rapidly alternating chemotherapy and radiotherapy instead of cystectomy for the treatment of muscle-invasive carcinoma of the urinary bladder: Long term results of a pilot study. Cancer 82: 918–922.

[284] Vogelzang NJ, Moormeier JA, Awan AM, et al. (1993) Methotrexate, vinblastine, doxorubicin and cisplatin followed by radiotherapy or surgery for muscle invasive bladder cancer: The University of Chicago experience. J Urol 149: 753–757.

[285] Von der Maase H, Hansen SW, Roberts JT, et al. (2000) Gemcitabine and cisplatin versus methotrexate, vinblastine, doxorubicin, and cisplatin in advanced or metastatic bladder cancer: Results of a large, randomized, multinational, multicenter, phase III study. J Clin Oncol 18: 3068–3077.

[286] Wei CH, Hsieh RK, Chiou TJ, Chen KK, Chang LS, Chen PM (1996) Adjuvant methotrexate, vinblastine and cisplatin chemotherapy for invasive transitional cell carcinoma: Taiwan experience [see Comments]. J Urol 155: 118–121.

[287] Weldon TE, Soloway MS (1975) Susceptibility of urothelium to neoplastic cellular implantation. Urology 5: 824–827.

[288] Witjes JA, Caris CT, Mungan NA, Debruyne FM, Witjes WP (1998a) Results of a randomized phase III trial of sequential intravesical therapy with mitomycin C and bacillus Calmette-Guerin versus mitomycin C alone in patients with superficial bladder cancer [see Comments]. J Urol 160: 1668–1671; Discussion 1671–1672.

[289] Witjes JA, Fransen MP, van der Meijden AP, Doesburg WH, Debruyne FM (1993) Use of maintenance intravesical bacillus Calmette-Guerin (BCG), with or without intradermal BCG, in patients with recurrent superficial bladder cancer. Long-term follow-up of a randomized phase 2 study. Urol Int 51: 67–72.

[290] Witjes JA, Van der Meijden AP, Sylvester LC, Debruyne FM, Van Aubel A, Witjes WP (1998b) Long-term follow-up of an EORTC randomized prospective trial comparing intravesical bacille Calmette-Guerin-RIVM and mitomycin C in superficial bladder cancer. EORTC GU Group and the Dutch South East Cooperative Urological Group. European Organisation for Research and Treatment of Cancer Genito-Urinary Tract Cancer Collaborative Group. Urology 52: 403–410.

[291] Witte RS, Elson P, Bono B, et al. (1997) Eastern Cooperative Oncology Group phase II trial of ifosfamide in the treatment of previously treated advanced urothelial carcinoma. J Clin Oncol 15: 589–593.

[292] Wood Jr. DP, Montie JE, Pontes JE, Levin HS (1989) Identification of transitional cell carcinoma of the prostate in bladder cancer patients: A prospective study. J Urol 142: 83–85.

[293] Younes M, Sussman J, True LD (1990) The usefulness of the level of the muscularis mucosae in the staging of invasive transitional cell carcinoma of the urinary bladder. Cancer 66: 543–548.

[294] Zielinski CC, Schnack B, Grbovic M, et al. (1998) Paclitaxel and carboplatin in patients with metastatic urothelial cancer: Results of a phase II trial. Br J Cancer 78: 370–374.

[295] Zincke H, Benson Jr. RC, Hilton JF, Taylor WF (1985) Intravesical thiotepa and mitomycin C treatment immediately after transurethral resection and later for superficial (stages Ta and Tis) bladder cancer: A prospective, randomized, stratified study with crossover design. J Urol 134: 1110–1114.

[296] Zincke H, Utz DC, Taylor WF, Myers RP, Leary FJ (1983) Influence of thiotepa and doxorubicin instillation at time of transurethral surgical treatment of bladder cancer on tumor recurrence: A prospective, randomized, double-blind, controlled trial. J Urol 129: 505–509.

Korrespondenz: Dr. Wolfgang J. Köstler, Abteilung Onkologie; Univ.-Prof. Dr. Christoph C. Zielinski, Abteilung Onkologie und Extraordinariat für internistisch-experimentelle Onkologie, Ludwig-Boltzmann-Institut für klinisch-experimentelle Onkologie, Universitätsklinik für Innere Medizin I, Allgemeines Krankenhaus, Währinger Gürtel 18–20, A-1090 Wien. E-Mail: christoph.zielinski@akh-wien.ac.at

Nierenzellcarcinom

Jens Atzpodien, Tatjana Patzelt und *Martina Reitz*

1. Inzidenz und Epidemiologie

Mit 85% ist das Nierenzellcarcinom (Hypernephrom, Grawitz-Tumor) der häufigste bösartige Tumor der Niere. Der überwiegende Anteil der malignen Nierentumoren sind Adenocarcinome (85%), der Rest besteht aus Nierenbeckencarcinomen

Tabelle 1. Histopathologische Klassifikation der Nierenzellcarcinome (Storkel und van den Berg 1995)

Histologie	Macropathologie	Histopathologie	Inzidenz
klarzelliges NZC	multinodulär, vorwiegend gelbe Schnittfläche mit grauen und weißen Arealen; solides Wachstumsmuster, selten cystisch; regressive Veränderungen: Hämorrhagien, fokale Calcificationen und Necrosen, sklerotische Septen	Lichtmicroskopisch klares Zytoplasma (H&E); hyper-chromatischer, konden-sierter Zellkern (G1) oder polymorpher Kern mit pro-minenten Nucleolen (G2–3); zwei eosinophile Varianten; zytoplasmatische Eosinophi-lie respektive Granularität	~75%
chromophiles (papilläres) NZC	Ballartige, gepunktete Erscheinung, schmutzig-braune zentrale Necrose durch Hämorrhagie; gelegentlich gelbliches Glitzern in der Peripherie unterhalb der Pseudokapsel durch Schaumzellen	Lichtmicroskopisch wenig basophiles Zytoplasma mit zentralem Zellkern; Entdiffe-renzierung zunehmend poly-morphe Zellkerne mit promi-nenten Nucleolen, Eosinophi-lie oder Granularität; Wachs-tum: überwiegend papillär oder tubulopapillär, solide in undifferenzierten Arealen; häu-fig charakteristische Lipopha-gen und fokale Psammomkörper	~10%

Tabelle 1 (Fortsetzung)

Histologie	Macropathologie	Histopathologie	Inzidenz
chromophobes NZC	ein oder mehrere Tumorknoten mit oranger (unfixierter) bzw. beiger (fixierter) Schnittfläche; gut differenzierte Tumoren erscheinen mit charakteristischer blasser Schnittfläche und nur wenigen Hämorrhagien	große polygonale, transparente Zellen (pflanzenähnlich); charakteristisch ist die fehlende Anfärbbarkeit des Zytoplasmas in der Routine-Färbung (H&E); das Wachstumsmuster ist kompakt, gelegentlich cribriform mit fokalen Calcificationen; kondensierter hyperchromatischer (z. T. binucleierter) Zellkern bei guter Differenzierung	
Duct-Bellini-Typ	zumeist große, zentrale Tumoren mit Ausdehnung in das perirenale Fett, Nebenniereninfiltration und Lymphknotenmetastasen	eosinophile/granuläre sowie spindelzellige/ polymorphe/ sarcomatoide Variante; tubuläres Wachstumsmuster mit microcystischen, pseudopapillären und soliden Anteilen; Lichtmicroskopisch mittelgroße basophile Zellen mit anaplastischen Zellkernen	~11%
onkozytäres NZC	solitärer, leicht lobulierter Tumor mit bräunlicher Schnittfläche und zentraler Narbe bei größeren Tumoren, gyrierte Erscheinung nach Entfernung der Pseudokapsel mit gewundenen Venen in den Invaginationen der Tumoroberfläche; keine Necrosen	Lichtmicroskopisch isomorphe Tumorzellen mit dicht granuliertem, eosinophilem Zytoplasma; typisch pathologische Cristae der vergrößerten Mitochondrien; runder, zentraler Zellkern sowie binucleierte Zellen mit überlappenden Zellkernen; solides oder trabeculäres Wachstumsmuster mit typischer azinärer Formation	
Transitional-zell-Typ	unterschiedlich große, gräuliche, noduläre oder papilläre solide Tumoren mit Hiluseinbruch und Infiltration des perirenalen Fettgewebes	Lichtmicroskopisches Spektrum: normales Urothel (G1) bis pleomorphes, undifferenziertes Transitionalzellcarcinom (G3/4); nucleäre Atypie, Mitosen, zytoplasmatischer Pleomorphismus nehmen mit Entdifferenzierung zu	< 1%

Tabelle 1 (Fortsetzung)

Histologie	Macropathologie	Histopathologie	Inzidenz
neuroendokrines NZKC	gewöhnlich sehr große, aggressiv wachsende Tumoren mit Zerstörung des Nierenparenchyms, Invasion in perirenales Fett, Nierenbeckeneinbruch, Hämangio- und Lymphangioinvasion	breites Spektrum von wenig differenzierter, kleinzelliger (oat-cell type) bis zur klassischen eosinophilen (columnar-cell type) Variante; Silberfärbungen färben gewöhnlich die Hormonprecursor; charakteristisch trabeculäres Wachstumsmuster mit gut vascularisiertem Stroma	< 1%

NZC = Nierenzellcarcinom

(7–8%), dem Nephroblastom bzw. Wilms-Tumor (5–6%) und anderen Histologien (Tab. 1). Das mittlere Manifestationsalter der Patienten mit Nierenzellcarcinom liegt zwischen 50 und 70 Jahren. Jährlich treten in Europa sowie in den Vereinigten Staaten jeweils 30.000 Neuerkrankungen mit einer Inzidenz von 7–8/100.000 und einer zu erwartenden Todesrate von jeweils bis zu 12.000 Patienten pro Jahr auf (Landis et al. 1998, SCI AM: Fact sheet 1996). Für die Industriestaaten wird eine Zunahme der Inzidenzrate berichtet; die höchste Inzidenz besteht in Nordamerika und Skandinavien (Whitmore Jr. 1989). Männer erkranken doppelt so häufig als Frauen. Ein Drittel der Patienten weist bei Diagnosestellung bereits Metastasen auf. Die 5-Jahres-Überlebensrate der Patienten mit metastasiertem Nierenzellcarcinom beträgt < 5%; eine standardisierte Behandlung konnte bisher nicht etabliert werden (Motzer et al. 1996, Savage 1995).

Als Risikofaktoren gelten Zigarettenrauchen mit einer Verdopplung der Risikorate, Übergewicht vor allem bei Frauen, Östrogene und die Exposition gegenüber petrochemischen Produkten, Asbest oder Schwermetallen (Motzer et al. 1996, Schlehofer et al. 1996). Bei Patienten mit chronischer Niereninsuffizienz und erworbenen Nierencysten (MacDougall et al. 1987) sowie Patienten mit einer Phakomatose besteht ebenfalls ein erhöhtes Risiko für die Entwicklung eines Nierenzellcarcinoms.

1.1 Genetische Aberrationen

Zytogenetische Untersuchungen von Nierencarcinomen zeigen eine besondere Bedeutung des kurzen Arms des Chromosoms 3 (6–10) für die Genese des Nierencarcinoms (Abb. 1). Der vorherrschende Mechanismus ist der Verlust von genetischem Material (Kovacs et al. 1991, Kovacs und Frisch 1989, Zbar et al. 1987). Konstitutionelle Mutationen im Von-Hippel-Lindau-Gen auf Chromosom 3p25–26 (VHL) prädisponieren diese Patienten zur Entwicklung von cystischen und tumorösen Veränderungen in multiplen Organen wie Niere, Pancreas, Gehirn und Retina. Mutationen im VHL-Gen lassen sich auch bei 45% aller klarzelligen Nieren-

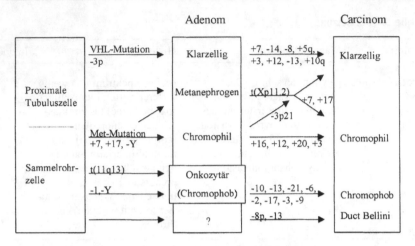

Abb. 1. Schematische Darstellung der Morphologie, Histo- und Zytogenetik der
Nierenzellcarcinome (Storkel 1999)

zellcarcinome und ca. 10% aller chromophilen Nierenzellcarcinome nachweisen
(Brauch et al. 2000). Eine weitere genetische Aberration ist die Duplikation der
Chromosom-5q22-31.2-Region in 50% aller Tumoren (Bugert et al. 1998, Kenck
et al. 1997, von Knobloch et al. 2000). Spezifische Deletionen wurden an den
Chromosomen 14q24.2-qter (48% der Fälle), 9p21 (40%), 8q11.2-p23.1 (33%) und
6q23-qter-Regionen (25%) identifiziert (Cairns et al. 1995, Herbers et al. 1997,
Moch et al. 1996, Schullerus et al. 1997, Schullerus et al. 1999, Yang et al.
2000).

Chromophile Nierenzellcarcinome sind durch Allelduplikationen spezifischer
chromosomaler Abschnitte gekennzeichnet, wie die Trisomie der Chromosomen 7
und 17 (Balint et al. 1999, Bentz et al. 1996, Corless et al. 1996, Glukhova et al.
1998, Hughson et al. 1993, Hughson et al. 1999, Kovacs 1989, Renshaw und Corless
1995, van den Berg et al. 1997, Walter et al. 1989). Das auf Chromosom 7 lokalisierte Met-Onkogen gilt als ein hereditärer Faktor für eine Malignom-Prädisposition
(Fischer et al. 1998, Glukhova et al. 2000, Schmidt et al. 1997, Zbar et al. 1994).
Auch zeigen 85% aller chromophilen Nierenzellcarcinome den Verlust des Y-Chromosoms (Hughson et al. 1993). Ebenso werden die Translokationen zwischen der
chromosomalen Region Xp11.2 und Chromosomen 1p34, 1q21, 10q23 oder 17q25
als spezifisch für eine Untergruppe von chromophilen Nierencarcinomen beschrieben (Meloni et al. 1993, Weterman et al. 1996b, Weterman et al. 1996a). In neuerer
Zeit ist eine Deletion auf Chromosom 9p bei 22% der chromophilen Nierenzellcarcinome festgestellt worden (Schraml et al. 2000).

Für das chromophobe Nierenzellcarcinom kann ein offensichtlich hochspezifi-
sches Muster von definierten Verlusten der Chromosomen 1, 2, 6, 10, 13, 17 und 21
gezeigt werden (75–100% aller Fälle) (Alimov et al. 1999, Bugert et al. 1997,
Kovacs und Kovacs 1992, Schwerdtle et al. 1996, Speicher et al. 1994).

Für Duct-Bellini-Carcinome steht eine genetische Analyse noch aus.

2. Pathologie

Macroskopisch erscheint das Nierenzellcarcinom als multinodulärer solider, zum Teil auch cystischer Tumor mit einer vorwiegend gelblichen Schnittfläche aus gut differenzierten Tumorzellen (Histopathologische Klassifikation G1 oder G2) und weißlichen Anteilen aus überwiegend entdifferenzierten Tumorzellen (G3) (Storkel und van den Berg 1995). Es werden acht verschiedene histologische Tumortypen einschließlich des metanephrischen Nierenzelladenoms unterschieden (Tab. 1). Morphologische, histogenetische und zytogenetische Befunde werden in Abb. 1 zu einem Modell der Entwicklung epithelialer Nierentumoren zusammengefaßt.

3. Klinik und Stadieneinteilung

Die klinischen Symptome bei Nierenzellcarcinompatienten sind sehr variabel, uncharakteristisch und bestehen überwiegend aus Schmerzen, Hämaturie, Bluthochdruck und konstitutionellen Symptomen wie Abgeschlagenheit, Gewichtsverlust und Nachtschweiß. Die klassische Trias von Hämaturie, Flankenschmerzen und tastbarem Nierentumor führt nur bei etwa 10% der Patienten zur Diagnose und ist überwiegend das klinische Bild eines bereits fortgeschrittenen Tumorstadiums. Durch die freie Verfügbarkeit der Sonographie nimmt die Rate an inzidentell entdeckten kleinen Tumoren insgesamt zu (Porena et al. 1992, Sweeney et al. 1996). Auch die Folgen einer metastatischen Absiedelung, wie ein maligner Pleuraerguß oder eine pathologische Fraktur, können zur Diagnose führen (Abb. 2).

Tabelle 2. TNM-Klassifikation 1997 (Guinan et al. 1997)

	Erkrankungsausdehnung		
T	Primärtumor	N	Regionäre Lymphknoten
T0	kein Anhalt für Primärtumor	N0	Keine regionären Lymphknotenmetastasen
T1	Tumor ≤7 cm in größter Ausdehnung, begrenzt auf die Niere	N1	Metastase in einem regionären Lymphknoten
T2	Tumor ≤7 cm in größter Ausdehung, begrenzt auf die Niere	N2	Metastase in mehr als einem regionären Lymphknoten
T3	Tumor breitet sich in größeren Venen aus oder infiltriert Nebenniere oder perirenales Gewebe, jedoch nicht über die Gerota-Faszie hinaus		
T3a	Tumor infiltriert Nebenniere oder perirenales Gewebe, aber nicht über die Gerota-Faszie hinaus	M	Fernmetastasen
T3b	Tumor mit macroskopischer Ausbreitung in Nierenvene(n) oder V. cava unterhalb des Zwerchfells	MX	Fernmetastasen können nicht beurteilt werden
T3c	Tumor mit macroskopischer Ausbreitung in V. cava oberhalb des Zwerchfells	M0	keine Fernmetastasen
T4	Tumor infiltriert über die Gerota-Faszie hinaus	M1	Fernmetastasen

Tabelle 3. Stadieneinteilung (Guinan et al. 1997)

Stadium	TNM		
I	pT1	N0	M0
II	pT2	N0	M0
III	pT1–2	N1	M0
	pT3	N0–1	M0
IV	pT4	N0–1	M0
	pT1–4	N2	M0
	pT1–4	N0–2	M1

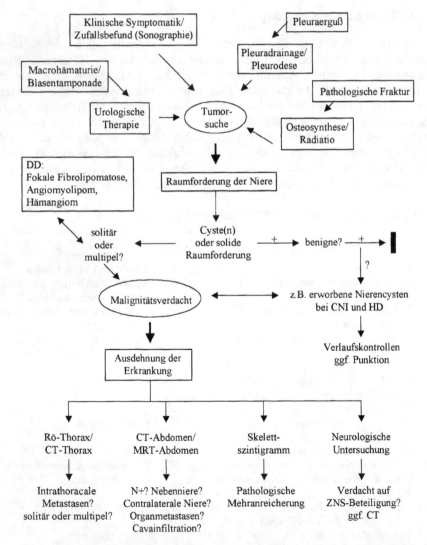

Abb. 2. Symptomatische und diagnostische Entscheidungen bei der Abklärung

Ist die Diagnose des Nierenzellcarcinoms gestellt, folgt die genaue Bestimmung der Erkrankungsausdehnung zur weiteren Therapieplanung. Das erste Stagingsystem nach Flocks und Kadesky wurde 1958 entwickelt. Die internationale Klassifikation nach dem TNM-System dient der Vereinheitlichung und damit der besseren Vergleichbarkeit verschiedener Behandlungsergebnisse (Guinan et al. 1997) (Tab. 2 und 3).

4. Diagnostik

Das klinische Staging von Nierenzellcarcinompatienten ist entscheidend für die weitere therapeutische Planung und umfaßt die präoperative Beurteilung der Primärtumorausdehnung, der regionalen Lymphknoten, der ipsilateralen Nebenniere, der contralateralen Niere und die Untersuchung der häufigsten Metastasenlokalisationen. Eine Metastasierung in die Lunge (75%), in die Knochen (20%), in die Leber (15%) und in das zentrale Nervensystem (8%) ist zu erwarten (Maldazys und de Kernion 1986). Zu den Standarduntersuchungen der klinischen und laborchemischen Routinediagnostik gehören die abdominale Computertomographie zur Beurteilung des Primärtumorstadiums (T/N) sowie zum Ausschluß von visceralen Metastasen, die Röntgenthorax/CT-Thorax-Untersuchung und das Skelettszintigramm. Im folgenden werden die einzelnen diagnostischen Verfahren kurz diskutiert.

4.1 Sonographie

Die Sonographie ist die führende Screeninguntersuchung der Nierentumoren und hat wesentlich zur Früherkennung kleiner, inzidenteller Nierenzellcarcinome beigetragen (Sweeney et al. 1996). Sie erlaubt die Beurteilung der extrarenalen Infiltration, Lymphknoten- und Nebennierenmetastasierung (Frohmuller et al. 1987) sowie durch die Farbduplex-Sonographie eine Beurteilung der Ausdehnung und Wandadhärenz von Tumorthromben.

Die Sonographie-gesteuerte Cystenpunktion ermöglicht die Abklärung suspecter Cysten (Zytologie, Fett- und Proteingehalt, LDH, Kontrastfüllung), wobei eine blutige Aspiration auch bei negativer Zytologie auf ein malignes Geschehen hindeuten kann (Harris et al. 1975). Ein negatives zytologisches Ergebnis schließt allerdings ein Nierenzellcarcinom nicht aus (Hayakawa et al. 1996).

4.2 Ausscheidungsurogramm

Das Ausscheidungsurogramm wird häufig zur Abklärung urologischer Symptome oder einer Hämaturie eingesetzt; der Stellenwert bei der diagnostischen Abklärung der Ausdehnung im Nierenparenchym ist gering, andererseits ermöglicht diese Untersuchung gleichzeitig eine Funktionsbeurteilung des contralateralen Organs. Die Unterscheidung zwischen einem soliden Tumor und einer Cyste erfordert jedoch die Zuhilfenahme der Sonographie, so daß die korrekte Diagnose eines Nierentumors nur in einem Drittel der Fälle gelingt.

4.3 Angiographie

Die selektive Nierenarteriographie hat als invasives Untersuchungsverfahren mit Nachweis der typischen Tumorgefäßkonvolute durch die Einführung der Computertomographie ihren früheren Stellenwert eingebüßt. Bei unklarem computertomographischem Befund, bei einer geplanten organerhaltenden Operation, aber auch bei der Differentialdiagnose eines Nebennierencarcinoms liefert sie jedoch wertvolle Informationen. Hypovasculäre papilläre Nierenzellcarcinome stellen ein differentialdiagnostisches Problem dar. Zusätzlich muß zwischen Abszessen, xanthogranulomatöser Pyelonephritis und Angiomyolipomen differenziert werden, da sie ein Nierenzellcarcinom in der Arteriographie imitieren können (Lang 1973).

4.4 Cavographie

Kann ein Tumorthrombus in der Vena cava oder der Vena renalis nicht sicher ausgeschlossen werden oder in seiner Ausdehnung bestimmt werden, war die Cavographie bisher mitentscheidend für die operative Planung. Bei der Beurteilung der Ausdehnung in die supradiaphragmale Vena cava und der Wandadhärenz der Tumorthromben sind jedoch die Farbduplexsonographie, die Magnet-Resonanz-Tomographie und, bei Verdacht auf eine intracardiale Ausdehnung, die transösophageale Echocardiographie zur weiteren Abklärung und operativen Planung wichtig (Stief et al. 1995).

4.5 Computertomographie (CT)

Die Computertomographie ist die Methode der Wahl zur präoperativen Bestimmung der Erkrankungsausdehnung. Der Primärtumor kann dabei mit einer Genauigkeit von 70% bis 90% klassifiziert werden. Erforderlich hierfür ist eine standardisierte Untersuchungstechnik mit Durchführung der Untersuchung vor und nach Kontrastmittelinjektion (Johnson et al. 1987, Tammela et al. 1991). Die Computertomographie ist bei Tumoren ≤ 3 cm sensitiver als die Sonographie (Prati et al. 1993), wobei die unterste Nachweisgrenze bei etwa einem Zentimeter liegt (Jamis-Dow et al. 1996). Die Dichtemessung nach Hounsfield ergibt einen zusätzlichen Informationsgewinn bei der Abgrenzung z. B. eines Angiomyolipoms als gefäßreichen, gutartigen Tumor mit hohem Fettgehalt. Das Kontrastmittelenhancement der üblicherweise hypervascularisierten Nierenzellcarcinome ist zeitabhängig und kann bei hypovasculären Tumoren zu diagnostischen Problemen führen (Birnbaum et al. 1996). Zusätzlich erhält man Informationen über eine mögliche Infiltration in das perirenale Fettgewebe, Tumorthromben in der Vena renalis oder Vena cava und pathologische Lymphknoten. Bei einer Größe von 1 cm bis 2 cm können allerdings auch reaktive Lymphknoten vorliegen (Studer et al. 1990).

Bei nicht eindeutiger Röntgenübersicht sollte eine thoracale CT-Untersuchung durchgeführt werden, da solitäre Lungenmetastasen eine radikale Tumornephrectomie und Metastasectomie durchaus rechtfertigen (s. u.). Die Schädel-CT ist keine Routineuntersuchung bei Patienten mit Nierenzellcarcinom, sollte aber bei dem geringsten Verdacht zum Ausschluß etwaiger ZNS-Metastasen gerade bei Patienten

mit metastasiertem Nierenzellcarcinom vor einer geplanten palliativen Tumornephrectomie durchgeführt werden.

4.6 Magnet-Resonanz-Tomographie (MRT)

Die Magnet-Resonanz-Tomographie (MRT) gehört nicht zur Basisdiagnostik des
Nierenzellcarcinoms. Bei Verdacht auf Vena-cava-Infiltration bietet sie den Vorteil, genaue Informationen über die Ausdehnung eines Tumorthrombus zu geben
(Nguyen et al. 1996, Semelka et al. 1993, Stief et al. 1995). Bei Contraindikationen
für die Anwendung von Kontrastmitteln kann sie bei der Computertomographie
angewendet werden. Bei differentialdiagnostischen Problemen im Zusammenhang
mit Leberläsionen oder solitären Hirnmetastasen dient sie zum Ausschluß weiterer
Metastasen. Vor der operativen Planung ist die MRT ebenfalls hilfreich.

4.7 Skelettszintigraphie

Die Skelettszintigraphie wird routinemäßig zum Ausschluß von Knochenmetastasen
vor einer geplanten Tumornephrectomie durchgeführt und ist dem konventionellen
Röntgen in der Früherkennung kleiner Knochenmetastasen des Nierenzellcarcinoms überlegen (Kim et al. 1983). Bei asymptomatischen Patienten kann während
des Krankheitsverlaufs keine regelmäßige Skelettszintigraphie empfohlen werden
(Blacher et al. 1985, Rosen und Murphy 1984).

4.8 Feinnadelpunktion versus operative Exploration

Die Computertomographie und Sonographie ergeben in 95% die korrekte Ver-
dachtsdiagnose. Die Feinnadelpunktion wird in Einzelfällen im metastasierten
Tumorstadium bei diagnostischer Unsicherheit zur weiteren Therapieentscheidung
durchgeführt und ist die Methode der Wahl, falls eine operative Exploration nicht in
Frage kommt.

5. Therapie

Die therapeutischen Entscheidungen zur Behandlung der Patienten mit Nierenzellcarcinom werden maßgeblich von der Ausdehnung und damit von der Prognose der
Erkrankung bestimmt (Abb. 3). Die früher angenommene Unterscheidung zwischen
Nierenzellcarcinom und -adenom anhand einer Größe < 3 cm ist nicht möglich und
sollte durch den Pathologen getroffen werden (Eschwege et al. 1996).

5.1 Chirurgische Therapie

Die radikale Tumornephrectomie ist bei lokalisiertem Nierenzellcarcinom und gesunder contralateraler Niere weiterhin die Methode der Wahl. Bei der radikalen
Nephrectomie werden über den lumbalen, transperitonealen oder thoracoabdomi-
nellen Zugangsweg die komplette Entfernung der Niere und Nebenniere mit Fett-
kapsel und Gerota-Fascie angestrebt (Couillard und de Vere White 1993, Robson

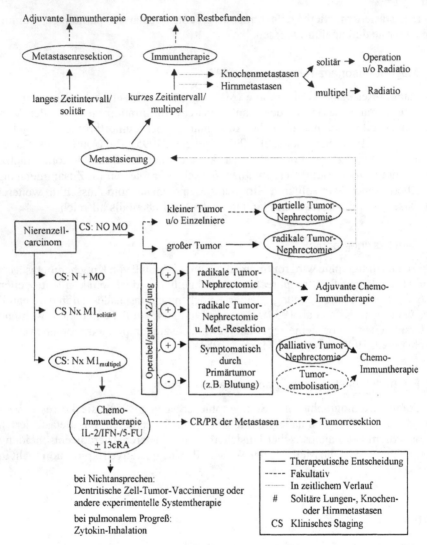

Abb. 3. Therapeutische Entscheidungen in Abhängigkeit vom Erkrankungsstadium

et al. 1969). Bei normalem Nierenoberpol und fehlendem Verdacht auf eine Nebennierenmetastasierung kann auf die Adrenalectomie verzichtet werden (Kozak et al.
1996). Die radikale Lymphadenectomie ist weiterhin eine umstrittene Maßnahme,
da ein Überlebensvorteil bei regionaler Lymphknotenmetastasierung nicht sicher
nachgewiesen ist. Allerdings ergibt sich eine prognostisch relevante Mehrinforma-
tion, welche z. B. im Rahmen adjuvanter Studien notwendig ist. Die organerhaltende
Tumorenucleation im Falle solitärer, kleiner (< 3 cm) unilateraler Tumoren bei
normaler contralateraler Niere scheint ohne wesentliche Verschlechterung der
Prognose bei selektionierten Patienten möglich zu sein (Novick 1995, Steinbach
et al. 1995). Hierbei ist das multifokale Auftreten von Nierenzellcarcinomen zu

berücksichtigen, welches bei bis zu 15% der Fälle beobachtet werden kann (Blackley et al. 1988, Mukamel et al. 1988). Eine palliative Tumornephrectomie ist bei metastasierten Patienten mit lokaler oder klinischer Symptomatik, jungem Alter und gutem Allgemeinzustand individuell zu entscheiden. Obwohl das Überleben der Patienten durch eine palliative Nephrectomie vor einer Immuntherapie nur gering-fügig verbessert werden kann (Rackley et al. 1994, Walther et al. 1993), muß berück-sichtigt werden, daß für einen nicht unerheblichen Teil der Patienten aufgrund chir-urgischer Morbidität und Mortalität sowie einem schnellen Erkrankungsprogreß eine systemische Therapie nicht mehr möglich ist (Bennett et al. 1995, Rackley et al. 1991, Robertson et al. 1990). Spontanremissionen nach der Tumornephrec-tomie sind bei weniger als 1% der Patienten zu erwarten. Ein aggressives Vorgehen mit radikaler Nephrectomie und Metastasectomie von solitären Metastasen ist besonders bei Patienten mit Lungen-, Knochen- oder intracerebralen Metastasen angezeigt, da hierbei 5-Jahres-Überlebensraten von 15% bis 50% beschrieben sind (Dernevik et al. 1985, Kozlowski 1994, O'dea et al. 1978, Patchell et al. 1990). Die sogenannte „chirurgisch komplette Remission" nach partieller Remission von Lungenmetastasen sowie die Metastasectomie bei Patienten mit langem Zeitinter-vall zur Tumornephrectomie scheinen im Ergebnis besser zu sein (Brandscheid et al. 1994).

5.2 Strahlentherapie

Die adjuvante prä- oder postoperative Strahlentherapie ist wirkungslos und daher nicht indiziert (Kjaer et al. 1987, Werf-Messing 1973). Die Strahlentherapie bleibt der Behandlung von im allgemeinen schlecht auf systemische Immuntherapien ansprechenden Knochenmetastasen sowie der Behandlung von multiplen Hirnmeta-stasen vorbehalten.

5.3 Interventionelle Radiologie

Die präoperative Embolisation der Nierenarterie wurde zur Verringerung des intra-operativen Blutverlustes, der anschließend erleichterten Nephrectomie und zur Auslösung einer Immunreaktion gegen den Tumor vorgeschlagen (Kaisary et al. 1984, Swanson et al. 1983). Eine Bestätigung dieser Hypothese konnte bis heute nicht erbracht werden (Bakke et al. 1985, Christensen et al. 1985), so daß die Indi-kation zur Nierenarterienembolisation als palliative Maßnahme bei inoperablen Patienten der Lokal- oder Allgemeinsymptomatik durch den Primärtumor vorbe-halten bleibt.

5.4 Hormontherapie

Grundlage für die Anwendung von Progestagenen ist die Beobachtung der experi-mentellen Induzierbarkeit von Nierenzelltumoren bei syrischen Hamstern unter langfristiger Östrogenapplikation. Dies konnte durch Ovarectomie weiblicher Tiere und durch Progesteronschutz beider Geschlechter verhindert werden (Kirman und Bacon 1952). Die objektiven Remissionen bei Progestagenen wie Medroxyproge-steronacetat (MPA) liegen unter 5% (Hrushesky und Murphy 1977). In einer prospektiven randomisierten Studie zur adjuvanten Behandlung konnte im MPA-Behandlungsarm keinerlei Überlebenszeitverlängerung im Vergleich zum Kontrollarm bei zusätzlich deutlichen Nebenwirkungen nachgewiesen werden (Pizzocaro et al. 1987). Auch Tamoxifen erbrachte keinen wesentlichen Vorteil in der Behandlung des metastasierten Nierenzellcarcinoms (Weiselberg et al. 1981).

5.5 Chemotherapie

Die alleinige Chemotherapie spielt bei der Behandlung des metastasierten Nieren-zellcarcinoms – möglicherweise aufgrund der hohen P-Glycoprotein-Expression (MDR-1) – keine Rolle (Duensing et al. 1994, Tobe et al. 1995, Yagoda et al. 1995). Nahezu alle verfügbaren Chemotherapeutika, vor allem Vinblastin, wurden als Einzelagens oder in Kombination in Phase-II-Studien verwendet (Tab. 4). Die Ansprechraten der Einzelsubstanzen liegen um 7%, komplette Remissionen wurden

Tabelle 4. Ergebnisse verschiedener Studien mit Chemotherapeutika beim metastasierten Nierenzellcarcinom

Autor	Therapie	Anzahl	CRs (%)	PRs (%)
Kish et al. 1994	5-Fluorouracil	61	1 (1,6)	2 (3,3)
Bruntsch et al. 1994	Doxetaxel	32	0 (0)	1 (3,1)
Law et al. 1994a	Doxorubicin	14	0 (0)	0 (0)
Aveta et al. 1997	Floxuridin	50	1 (2)	5 (10)
de Mulder et al. 1996	Gemcitabine	37	1 (2,7)	2 (5,4)
Einzig et al. 1991	Paclitaxel	18	0 (0)	0 (0)
Vogelzang et al. 1998	Pyrazin	15	0 (0)	0 (0)
Dreicer et al. 1999	Suramin	13	0 (0)	0 (0)
Law et al. 1994b	Topotecan	14	0 (0)	0 (0)
Rigos et al. 1999	Treosulfan	10	0 (0)	0 (0)
Fossa et al. 1992	Vinblastin	26	1 (38)	0 (0)
Total		290	4 (1,3)	10 (3,4)

Tabelle 5. Ergebnisse verschiedener Studien mit Vinblastin in Kombination mit MDR-1-modulierenden Substanzen beim metastasierten Nierenzellcarcinom

Autor	Therapie	Anzahl	CRs (%)	PRs (%)
Berlin et al. 1994	Vin + Acrivastin	15	0 (0)	0 (0)
Warner et al. 1995	Vin + Cyclosporin	16	0 (0)	0 (0)
Motzer et al. 1995b	Vin + Dexverapamil	23	0 (0)	0 (0)
Mickisch et al. 1995	Vin + Dexverapamil	18	0 (0)	1 (5,5)
Murphy et al. 1994	Vin + Dipyridamole	15	0 (0)	0 (0)
Schwartsmann et al. 1991	Vin + Nifidipine	14	0 (0)	0 (0)
Agarwala et al. 1995	Vin + Quinidine	23	1 (4,3)	0 (0)
Samuels et al. 1997	Vin + Tamoxifen	35	1 (2,8)	0 (0)
Total		159	2 (1,2)	1 (0,6)

nur in Einzelfällen beobachtet. Versuche der MDR-1-Modulation mit Dexvera-pamil, Cyclosporin, Quinidin oder Acrivastin zur Wirkungsverstärkung des Vinca-Alkaloids Vinblastin erbrachten keine Verbesserung (Tab. 5).

Vinblastin und 5-Fluorouracil werden hauptsächlich im Rahmen der kombinierten Chemo-Immuntherapie eingesetzt.

5.6 Immuntherapie mit Zytokinen und hämatopoetischen Wachstumsfaktoren

Eine Vielzahl verschiedener Zytokine wurde für die Behandlung von Nierenzellcarcinompatienten eingesetzt. Dabei haben die Interferone, im besonderen INF-α und Interleukin-2 (IL-2) einen festen Stellenwert. Die Indikation zur immunmodulierenden Therapie beim Nierenzellcarcinom bleibt weiterhin der Prüfung im Rahmen prospektiv randomisierter Studien vorbehalten. In der Prüfung befinden sich ebenfalls andere Zytokine wie IL-4 (Motzer et al. 1998, Stadler et al. 1995) und IL-6 (Nieken et al. 1999, Schuler et al. 1998, Stouthard et al. 1996), der hämatopoetische Wachstumsfaktor GM-CSF (Granulocyten-Macrophagen-colony-stimulating factor) allein (Rini et al. 1998, Wos et al. 1996), in Kombination mit IL-2 (Ryan et al. 2000, Schiller et al. 1996) oder mit INF-α (Lummen et al. 1998) sowie GM-CSF in der Ex-vivo-Stimulation von Tumor-infiltrierenden Lymphozyten (TIL) zusammen mit IL-2 (Steger et al. 1995). Bisher konnte jedoch noch keine Verbesserung gegenüber Therapien mit IL-2 oder INF-α nachgewiesen werden. Eine experimentelle Anwendung von Zytokinen liegt im Immuntargeting; hierbei macht man sich die Expression von Zytokinrezeptoren auf Nierenzellcarcinomzellen zunutze, um toxische Substanzen wie Pseudomonas-Exotoxine A durch Kopplung an das entsprechende Zytokin an die Nierenzellcarcinomzellen zu lenken (Puri et al. 1996). Diese Therapieansätze befinden sich im Versuchsstadium, so daß im folgenden nur auf die klinisch relevanten Zytokine in der Behandlung des Nierenzellcarcinoms, nämlich INF-α und IL-2, eingegangen wird.

5.6.1 Interferon-alpha

Die ersten Behandlungen mit Interferonen beim metastasierten Nierenzellcarcinom wurden vor der Ära der rekombinant hergestellten menschlichen Interferone mit aufgereinigten Präparationen wie dem Leukozyten-Interferon von Cantell (Strander

Tabelle 6. Ergebnisse verschiedener Studien mit Interferonen beim metastasierten Nierenzellcarcinom (Savage und Muss 1995)

Interferon-Typ	Anzahl	CR (%)	PR (%)
Leukozyten-IFN (Cantell)	166	9 (5)	21 (13)
Lymphoblastoides IFN	359	7 (2)	51 (14)
IFN-alpha2a	420	6 (1)	59 (14)
IFN-alpha2b	239	6 (3)	33 (14)
IFN-beta + IFN-beta-serine	53	1 (2)	6 (11)
IFN-gamma	262	4 (2)	21 (8)
Total	1499	33 (2,2)	191 (12,7)

et al. 1975) oder dem partiell gereinigten lymphoblastoiden Interferon, welches von einer menschlichen Burkitt-Lymphom-Zellinie stammte, durchgeführt. Eine Zusammenstellung der Ergebnisse verschiedener Studien mit verschiedenen Interferonen gibt Tab. 6. Zusammenfassend kann gesagt werden, daß die Wirksamkeit der Interferone, im besonderen INF-α, bei etwa 15% objektiver Remissionen liegt. Die Kombination von Interferon-alpha mit 13-cis-Retinsäure erscheint vielversprechend (Atzpodien et al. 1995a, Buer et al. 1995, Motzer et al. 1995a).

5.6.2 Interleukin-2

Interleukin-2 ist ein potentes immunmodulierendes Zytokin, welches eine Reihe von sekundären Mediatoren und zellulären Reaktionen induziert, welche zusammen die antitumorale Wirkung entfalten (Probst et al. 1995, Taneja et al. 1995). Die nachgewiesene Wirksamkeit des hochdosierten intravenösen IL-2 beim metastasierten Nierenzellcarcinom hat 1992 in den Vereinigten Staaten zur Behandlungszulassung durch die Food und Drug Administration (FDA) geführt. Die dieser Entscheidung

Tabelle 7. Ergebnisse verschiedener Studien mit IL-2 beim metastasierten Nierenzellcarcinom

IL-2-Applikation Autoren	Anzahl	CR (%)	PR (%)
Intravenöse Bolus-Applikation; *high-dose*			
Bukowski et al. 1990	41	1 (2)	4 (10)
Yang et al. 1994	65	2 (3)	11 (17)
Rosenberg et al. 1994	149	10 (7)	20 (13)
Fyfe et al. 1995	255	12 (5)	24 (9)
Figlin et al. 1997	203	12 (6)	36 (18)
Oleksowicz und Dutcher 1999	20	3 (15)	5 (25)
Total	733	40 (5,4)	100 (13,6)
Kontinuierliche intravenöse Infusion; *moderate-dose*			
Perez et al. 1991	12	1 (8)	1 (8)
Von der Maase et al. 1991	51	2 (4)	6 (12)
Geertsen et al. 1992	30	2 (7)	4 (13)
Lopez et al. 1993	29	1 (4)	3 (10)
Law et al. 1995	36	1 (3)	2 (6)
Total	158	6 (3,8)	16 (10,1)
Subcutan; *low-dose*			
Lissoni et al. 1992	13	0 (0)	4 (31)
Guida et al. 1992	9	0 (0)	1 (11)
Buter et al. 1993	46	2 (4)	7 (15)
Jayson et al. 1998	29	0 (0)	2 (7)
Total	97	2 (2)	14 (14)

zugrundeliegende Studie konnte eine objektive Remission von 14% (12 komplette und 24 partielle Remissionen) bei 255 behandelten Patienten mit einer medianen Dauer von 30,6 Monaten (Range: 3 bis 95 Monate) nachweisen (Fyfe et al. 1995, Fyfe et al. 1996). Es sind unterschiedliche Applikationsformen des IL-2 zu unterscheiden:

1. die von Rosenberg et al. (1985) entwickelte hochdosierte intravenöse Bolus-Applikation, welche vor allem in den Vereinigten Staaten angewandt wird,
2. die kontinuierliche intravenöse Infusion nach West (West et al. 1987) und
3. die mittel-hochdosierte subcutane Injektion (Atzpodien et al. 1990).

Zusätzlich wird IL-2 lokal als inhalative Therapie bei pulmonalen Metastasen angewandt (Huland et al. 1999) sowie zur Ex-vivo-Stimulation von Lymphokinaktivierten Killerzellen (LAK) oder zur Kultivierung von TIL eingesetzt. Die Unterschiede der verschiedenen systemischen Anwendungen liegen in der Nebenwirkungsrate. Die bisherigen Ergebnisse der verschiedenen IL-2-Applikationsformen beim metastasierten Nierenzellcarcinom ergeben dagegen keine signifikanten Unterschiede in der Wirksamkeit (Probst et al. 1995, Taneja et al. 1995, Yang et al. 1994). Tab. 7 faßt die Ergebnisse verschiedener Studien der hochdosierten Bolus-Applikation, der moderaten kontinuierlich-intravenösen sowie der niedrigdosierten subcutanen IL-2-Therapie bei Patienten mit metastasiertem Nierenzellcarcinom zusammen. Die kombinierte Anwendung der zellulären Therapie mit LAK und IL-2 ergibt ebenfalls keine verbesserten Behandlungsergebnisse (Law et al. 1995). Dagegen konnten durch die Kombination von Interleukin-2 mit Interferon-alpha die Resultate verbessert werden, wobei in Tab. 8 nur Studien mit subcutan appliziertem IL-2 aufgeführt sind.

Tabelle 8. Ergebnisse verschiedener Studien mit s.c. IL-2/IFN-α beim metastasierten Nierenzellcarcinom

Autoren	Anzahl	CR (%)	PR (%)
Atzpodien et al. 1991	34	4 (12)	6 (17)
Ratain et al. 1993	16	0 (0)	4 (25)
Vogelzang et al. 1993	42	1 (2)	3 (7)
Ravaud et al. 1994	38	1 (3)	6 (16)
Atzpodien et al. 1995b	152	9 (6)	29 (19)
Facendola et al. 1995	50	6 (12)	3 (6)
Piga et al. 1997	20	1 (5)	2 (10)
Buzio et al. 1997	20	1 (5)	3 (15)
Bukowski et al. 1997	36	3 (8)	3 (8)
Karp 1998	14	1 (7)	0 (0)
Jayson et al. 1998	29	0 (0)	0 (0)
Clark et al. 1999	19	0 (0)	0 (0)
Locatelli et al. 1999	50	6 (12)	3 (6)
Total	500	33 (6,6)	62 (12,4)

5.7 Kombinierte Chemo-/Immuntherapie

Die kombinierte Chemo-/Immuntherapie oder Biochemotherapie strebt einen additiven oder synergistischen Effekt durch Kombination zweier unterschiedlicher Wirkmechanismen ohne wesentliche Erhöhung der substanzeigenen Nebenwirkungen an. Die Kombination von INF-α mit Chemotherapeutika wie Vinblastin oder 5-Fluorouracil (5-FU) ergibt keine signifikante Verbesserung der Ergebnisse in Relation zur alleinigen INF-α-Gabe (Elias et al. 1996, Savage 1995). Jedoch zeigt die Kombination von IL-2, INF-α, 5-FU mit oder ohne Vinblastin vielversprechende Erfolge (Tab. 9); diese Ergebnisse sind in randomisierten Behandlungsreihen bestätigt (Atzpodien et al. 1997), so daß die Kombination von IL-2, IFN-α und 5-FU in der Behandlung des fortgeschrittenen Nierenzellcarcinoms derzeit als Standard gelten kann.

Tabelle 9. Ergebnisse der Biochemotherapie beim metastasierten Nierenzellcarcinom

Autoren	Therapie	Anzahl	CR (%)	PR (%)
Sella et al. 1994	c.i.v. IL-2/s.c. IFN-α/i.v. 5-FU	21	1 (5)	1 (5)
Lopez-Hanninen et al. 1996	s.c. IL-2/s.c. IFN-α/i.v. 5-FU	120	13 (11)	34 (28)
Joffe et al. 1996	s.c. IL-2/s.c. IFN-α/i.v. 5-FU	55	0 (0)	9 (16)
Hofmockel et al. 1996	s.c. IL-2/s.c. IFN-α/i.v. 5-FU	34	3 (9)	10 (29)
Atzpodien et al. 1997	s.c. IL-2/s.c. IFN-α/i.v. 5-FU	41	7 (17)	9 (21)
Ellerhorst et al. 1997	s.c. IL-2/s.c. IFN-α/i.v. 5-FU	52	4 (8)	12 (23)
Gebrosky et al. 1997	s.c. INF-α/i.v. 5-FU	21	4 (19)	5 (24)
Pectasides et al. 1998	s.c. IL-2/s.c. IFN-α/i.v. VBL	31	4 (13)	8 (26)
Tourani et al. 1998	s.c. IL-2/s.c. IFN-α/i.v. 5-FU	62	1 (2)	11 (17)
Soori et al. 1999	s.c. INF-α/c.i.v. FUDR	14	0 (0)	0 (0)
Igarashi et al. 1999	s.c. INF-α/(c..i.v.)i.v. 5-FU	53	3 (5)	8 (15)
Elias et al. 1999	c.i.v. IL-2/s.c. INF-α/c.i.v. 5-FU	16	0 (0)	4 (25)
Gez et al. 1999	s.c. IL-2/s.c. INF-α/i.v. 5-FU/ VBL	10	3 (30)	2 (20)
Reese et al. 2000	s.c. INF-α/i.v. FUDR	24	1 (4)	5 (21)
Reese et al. 2000	s.c. IL-2/i.v. FUDR	15	0 (0)	3 (20)
van Herpen et al. 2000	s.c. IL-2/ INF-α/ i.v. 5-FU	51	0 (0)	6 (12)
Total		620	44 (7,1)	133 (21,4)

Abkürzungen: 5-FU = 5-Fluorouracil, FUDR = Floxuridin, VBL = Vinblastin. 13-cRA = 13-cis-Retinsäure, s.c. = subcutan, i.v. = intravenös, p.o. = per os, c.i.v. = kontinuierlich intravenös

In neuerer Zeit wird zur Behandlung von Nierenzellcarcinompatienten IL-2 und INF-α in Kombination mit oral verabreichtem Capecitabine getestet, einem Zytostatikum mit antineoplastischer Wirkung. Capecitabine ist ein Fluoropyrimidin-Carbamat, das enzymatisch in mehreren Schritten zu 5-FU konvertiert wird (Miwa et al. 1998). Da die Metabolisierung zu 5-FU verstärkt in der Leber und in Tumorzellen stattfindet (Ishikawa et al. 1998), kann die Verträglichkeit der Behandlung bei therapeutischer Selektivität im Vergleich zu 5-FU verbessert werden. In einer ersten

Phase-II-Studie ist durch Kombination von IL-2, IFN-α, 13-cis-Retinsäure und Capecitabine eine Responserate von 34% erreicht worden (Oevermann et al. 2000).

5.8 13-cis-Retinsäure

Klinische Studien zeigten, daß Vitamin A (Retinol) und seine Derivate wachstumshemmend auf Tumorzellen wirken, zugleich aber auch die zytokinabhängige intrazelluläre Signaltransduktion regulieren. 13-cis-Retinsäure zeigt antiproliferative Effekte sowie Induktion der Apoptose. Die alleinige Anwendung von 13-cis-Retinsäure erwies sich jedoch nicht als wirksam in der Behandlung von Patienten mit Nierenzellcarcinom (Berg et al. 1997). Vielversprechend erscheint dagegen die kombinierte p.o. Gabe von 13-cis-Retinsäure und Immunotherapie. In einer klinischen Phase-II-Studie wurde durch Kombination von 13-cRA und IFN-α eine Responserate von 30% erzielt (Motzer et al. 1995a). In Kombination mit IL-2 und IFN-α konnten Stadler et al. (1998) eine Responserate von 17% erreichen.

Vorzugsweise eingesetzt wird 13-cRA in der Chemo-Immuntherapie. Dort können die Behandlungsergebnisse signifikant verbessert werden im Vergleich zu Therapien ohne 13-cRA (Atzpodien et al. 1995a, Atzpodien et al. 1999, Motzer et al. 1995a). Die Therapie wird immer ambulant durchgeführt; 13-cis-Retinsäure verursacht in einer Dosierung von täglich 30–40 mg/m² KOF mit Ausnahme der bekannten Haut- und Schleimhauttoxizität sowie seltener Fettstoffwechselstörungen keine wesentlichen Nebenwirkungen (Tab. 10).

Tabelle 10. Ergebnisse der Kombinationstherapien mit 13-cis-Retinsäure beim metastasierten Nierenzellcarcinom

Autoren	Therapie	Anzahl	CR (%)	PR (%)
Atzpodien et al. 1995a	s.c. IL-2/s.c. IFN-α/i.v. 5-FU, i.v. VBL/p.o. 13cRA	24	4 (17)	6 (25)
Motzer et al. 1995a	s.c. IFN-α/p.o. 13 cRA	43	3 (7)	10 (23)
Jacobs et al. 2000	s.c. IFN-α/p.o. 13 cRA	25	1 (4)	4 (16)
Casali et al. 1998	s.c. INF-α/p.o. 13 cRA	11	0 (0)	2 (18)
Stadler et al. 1998	s.c. IL-2/s.c. IFN-α/p.o. 13 cRA	47	1 (2)	7 (15)
Total		150	9 (60)	29 (19,3)

5-FU = Fluorouracil; VBL = Vinblastin; 13cRA = 13-cis-Retinsäure; s.c. = subcutan; p.o. = peroral

6. Spezifische Immuntherapie-Ansätze

6.1 Zelluläre Immuntherapie: Lymphokin-aktivierte Killerzellen und Tumor-infiltrierende Lymphozyten

Die zelluläre Immuntherapie mit Tumor-infiltrierenden Lymphozyten (TIL) oder Lymphokin-aktivierten Killerzellen (LAK) wurde bei der Behandlung von Patienten mit Nierenzellcarcinom in Kombination mit IL-2 angewandt (Law et al. 1995, Pierce et al. 1995, Tomita et al. 1998); hierbei ergab sich keine signifikante Verbesserung im Vergleich zur alleinigen IL-2-Therapie (Tab. 11).

Tabelle 11. Ergebnisse verschiedener Studien mit IL-2 und Lymphokin-aktivierten Killerzellen bei metastasiertem Nierenzellcarcinom

Autor	Anzahl	CRs (%)	PRs (%)
Clark et al. 1990 i.v.b. + c.i.v.	13	0 (0)	2 (15)
Parkinson et al. 1990 i.v.b. + c.i.v.	47	2 (4)	2 (4)
Weiss et al. 1992 i.v.b.	46	3 (7)	6 (13)
Thompson et al. 1992 c.i.v.	42	4 (10)	10 (24)
Foon et al. 1992 c.i.v.	23	2 (9)	4 (17)
Rosenberg et al. 1993 i.v.b.	46	7 (15)	8 (17)
Law et al. 1995 c.i.v.	32	0 (0)	1 (3)
Total	249	18 (7,2)	33 (13,2)

i.v.b. = intravenöse Bolus-Applikation; c.i.v. = kontinuierliche intravenöse Infusion

6.2 Immuntherapie mit autologen Tumorzellen

Die spezifische Immuntherapie mit autologen, nicht-gentechnisch veränderten Tumorzellen hat in der Behandlung des metastasierten Nierenzellcarcinoms keinen gesicherten Platz. Ihr Stellenwert liegt möglicherweise in der adjuvanten Behandlung von lokal fortgeschrittenen Nierenzellcarcinomen (Kirchner et al. 1995). Eine erste prospektive randomisierte Studie ergab keinen signifikanten Unterschied in bezug auf das krankheitsfreie und das Gesamtüberleben nach 5 Jahren im Vergleich mit der unbehandelten Kontrollgruppe. Die aktiv-spezifische Immuntherapie wurde mit autologem Tumor und dem abgeschwächten mycobakteriellen Impfstamm Bacillus Calmette-Guérin (BCG) durchgeführt (Galligioni et al. 1996). Eine Verbesserung der Behandlungsergebnisse kann durch Zugabe von *in vitro* aktivierten T-Zellen erzielt werden (Chang et al. 1997, Weidmann et al. 1993).

6.3 Dentritische Zellen

Derzeit der vielversprechendste Ansatz in der Behandlung von Patienten mit Nierenzellcarcinom mit Tumorvaccinen ist die Tumortherapie mit Dentritischen Zellen (DC). Thurnher et al. (1998) konnten erste Erfolge mit autologen periphären Monocyten, die *in vitro* ausdifferenzierten und mit Tumorlysat und einem Adjuvans (KLM) versetzt wurden, erzielen. Negative Auswirkung auf diese Methodik hat jedoch eine Wachstumsstörung von autologen DC durch von Tumorzellen sezernierte Substanzen (Kiertscher et al. 2000). Zudem konnte in Experimenten an Mäusen gezeigt werden, daß durch retrospektive Immunisierung mit DC eine Autoimmunreaktion erfolgen kann (Ludewig et al. 2000). Kugler et al. (2000) erzeugten durch Elektrofusion Hybride aus allogenen DC und autologen Tumorzellen, die nach Bestrahlung injiziert wurden. Mit dieser Methode konnte bei 17 Patienten 4 CRs und 2 PRs, also eine Responserate von 41%, erzielt werden. Ergebnisse randomisierter Studien bleiben abzuwarten.

6.4 Immuntherapie mit gentechnisch veränderten Tumorzellen

Ergebnisse klinischer Studien, bei denen durch Gentransfer von Zytokingenen, wie IL-2 und GM-CSF, co-stimulatorischer Moleküle wie B-7,1 oder allogener HLA-Moleküle in Tumorzellen der Patienten die Immunogenität dieser Tumoren erhöht werden sollte (Hathorn et al. 1994, Herrmann 1996, Jaffee und Pardoll 1995), sind bisher nicht bekannt.

6.5 Monoclonale Antikörper und definierte Tumorantigene

Verschiedene Antikörper (AK), die tumorspezifische Antigene auf RCC (renal cell carcinoma) erkennen, zeigen nur eine eingeschränkte Fähigkeit zur Induktion wenig komplement abhängiger Zytotoxizität oder AK-abhängiger zellulärer Toxizität und haben daher ein nur eingeschränktes therapeutisches Potential in ihrer natürlichen Konformation (Surfus et al. 1996). Ein erst kürzlich kloniertes tumorassoziiertes Antigen G250 (MN/CRAX) wird auf 95% primärer und 60% metastasierter RCC's exprimiert (Durrbach et al. 1999), jedoch kaum von anderen Geweben (Uemura et al. 1999). Derzeit laufen erste klinische Phase-I/II-Studien der Radioimmuntherapie mit [131]J-markierten G250-spezifischen Antikörpern (Divgi et al. 1998, Steffens et al. 1999a). Daten zeigen eine Stabilisierung der Krankheit bei 17 von 33 Patienten sowie Tumorregressionen bei 2 Patienten (Divgi et al. 1998). Bei diesem Versuch wurden jedoch murine Antikörper verwendet, was zu einer Anti-AK-Bildung führte und daher nur eine einmalige Applikation ermöglichte.

Ganz abgesehen von der therapeutischen Effektivität dieser Behandlung ermöglichen [131]J-gelabelte anti-G250 AK die Detektion von Metastasen, die weder durch Radiographie noch durch CT erkannt wurden (Steffens et al. 1999b).

Auf experimenteller Ebene laufen derzeit Versuche, bei denen in humane T-Lymphozyten, mittels retroviraler Vektoren, ein chimärer Rezeptor eingebracht wird, der aus dem G250-spezifischen AK sowie der humanen signaltransduktierenden Fc-ε-RIγ-Kette (ein Äquivalent der CD3ζ-Kette) besteht. Da RCC's G250-gekoppelte Antikörper endozytieren, wurde erfolgreich versucht, an G250-Antikörper konjugierte IL-2-kodierende Plasmid-DNA in die Tumorzellen zu bringen, damit diese IL-2 produzieren und sezernieren (Durrbach et al. 1999).

Eine Kombination der für G250 beschriebenen Therapiemöglichkeiten mit RCC-assoziierten Antigenen, wie PSMA (Chang et al. 1999), PRAME, RAGE-1, Glycoprotein 75 (Neumann et al. 1998), MAGE-4 (Yamanaka et al. 1998), CAM 5,2, alpha-1-Antitrypsin, Leu M1, EMA (Khurana et al. 1998), ist denkbar.

7. Prognose

Die Prognose des Nierenzellcarcinoms ist im wesentlichen von dem Stadium der Erkrankung abhängig. Nach Tsui et al. (2000) ist ein Stadien-abhängiges 5-Jahres-Überleben im Stadium I $91 \pm 2,5\%$, II $74 \pm 6,9\%$, III $67 \pm 6,1\%$ und IV $32 \pm 3,2\%$ zu erwarten. Signifikante Unterschiede im 5-Jahres-Überleben können auch anhand der Tumorklassifikation, des Tumorgrades und des ECOG-Performance-Status festgestellt werden. Eine retrospektive Analyse der Prognose von 643 Patienten nach der TNM-Klassifikation ist in Tab. 12 zusammengefaßt.

Tabelle 12. 5-Jahres-Überleben von Patienten mit metastasiertem Nierenzellcarcinom (Tsui et al. 2000)

Faktor	5-Jahres-Überleben		
	Anzahl	Overall survival	p-Wert
1997 AJCC TNM-Stadium			
T1	227	83	
T2	101	57	
T3	270	42	<0,001
T4	45	28	
ECOG Performance-Status			
0	236	80,9	
1–2	407	50,6	<0,001
Tumor Grad			
1	126	88,7	
2	270	65,3	<0,001
3–4	247	46,1	
1997 Pathologisches Tumorstadium			
I	185	91	
II	57	74	
III	83	67	<0,001
IV	318	32	

7.1 Prädiktoren einer systemischen Chemo-/Immuntherapie

Die Prognose der Patienten mit metastasiertem Nierenzellcarcinom ist infaust; durch palliative Chemo-/Immuntherapie ist eine objektive Remission bei etwa einem Drittel der Patienten zu erzielen. In einer retrospektiven Analyse von 215 Patienten, die zwischen 1988 und 1993 mit IL-2-haltigen Immuntherapien an der Medizinischen Hochschule Hannover behandelt wurden, konnten Lopez-Hanninen et al. (1996) eine Risikogruppen-Stratifizierung durch Anwendung einfacher klinischer Parameter erstellen. Hierbei erwiesen sich in der multivariaten Analyse eine erhöhte Blutsenkungsgeschwindigkeit $> 70\,\text{mm/h}$ und ein erhöhter Lactat-Dehydrogenase-Wert $> 280\,\text{U/l}$ als unabhängige prognostische Faktoren ($p \leq 0,0001$). Weiterhin waren ein Neutrophilenwert $> 6000/\mu\text{l}$, Hämoglobin $< 10\,\text{g/dl}$, extrapulmonale Metastasen sowie die Anwesenheit von Knochenmetastasen statistisch unabhängige prognostische Faktoren ($p < 0,006$) (Tab. 13). Durch einen kumulativen Risiko-Score, bestehend aus der Summe der sechs genannten unabhängigen Variablen, konnten drei Risikogruppen unterschieden werden, welche sich signifikant im medianen Überleben ab Therapiebeginn unterscheiden: Die Patienten mit einem niedrigen, intermediären und hohen Risiko erreichten einen Überlebens-Median von 39 Monaten, 15 Monaten bzw. 6 Monaten.

Ähnliche Ergebnisse wurden berichtet aus einer Studie von Motzer et al. (1999) mit 670 Patienten. Dort wurden ein Karnofskistatus $< 80\%$, LDH-Werte $> 1,5 \times$ des

Tabelle 13. Unabhängige prognostische Variablen bei Patienten mit metastasiertem Nierenzellcarcinom (Lopez-Hanninen et al. 1996)

Prädiktoren[a]	p-Wert	Risiko-Score/Bewertung[b]
BSG (>70 mm/h)	0,0001	2
LDH (>280 U/l)	0,0001	2
Neurophile (> 6000/μl)	0,006	1
Hb (<10 g/dl)	0,005	1
Nur extrapulmonale Metastasen	0,005	1
Knochenmetastasen	0,004	1

[a] Multivariate Analyse. Nicht unabhängig erwiesen sich: Performance, Gewichtsverlust, Zeitintervall zur Erstdiagnose, Nephrectomie, Vortherapie mit Chemo- oder Immuntherapie, Anzahl der Metastasierungslokalisationen, Lungenmetastasen, Lebermetastasen, Lokalrezidiv, Lymphatische Metastasierung, Tumorgröße, Dosisintensität. Leucocytenwert, gamma-GT, alkalische Phosphatase und C-reaktives Protein.

[b] Das individuelle Risiko ist als kumulativer Risiko-Score definiert, bestehend aus der Summe der sechs unabhängigen Variablen: Niedriges Risiko: Score 0; intermediäres Risiko: Score 1 bis 3; hohes Risiko: Score ≥ 4.

Normalwertes, niedrige Hämoglobinspiegel, hohe Calciumserumwerte sowie die Präsenz des Primärtumors als Risikofaktoren beschrieben. Weitere Risikofaktoren werden in neuerer Zeit diskutiert. Erhöhte Serum-Level von immunsuppressiv wirkendem IL-10 vor Beginn einer Immuntherapie korrelieren mit einer schlechteren Überlebensrate (Wittke et al. 1999). Es konnte auch gezeigt werden, daß eine erhöhte Anzahl an durch eine Immuntherapie induzierten antimicrosomalen und antithyrioglobinen Schilddrüsen-Autoantikörpern signifikant mit einer höheren Lebenserwartung verbunden ist (Franzke et al. 1999).

8. Nachsorge

Die Häufigkeit sowie der Umfang der Nachuntersuchungen orientieren sich an dem Tumorstadium des Patienten. Die routinemäßige Nachsorge für Patienten im Stadium T2 N0 M0 und T3 N0 M0 umfaßt die klinische, laborchemische, sonographische sowie Röntgen-Thorax-Kontrolle in zwei Ebenen in den ersten 2 Jahren vierteljährlich, im dritten Jahr halbjährlich sowie im vierten und fünften Jahr jährlich. Eine CT-Abdomen- oder CT-Thorax-Untersuchung sollte bei Verdacht auf Progreß durchgeführt werden, die Skelettszintigraphie und die Schädel-CT zusätzlich bei symptomatischen Patienten (Sandock et al. 1995). Etwa drei Viertel der Spätmetastasen treten innerhalb der ersten zwei Jahre nach Tumornephrectomie auf (Maldazys und de Kernion 1986); zu berücksichtigen ist allerdings, daß einzelne Patienten bis zu 10 Jahre nach Primäroperation noch Metastasen entwickeln können.

Hieran müssen auch die heute gültigen Nachsorge-Richtlinien in Zukunft angepaßt werden.

Literatur

[1] Agarwala SS, Bahnson, RR, Wilson JW, Szumowski J, Ernstoff, MS (1995) Evaluation of the combination of vinblastine and quinidine in patients with metastatic renal cell carcinoma. A phase I study. Am J Clin Oncol 18: 211–215.

[2] Alimov A, Li C, Gizatullin R, Fredriksson V, Sundelin B, Klein G, Zabarovsky E, Bergerheim U (1999) Somatic mutation and homozygous deletion of PTEN/MMAC1 gene of 10q23 in renal cell carcinoma. Anticancer Res 19: 3841–3846.

[3] Atzpodien J, Kirchner H, Bergmann L (1999) 13 cis-retinoic acid, IFN-alpha, IL-2 and chemotherapy in advanced renal cell carcinoma: Results of a prospectively randomized trial of the German Cooperative Renal Carcinoma Immunotherapy Group (DGCIN). Proc Am Soc Clin Oncol: 19.

[4] Atzpodien J, Kirchner H, Duensing S, Lopez HE, Franzke A, Buer J, Probst M, Anton P, Poliwoda H (1995a) Biochemotherapy of advanced metastatic renal-cell carcinoma: Results of the combination of interleukin-2, alpha-interferon, 5-fluorouracil, vinblastine, and 13-cis-retinoic acid. World J Urol 13: 174–177.

[5] Atzpodien J, Kirchner H, Franzke A, Wandert T, Probst M, Buer J, Duensing S, Ganser A (1997) Results of a randomized clinical trial comparing SC interleukin-2, SC alpha-2a-interferon, and IV bolus 5-fluorouracil against oral tamoxifen in progressive metastatic renal cell carcinoma patients. Proc Am Soc Clin Oncol.

[6] Atzpodien J, Korfer A, Evers P, Franks CR, Knuver-Hopf J, Lopez-Hanninen E, Fischer M, Mohr H, Dallmann I, Hadam M (1990) Low-dose subcutaneous recombinant interleukin-2 in advanced human malignancy: A phase II outpatient study. Mol Biother 2: 18–26.

[7] Atzpodien J, Lopez HE, Kirchner H, Bodenstein H, Pfreundschuh M, Rebmann U, Metzner B, Illiger HJ, Jakse G, Niesel T (1995b) Multiinstitutional home-therapy trial of recombinant human interleukin-2 and interferon alfa-2 in progressive metastatic renal cell carcinoma. J Clin Oncol 13: 497–501.

[8] Atzpodien J, Poliwoda H, Kirchner H (1991) Alpha-Interferon and interleukin-2 in renal cell carcinoma: Studies in nonhospitalized patients. Semin Oncol 18: 108–112.

[9] Aveta P, Terrone C, Neira D, Cracco C, Rocca RS (1997) Chemotherapy with FUDR in the management of metastatic renal cell carcinoma. Ann Urol (Paris) 31: 159–163.

[10] Bakke A, Goethlin J, Hoisaeter PA (1985) Renal malignancies: Outcome of patients in stage 4 with or without embolization procedure. Urology 26: 541–543.

[11] Balint I, Fischer J, Ljungberg B, Kovacs G (1999) Mapping the papillary renal cell carcinoma gene between loci D17S787 and D17S1799 on chromosome 17q21.32. Lab Invest 79: 1713–1718.

[12] Bennett RT, Lerner SE, Taub HC, Dutcher JP, Fleischmann J (1995) Cytoreductive surgery for stage IV renal cell carcinoma [see Comments]. J Urol 154: 32–34.

[13] Bentz M, Bergerheim US, Li C, Joos S, Werner CA, Baudis M, Gnarra J, Merino MJ, Zbar B, Linehan WM, Lichter P (1996) Chromosome imbalances in papillary renal cell carcinoma and first cytogenetic data of familial cases analyzed by comparative genomic hybridization. Cytogenet Cell Genet 75: 17–21.

[14] Berg WJ, Schwartz LH, Amsterdam A, Mazumdar M, Vlamis V, Law TM, Nanus DM, Motzer RJ (1997) A phase II study of 13-cis-retinoic acid in patients with advanced renal cell carcinoma. Invest New Drugs 15: 353–355.

[15] Berlin J, King AC, Tutsch K, Findlay JW, Kohler P, Collier M, Clendeninn NJ, Wilding G (1994) A phase II study of vinblastine in combination with acrivastine in patients with advanced renal cell carcinoma. Invest New Drugs 12: 137–141.

[16] Birnbaum BA, Jacobs JE, Ramchandani P (1996) Multiphasic renal CT: Comparison of renal mass enhancement during the corticomedullary and nephrographic phases. Radiology 200: 753–758.

[17] Blacher E, Johnson DE, Haynie TP (1985) Value of routine radionuclide bone scans in renal cell carcinoma. Urology 26: 432–434.

[18] Blackley SK, Ladaga L, Woolfitt RA, Schellhammer PF (1988) Ex situ study of the effectiveness of enucleation in patients with renal cell carcinoma. J Urol 140: 6–10.

[19] Brandscheid D, Pomer S, Krysa S, Vogt-Moykopf I (1994) Survival after lung surgery for metastatic renal cancer. In: Staehler G, Pomer S (eds) Contemporary Research on Renal Cell Carcinoma. Springer, Heidelberg, S. 30–38.

[20] Brauch H, Weirich G, Brieger J, Glavac D, Rodl H, Eichinger M, Feurer M, Weidt E, Puranakanitstha C, Neuhaus C, Pomer S, Brenner W, Schirmacher P, Storkel S, Rotter M, Masera A, Gugeler N, Decker HJ (2000) VHL alterations in human clear cell renal cell carcinoma: Association with advanced tumor stage and a novel hot spot mutation. Cancer Res 60: 1942–1948.

[21] Bruntsch U, Heinrich B, Kaye SB, de Mulder PH, van Oosterom A, Paridaens R, Vermorken JB, Wanders J, Franklin H, Bayssas M (1994) Docetaxel (Taxotere) in advanced renal cell cancer. A phase II trial of the EORTC Early Clinical Trials Group. Eur J Cancer 30A: 1064–1067.

[22] Buer J, Probst M, Ganser A, Atzpodien J (1995) Response to 13-cis-retinoic acid plus interferon alfa-2a in two patients with therapy-refractory advanced renal cell carcinoma [Letter]. J Clin Oncol 13: 2679–2680.

[23] Bugert P, Gaul C, Weber K, Herbers J, Akhtar M, Ljungberg B, Kovacs G (1997) Specific genetic changes of diagnostic importance in chromophobe renal cell carcinomas. Lab Invest 76: 203–208.

[24] Bugert P, von Knobloch R, Kovacs G (1998) Duplication of two distinct regions on chromosome 5q in non-papillary renal-cell carcinomas. Int J Cancer 76: 337–340.

[25] Bukowski RM, Goodman P, Crawford ED, Sergi JS, Redman BG, Whitehead RP (1990) Phase II trial of high-dose intermittent interleukin-2 in metastatic renal cell carcinoma: A Southwest Oncology Group study. J Natl Cancer Inst 82: 143–146.

[26] Bukowski RM, Olencki T, Wang Q, Peereboom D, Budd GT, Elson P, Sandstrom K, Tuason L, Rayman P, Tubbs R, McLain D, Klein E, Novick A, Finke J (1997) Phase II trial of interleukin-2 and interferon-alpha in patients with renal cell carcinoma: Clinical results and immunologic correlates of response. J Immunother 20: 301–311.

[27] Buter J, Sleijfer DT, van der Graaf WT, de Vries EG, Willemse PH, Mulder NH (1993) A progress report on the outpatient treatment of patients with advanced renal cell carcinoma using subcutaneous recombinant interleukin-2. Semin Oncol 20: 16–21.

[28] Buzio C, De Palma G, Passalacqua R, Potenzoni D, Ferrozzi F, Cattabiani MA, Manenti L, Borghetti A (1997) Effectiveness of very low doses of immunotherapy in advanced renal cell cancer. Br J Cancer 76: 541–544.

[29] Cairns P, Tokino K, Eby Y, Sidransky D (1995) Localization of tumor suppressor loci on chromosome 9 in primary human renal cell carcinomas. Cancer Res 55: 224–227.

[30] Casali A, Sega FM, Casali M, Serrone L, Terzoli E (1998) 13-cis-Retinoic acid and interferon alfa-2a in the treatment of metastatic renal cell carcinoma. J Exp Clin Cancer Res 17: 227–229.

[31] Chang AE, Aruga A, Cameron MJ, Sondak VK, Normolle DP, Fox BA, Shu S (1997) Adoptive immunotherapy with vaccine-primed lymph node cells secondarily activated with anti-CD3 and interleukin-2. J Clin Oncol 15: 796–807.

[32] Chang SS, Reuter VE, Heston WD, Bander NH, Grauer LS, Gaudin PB (1999) Five different anti-prostate-specific membrane antigen (PSMA) antibodies confirm PSMA expression in tumor-associated neovasculature. Cancer Res 59: 3192–3198.

[33] Christensen K, Dyreborg U, Andersen JF, Nissen HM (1985) The value of transvascular embolization in the treatment of renal carcinoma. J Urol 133: 191–193.

[34] Clark JI, Gaynor ER, Martone B, Budds SC, Manjunath R, Flanigan RC, Waters WB, Sosman JA (1999) Daily subcutaneous ultra-low-dose interleukin 2 with daily low-

dose interferon-alpha in patients with advanced renal cell carcinoma. Clin Cancer Res 5: 2374–2380.

[35] Clark JW, Smith JW, Steis RG, Urba WJ, Crum E, Miller R, McKnight J, Beman J, Stevenson HC, Creekmore S (1990) Interleukin 2 and lymphokine-activated killer cell therapy: Analysis of a bolus interleukin 2 and a continuous infusion interleukin 2 regimen. Cancer Res 50: 7343–7350.

[36] Corless CL, Aburatani H, Fletcher JA, Housman DE, Amin MB, Weinberg DS (1996) Papillary renal cell carcinoma: Quantitation of chromosomes 7 and 17 by FISH, analysis of chromosome 3p for LOH, and DNA ploidy. Diagn Mol Pathol 5: 53–64.

[37] Couillard DR, de Vere White RW (1993) Surgery of renal cell carcinoma. Urol Clin North Am 20: 263–275.

[38] de Mulder PH, Weissbach L, Jakse G, Osieka R, Blatter J (1996) Gemcitabine: A phase II study in patients with advanced renal cancer. Cancer Chemother Pharmacol 37: 491–495.

[39] Dernevik L, Berggren H, Larsson S, Roberts D (1985) Surgical removal of pulmonary metastases from renal cell carcinoma. Scand J Urol Nephrol 19: 133–137.

[40] Divgi CR, Bander NH, Scott AM, O'Donoghue JA, Sgouros G, Welt S, Finn RD, Morrissey F, Capitelli P, Williams JM, Deland D, Nakhre A, Oosterwijk E, Gulec S, Graham MC, Larson SM, Old LJ (1998) Phase I/II radioimmunotherapy trial with iodine-131-labeled monoclonal antibody G250 in metastatic renal cell carcinoma. Clin Cancer Res 4: 2729–2739.

[41] Dreicer R, Smith DC, Williams RD, See WA (1999) Phase II trial of suramin in patients with metastatic renal cell carcinoma. Invest New Drugs 17: 183–186.

[42] Duensing S, Dallmann I, Grosse J, Buer J, Lopez HE, Deckert M, Storkel S, Kirchner H, Poliwoda H, Atzpodien J (1994) Immunocytochemical detection of P-glycoprotein: Initial expression correlates with survival in renal cell carcinoma patients. Oncology 51: 309–313.

[43] Durrbach A, Angevin E, Poncet P, Rouleau M, Chavanel G, Chapel A, Thierry D, Gorter A, Hirsch R, Charpentier B, Senik A, Hirsch F (1999) Antibody-mediated endocytosis of G250 tumor-associated antigen allows targeted gene transfer to human renal cell carcinoma in vitro. Cancer Gene Ther 6: 564–571.

[44] Einzig AI, Gorowski E, Sasloff J, Wiernik PH (1991) Phase II trial of taxol in patients with metastatic renal cell carcinoma. Cancer Invest 9: 133–136.

[45] Elias L, Binder M, Mangalik A, Clark D, Morrison B, Altobelli KK, Smith A (1999) Pilot trial of infusional 5-fluorouracil, interleukin-2, and subcutaneous interferon-alpha for advanced renal cell carcinoma. Am J Clin Oncol 22: 156–161.

[46] Elias L, Blumenstein BA, Kish J, Flanigan RC, Wade JL, Lowe BA, Goodwin JW, Crawford ED (1996) A phase II trial of interferon-alpha and 5-fluorouracil in patients with advanced renal cell carcinoma. A Southwest Oncology Group study. Cancer 78: 1085–1088.

[47] Ellerhorst JA, Sell A, Amato RJ, Tu SM, Millikan RE, Finn LD, Banks M, Logothetis CJ (1997) Phase II trial of 5-fluorouracil, interferon-alpha and continuous infusion interleukin-2 for patients with metastatic renal cell carcinoma. Cancer 80: 2128–2132.

[48] Eschwege P, Saussine C, Steichen G, Delepaul B, Drelon L, Jacqmin D (1996) Radical nephrectomy for renal cell carcinoma 30 mm or less: Long-term follow results. J Urol 155: 1196–1199.

[49] Facendola G, Locatelli MC, Pizzocaro G, Piva L, Pegoraro C, Pallavicini EB, Signaroldi A, Meregalli M, Lombardi F, Beretta GD (1995) Subcutaneous administration of interleukin 2 and interferon-alpha-2b in advanced renal cell carcinoma: A confirmatory study. Br J Cancer 72: 1531–1535.

[50] Figlin R, Gitlitz B, Franklin J, Dorey F, Moldawer N, Rausch J, de Kernion J, Bellde-

grun A (1997) Interleukin-2-based immunotherapy for the treatment of metastatic renal cell carcinoma: An analysis of 203 consecutively treated patients [see Comments]. Cancer J Sci Am 3 Suppl 1: 92–97.

[51] Fischer J, Palmedo G, von Knobloch R, Bugert P, Prayer-Galetti T, Pagano F, Kovacs G (1998) Duplication and overexpression of the mutant allele of the MET proto-onco-gene in multiple hereditary papillary renal cell tumours. Oncogene 17: 733–739.

[52] Foon KA, Walther PJ, Bernstein ZP, Vaickus L, Rahman R, Watanabe H, Swee-ney J, Park J, Vesper D, Russell D (1992) Renal cell carcinoma treated with con-tinuous-infusion interleukin-2 with ex vivo-activated killer cells. J Immunother 11: 184–190.

[53] Fossa SD, Droz JP, Pavone-Macaluso MM, Debruyne FJ, Vermeylen K, Sylvester R (1992) Vinblastine in metastatic renal cell carcinoma: EORTC phase II trial 30882. The EORTC Genitourinary Group. Eur J Cancer 28A: 878–880.

[54] Franzke A, Peest D, Probst-Kepper M, Buer J, Kirchner GI, Brabant G, Kirchner H, Ganser A, Atzpodien J (1999) Autoimmunity resulting from cytokine treatment predicts long-term survival in patients with metastatic renal cell cancer. J Clin Oncol 17: 529–533.

[55] Frohmuller HG, Grups JW, Heller V (1987) Comparative value of ultrasonography, computerized tomography, angiography and excretory urography in the staging of renal cell carcinoma. J Urol 138: 482–484.

[56] Fyfe G, Fisher RI, Rosenberg SA, Sznol M, Parkinson DR, Louie AC (1995) Results of treatment of 255 patients with metastatic renal cell carcinoma who received high-dose recombinant interleukin-2 therapy. J Clin Oncol 13: 688–696.

[57] Fyfe GA, Fisher RI, Rosenberg SA, Sznol M, Parkinson DR, Louie AC (1996) Long-term response data for 255 patients with metastatic renal cell carcinoma treated with high-dose recombinant interleukin-2 therapy [Letter]. J Clin Oncol 14: 2410–2411.

[58] Galligioni E, Quaia M, Merlo A, Carbone A, Spada A, Favaro D, Santarosa M, Sacco C, Talamini R (1996) Adjuvant immunotherapy treatment of renal carcinoma patients with autologous tumor cells and bacillus Calmette-Guerin: Five-year results of a pro-spective randomized study. Cancer 77: 2560–2566.

[59] Gebrosky NP, Koukol S, Nseyo UO, Carpenter C, Lamm DL (1997) Treatment of renal cell carcinoma with 5-fluorouracil and alfa-interferon. Urology 50: 863–867.

[60] Geertsen PF, Hermann GG, Von der Maase H, Steven K (1992) Treatment of meta-static renal cell carcinoma by continuous intravenous infusion of recombinant inter-leukin-2: A single-center phase II study. J Clin Oncol 10: 753–759.

[61] Gez E, Mekori T, Struminger L, Rubinov R, Nativ O, Stein A, Haim N, Kuten A (1999) T-cell subpopulation in patients with metastatic renal cell carcinoma treated by recom-binant interleukin-2, recombinant interferon-alpha, 5-fluorouracil, and vinblastine. Cancer Invest 17: 259–263.

[62] Glukhova L, Goguel AF, Chudoba I, Angevin E, Pavon C, Terrier-Lacombe MJ, Meddeb M, Escudier B, Bernheim A (1998) Overrepresentation of 7q31 and 17q in renal cell carcinomas. Genes Chromosomes Cancer 22: 171–178.

[63] Glukhova L, Lavialle C, Fauvet D, Chudoba I, Danglot G, Angevin E, Bernheim A, Goguel AF (2000) Mapping of the 7q31 subregion common to the small chromosome 7 derivatives from two sporadic papillary renal cell carcinomas: Increased copy number and overexpression of the MET proto-oncogene. Oncogene 19: 754–761.

[64] Guida M, Latorre A, Mastria A (1992) Sc recombinant interleukin-2 treatment in meta-static renal cell cancer and melanoma. Ann Oncol 3[Suppl. 5]: 140.

[65] Guinan P, Sobin LH, Algaba F, Badellino F, Kameyama S, MacLennan G, Novick A (1997) TNM staging of renal cell carcinoma: Workgroup No. 3. Union International Contre le Cancer (UICC) and the American Joint Committee on Cancer (AJCC). Cancer 80: 992–993.

[66] Harris RD, Goergen TG, Talner LB (1975) The bloody renal cyst aspirate: A diagnostic dilemma. J Urol 114: 832–835.

[67] Hathorn RW, Tso CL, Kaboo R, Pang S, Figlin R, Sawyers C, de Kernion JB, Belldegrun A (1994) In vitro modulation of the invasive and metastatic potentials of human renal cell carcinoma by interleukin-2 and/or interferon-alpha gene transfer. Cancer 74: 1904–1911.

[68] Hayakawa M, Hatano T, Tsuji A, Nakajima F, Ogawa Y (1996) Patients with renal cysts associated with renal cell carcinoma and the clinical implications of cyst puncture: A study of 223 cases. Urology 47: 643–646.

[69] Herbers J, Schullerus D, Muller H, Kenck C, Chudek J, Weimer J, Bugert P, Kovacs G (1997) Significance of chromosome arm 14q loss in nonpapillary renal cell carcinomas. Genes Chromosomes Cancer 19: 29–35.

[70] Herrmann F (1996) Clinical application of gene transfer. J Mol Med 74: 213–221.

[71] Hofmockel G, Langer W, Theiss M, Gruss A, Frohmuller HG (1996) Immunochemotherapy for metastatic renal cell carcinoma using a regimen of interleukin-2, interferon-alpha and 5-fluorouracil [see Comments]. J Urol 156: 18–21.

[72] Holtl L, Rieser C, Papesh C, Ramoner R, Herold M, Klocker H, Radmayr C, Stenzl A, Bartsch G, Thurnher M (1999) Cellular and humoral immune responses in patients with metastatic renal cell carcinoma after vaccination with antigen pulsed dendritic cells. J Urol 161: 777–782.

[73] Hrushesky WJ, Murphy GP (1977) Current status of the therapy of advanced renal carcinoma. J Surg Oncol 9: 277–288.

[74] Hughson MD, Bigler S, Dickman K, Kovacs G (1999) Renal cell carcinoma of endstage renal disease: An analysis of chromosome 3, 7, and 17 abnormalities by microsatellite amplification. Mod Pathol 12: 301–309.

[75] Hughson MD, Johnson LD, Silva FG, Kovacs G (1993) Nonpapillary and papillary renal cell carcinoma: A cytogenetic and phenotypic study. Mod Pathol 6: 449–456.

[76] Huland E, Heinzer H, Huland H (1999) Treatment of pulmonary metastatic renal-cell carcinoma in 116 patients using inhaled interleukin-2 (IL-2). Anticancer Res 19: 2679–2683.

[77] Igarashi T, Marumo K, Onishi T, Kobayashi M, Aiba K, Tsushima T, Ozono S, Tomita Y, Terachi T, Satomi Y, Kawamura J (1999) Interferon-alpha and 5-fluorouracil therapy in patients with metastatic renal cell cancer: An open multicenter trial. The Japanese Study Group Against Renal Cancer. Urology 53: 53–59.

[78] Ishikawa T, Utoh M, Sawada N, Nishida M, Fukase Y, Sekiguchi F, Ishitsuka H (1998) Tumor selective delivery of 5-fluorouracil by capecitabine, a new oral fluoropyrimidine carbamate, in human cancer xenografts. Biochem Pharmacol 55: 1091–1097.

[79] Jacobs A, Gold P, Weiden P, Aboulafia D, Rudolph R, Picozzi V, Thompson J (2000) Interferon alpha-2a and 13-cis-retinoic acid in patients with metastatic renal cell cancer. Cancer Invest 18 (5): 417–421.

[80] Jaffee EM, Pardoll DM (1995) Gene therapy: Its potential applications in the treatment of renal-cell carcinoma. Semin Oncol 22: 81–91.

[81] Jamis-Dow CA, Choyke PL, Jennings SB, Linehan WM, Thakore KN, Walther MM (1996) Small (< or = 3 cm) renal masses: Detection with CT versus US and pathologic correlation [see Comments]. Radiology 198: 785–788.

[82] Jayson GC, Middleton M, Lee SM, Ashcroft L, Thatcher N (1998) A randomized phase II trial of interleukin 2 and interleukin 2-interferon alpha in advanced renal cancer. Br J Cancer 78: 366–369.

[83] Joffe JK, Banks RE, Forbes MA, Hallam S, Jenkins A, Patel PM, Hall GD, Velikova G, Adams J, Crossley A, Johnson PW, Whicher JT, Selby PJ (1996) A phase II study of interferon-alpha, interleukin-2 and 5-fluorouracil in advanced renal carcinoma: Clinical data and laboratory evidence of protease activation. Br J Urol 77: 638–649.

[84] Johnson CD, Dunnick NR, Cohan RH, Illescas FF (1987) Renal adenocarcinoma: CT staging of 100 tumors. AJR Am J Roentgenol 148: 59–63.

[85] Kaisary AV, Williams G, Riddle PR (1984) The role of preoperative embolization in renal cell carcinoma. J Urol 131: 641–646.

[86] Karp SE (1998) Low-dose intravenous bolus interleukin-2 with interferon-alpha therapy for metastatic melanoma and renal cell carcinoma. J Immunother 21: 56–61.

[87] Kenck C, Bugert P, Wilhelm M, Kovacs G (1997) Duplication of an approximately 1.5 Mb DNA segment at chromosome 5q22 indicates the locus of a new tumour gene in nonpapillary renal cell carcinomas. Oncogene 14: 1093–1098.

[88] Khurana KK, Truong LD, Verani RR (1998) Image analysis of proliferating cell nuclear antigen expression and immunohistochemical profiles in renal cell carcinoma associated with acquired cystic kidney disease: Comparison with classic renal cell carcinoma. Mod Pathol 11: 339–346.

[89] Kiertscher SM, Luo J, Dubinett SM, Roth MD (2000) Tumors promote altered maturation and early apoptosis of monocyte-derived dendritic cells. J Immunol 164: 1269–1276.

[80] Kim EE, Bledin AG, Gutierrez C, Haynie TP (1983) Comparison of radionuclide images and radiographs for skeletal metastases from renal cell carcinoma. Oncology 40: 284–286.

[91] Kirchner HH, Anton P, Atzpodien J (1995) Adjuvant treatment of locally advanced renal cancer with autologous virus-modified tumor vaccines. World J Urol 13: 171–173.

[92] Kirman H, Bacon RL (1952) Estrogen-induced tumors of the kidney. I. Incidence of renal tumors in intact and gonadectomized male golden hamsters treated with diethylstilbestrol. Natl Cancer Inst 13: 745–755.

[93] Kish JA, Wolf M, Crawford ED, Leimert JT, Bueschen A, Neefe JR, Flanigan RC (1994) Evaluation of low dose continuous infusion 5-fluorouracil in patients with advanced and recurrent renal cell carcinoma. A Southwest Oncology Group Study. Cancer 74: 916–919.

[94] Kjaer M, Frederiksen PL, Engelholm SA (1987) Postoperative radiotherapy in stage II and III renal adenocarcinoma. A randomized trial by the Copenhagen Renal Cancer Study Group. Int J Radiat Oncol Biol Phys 13: 665–672.

[95] Kovacs A, Kovacs G (1992) Low chromosome number in chromophobe renal cell carcinomas. Genes Chromosomes Cancer 4: 267–268.

[96] Kovacs G (1989) Papillary renal cell carcinoma. A morphologic and cytogenetic study of 11 cases. Am J Pathol 134: 27–34.

[97] Kovacs G, Emanuel A, Neumann HP, Kung HF (1991) Cytogenetics of renal cell carcinomas associated with von Hippel-Lindau disease. Genes Chromosomes Cancer 3: 256–262.

[98] Kovacs G, Frisch S (1989) Clonal chromosome abnormalities in tumor cells from patients with sporadic renal cell carcinomas. Cancer Res 49: 651–659.

[99] Kozak W, Holtl W, Pummer K, Maier U, Jeschke K, Bucher A (1996) Adrenalectomy – still a must in radical renal surgery? Br J Urol 77: 27–31.

[100] Kozlowski JM (1994) Management of distant solitary recurrence in the patient with renal cancer. Contralateral kidney and other sites. Urol Clin North Am 21: 601–624.

[101] Kügler A, Stuhler G, Walden P, Zoller G, Zobywalski A, Brossart P, Tiefzer U, Ullrich S, Muller CA, Becker V, Gross AJ, Hemmerlein B, Kauz L, Muller GA, Ringert RH (2000) Regression of human metastatic renal cell carcinoma after vaccination with tumor cell-dendritic cell hybrids. Nat Med 6 (3): 332–336.

[102] Landis SH, Murray T, Bolden S, Wingo PA (1998) Cancer statistics, 1998 [published errata appear in CA Cancer J Clin (1998) May–Jun 48(3): 192 and (1998) Nov–Dec 48(6): 329]. CA Cancer J Clin 48: 6–29.

[103] Lang EK (1973) Roentgenographic assessment of asymptomatic renal lesions. An analysis of the confidence level of diagnoses established by sequential roentgenographic investigation. Radiology 109: 257–269.

[104] Law TM, Ilson DH, Motzer RJ (1994b) Phase II trial of topotecan in patients with advanced renal cell carcinoma. Invest New Drugs 12: 143–145.

[105] Law TM, Mencel P, Motzer RJ (1994a) Phase II trial of liposomal encapsulated doxorubicin in patients with advanced renal cell carcinoma. Invest New Drugs 12: 323–325.

[106] Law TM, Motzer RJ, Mazumdar M, Sell KW, Walther PJ, O'Connell M, Khan A, Vlamis V, Vogelzang NJ, Bajorin DF (1995) Phase III randomized trial of interleukin-2 with or without lymphokine-activated killer cells in the treatment of patients with advanced renal cell carcinoma. Cancer 76: 824–832.

[107] Lissoni P, Barni S, Ardizzoia A, Crispino S, Paolorossi F, Archili C, Vaghi M, Tancini G (1992) Second line therapy with low-dose subcutaneous interleukin-2 alone in advanced renal cancer patients resistant to interferon-alpha. Eur J Cancer 28: 92–96.

[108] Locatelli MC, Facendola G, Pizzocaro G, Piva L, Pegoraro C, Pallavicini EB, Signaroldi A, Meregalli M, Lombardi F, Beretta GD, Scanzi F, Labianca R, Dallavalle G, Luporini G (1999) Subcutaneous administration of interleukin-2 and interferonalpha 2b in advanced renal cell carcinoma: Long-term results. Cancer Detect Prev 23: 172–176.

[109] Lopez-Hanninen E, Kirchner H, Atzpodien J (1996) Interleukin-2 based home therapy of metastatic renal cell carcinoma: Risks and benefits in 215 consecutive single institution patients. J Urol 155: 19–25.

[110] Lopez M, Carpano S, Cancrini A, Marcellini M, Del Medico P, Rinaldi M, Vici P, Paoletti G, Di Lauro L (1993) Phase II study of continuous intravenous infusion of recombinant interleukin-2 in patients with advanced renal cell carcinoma. Ann Oncol 4: 689–691.

[111] Ludewig B, Ochsenbein AF, Odermatt B, Paulin D, Hengartner H, Zinkernagel RM (2000) Immunotherapy with dendritic cells directed against tumor antigens shared with normal host cells results in severe autoimmune disease. J Exp Med 191: 795–804.

[112] Lummen G, Sperling H, Luboldt H, Otto T, Rubben H (1998) Phase II trial of titanocene dichloride in advanced renal-cell carcinoma. Cancer Chemother Pharmacol 42: 415–417.

[113] MacDougall ML, Welling LW, Wiegmann TB (1987) Renal adenocarcinoma and acquired cystic disease in chronic hemodialysis patients. Am J Kidney Dis 9: 166–171.

[114] Maldazys JD, de Kernion JB (1986) Prognostic factors in metastatic renal carcinoma. J Urol 136: 376–379.

[115] Meloni AM, Dobbs RM, Pontes JE, Sandberg AA (1993) Translocation (X;1) in papillary renal cell carcinoma. A new cytogenetic subtype. Cancer Genet Cytogenet 65: 1–6.

[116] Mickisch GH, Noordzij MA, Gaast A, Gebreamlack P, Kohrmann KU, MoglerDrautz E, Kupper H, Schroder FH (1995) Dexverapamil to modulate vinblastine resistance in metastatic renal cell carcinoma. J Cancer Res Clin Oncol 121 Suppl 3: R11–R16.

[117] Miwa M, Ura M, Nishida M, Sawada N, Ishikawa T, Mori K, Shimma N, Umeda I, Ishitsuka H (1998) Design of a novel oral fluoropyrimidine carbamate, capecitabine, which generates 5-fluorouracil selectively in tumours by enzymes concentrated in human liver and cancer tissue. Eur J Cancer 34: 1274–1281.

[118] Moch H, Presti Jr. JC, Sauter G, Buchholz N, Jordan P, Mihatsch MJ, Waldman FM

(1996) Genetic aberrations detected by comparative genomic hybridization are associated with clinical outcome in renal cell carcinoma. Cancer Res 56: 27–30.

[119] Motzer RJ, Bander NH, Nanus DM (1996) Renal-cell carcinoma [see Comments]. N Engl J Med 335: 865–875.

[120] Motzer RJ, Lyn P, Fischer P, Lianes P, Ngo RL, Cordon-Cardo C, O'Brien JP (1995b) Phase I/II trial of dexverapamil plus vinblastine for patients with advanced renal cell carcinoma. J Clin Oncol 13: 1958–1965.

[121] Motzer RJ, Mazumdar M, Bacik J, Berg W, Amsterdam A, Ferrara J (1999) Survival and prognostic stratification of 670 patients with advanced renal cell carcinoma. J Clin Oncol 17: 2530–2540.

[122] Motzer RJ, Rakhit A, Schwartz LH, Olencki T, Malone TM, Sandstrom K, Nadeau R, Parmar H, Bukowski R (1998) Phase I trial of subcutaneous recombinant human interleukin-12 in patients with advanced renal cell carcinoma. Clin Cancer Res 4: 1183–1191.

[123] Motzer RJ, Schwartz L, Law TM, Murphy BA, Hoffman AD, Albino AP, Vlamis V, Nanus DM (1995a) Interferon alfa-2a and 13-cis-retinoic acid in renal cell carcinoma: Antitumor activity in a phase II trial and interactions in vitro. J Clin Oncol 13: 1950–1957.

[124] Mukamel E, Konichezky M, Engelstein D, Servadio C (1988) Incidental small renal tumors accompanying clinically overt renal cell carcinoma. J Urol 140: 22–24.

[125] Murphy BR, Rynard SM, Pennington KL, Grosh W, Loehrer PJ (1994) A phase II trial of vinblastine plus dipyridamole in advanced renal cell carcinoma. A Hoosier Oncology Group Study. Am J Clin Oncol 17: 10–13.

[126] Neumann E, Engelsberg A, Decker J, Storkel S, Jaeger E, Huber C, Seliger B (1998) Heterogeneous expression of the tumor-associated antigens RAGE-1, PRAME, and glycoprotein 75 in human renal cell carcinoma: Candidates for T-cell-based immunotherapies? Cancer Res 58: 4090–4095.

[127] Nguyen BD, Westra WH, Zerhouni EA (1996) Renal cell carcinoma and tumor thrombus neovascularity: MR demonstration with pathologic correlation. Abdom Imaging 21: 269–271.

[128] Nieken J, Mulder NH, Pietens J, Limburg PC, de Leij L, de Vries EG (1999) The modulatory impact of recombinant human interleukin-6 on the immune system of cancer patients. J Immunother 22: 363–370.

[129] Novick AC (1995) Current surgical approaches, nephron-sparing surgery, and the role of surgery in the integrated immunologic approach to renal-cell carcinoma. Semin Oncol 22: 29–33.

[130] O'dea MJ, Zincke H, Utz DC, Bernatz PE (1978) The treatment of renal cell carcinoma with solitary metastasis. J Urol 120: 540–542.

[131] Oevermann K, Buer J, Hoffmann R, Franzke A, Schrader A, Patzelt T, Kirchner H, Atzpodien J (2000) Capecitabine in the treatment of metastatic renal cell carcinoma. Br J Cancer 83[5] (in press).

[132] Oleksowicz L, Dutcher JP (1999) A phase II trial of dose-intensive interleukin-2 in metastatic renal cell carcinoma. J Cancer Res Clin Oncol 125: 101–108.

[133] Parkinson DR, Fisher RI, Rayner AA, Paietta E, Margolin KA, Weiss GR, Mier JW, Sznol M, Gaynor ER, Bar MH (1990) Therapy of renal cell carcinoma with interleukin-2 and lymphokine-activated killer cells: Phase II experience with a hybrid bolus and continuous infusion interleukin-2 regimen. J Clin Oncol 8: 1630–1636.

[134] Patchell RA, Tibbs PA, Walsh JW, Dempsey RJ, Maruyama Y, Kryscio RJ, Markesbery WR, Macdonald JS, Young B (1990) A randomized trial of surgery in the treatment of single metastases to the brain [see Comments]. N Engl J Med 322: 494–500.

[135] Pectasides D, Varthalitis J, Kostopoulou M, Mylonakis A, Triantaphyllis D, Papadopoulou M, Dimitriadis M, Athanassiou A (1998) An outpatient phase II study of

subcutaneous interleukin-2 and interferon-alpha-2b in combination with intravenous vinblastine in metastatic renal cell cancer. Oncology 55: 10–15.

[136] Perez EA, Scudder SA, Meyers FA, Tanaka MS, Paradise C, Gandara DR (1991) Weekly 24-hour continuous infusion interleukin-2 for metastatic melanoma and renal cell carcinoma: A phase I study. J Immunother 10: 57–62.

[137] Pierce WC, Belldegrun A, Figlin RA (1995) Cellular therapy: Scientific rationale and clinical results in the treatment of metastatic renal-cell carcinoma. Semin Oncol 22: 74–80.

[138] Piga A, Giordani P, Quattrone A, Giulioni M, De Signoribus G, Antognoli S, Cellerino R (1997) A phase II study of interferon alpha and low-dose subcutaneous interleukin-2 in advanced renal cell carcinoma. Cancer Immunol Immunother 44: 348–351.

[139] Pizzocaro G, Piva L, Di Fronzo G, Giongo A, Cozzoli A, Dormia E, Minervini S, Zanollo A, Fontanella U, Longo G (1987) Adjuvant medroxyprogesterone acetate to radical nephrectomy in renal cancer: 5-year results of a prospective randomized study. J Urol 138: 1379–1381.

[140] Porena M, Vespasiani G, Rosi P, Costantini E, Virgili G, Mearini E, Micali F (1992) Incidentally detected renal cell carcinoma: Role of ultrasonography. J Clin Ultrasound 20: 395–400.

[141] Prati GF, Saggin P, Boschiero L, Martini PT, Montemezzi S, Muolo A (1993) Small renal-cell carcinomas: Clinical and imaging features. Urol Int 51: 19–22.

[142] Probst M, Buer J, Atzpodien J (1995) Genetic abnormalities during transition from Helicobacter-pylori-associated gastritis to low-grade MALToma [Letter; Comment]. Lancet 345: 723–724.

[143] Puri RK, Leland P, Obiri NI, Husain SR, Kreitman RJ, Haas GP, Pastan I, Debinski W (1996) Targeting of interleukin-13 receptor on human renal cell carcinoma cells by a recombinant chimeric protein composed of interleukin-13 and a truncated form of Pseudomonas exotoxin A (PE38QQR). Blood 87: 4333–4339.

[144] Rackley R, Novick A, Klein E, Bukowski R, McLain D, Goldfarb D (1994) The impact of adjuvant nephrectomy on multimodality treatment of metastatic renal cell carcinoma. J Urol 152: 1399–1403.

[145] Rackley RR, Klein EA, Novick A (1991) Morbidity and mortality of primary adjuvant nephrectomy on multimodality treatment of metastatic renal cell carcinoma. J Urol 144: 422.

[146] Ratain MJ, Priest ER, Janisch L, Vogelzang NJ (1993) A phase I study of subcutaneous recombinant interleukin-2 and interferon alfa-2a. Cancer 71: 2371–2376.

[147] Ravaud A, Negrier S, Cany L, Merrouche Y, Le Guillou M, Blay JY, Clavel M, Gaston R, Oskam R, Philip T (1994) Subcutaneous low-dose recombinant interleukin 2 and alpha-interferon in patients with metastatic renal cell carcinoma [published erratum appears in Br J Cancer (1994) Dec 70(6): 1284]. Br J Cancer 69: 1111–1114.

[148] Reese DM, Corry M, Small EJ (2000) Infusional floxuridine-based therapy for patients with metastatic renal cell carcinoma [in process citation]. Cancer 88: 1310–1316.

[149] Renshaw AA, Corless CL (1995) Papillary renal cell carcinoma. Histology and immunohistochemistry. Am J Surg Pathol 19: 842–849.

[150] Rigos D, Wechsel HW, Bichler KH (1999) Treosulfan in the treatment of metastatic renal cell carcinoma. Anticancer Res 19: 1549–1552.

[151] Rini BI, Stadler WM, Spielberger RT, Ratain MJ, Vogelzang NJ (1998) Granulocyte-macrophage-colony stimulating factor in metastatic renal cell carcinoma: A phase II trial. Cancer 82: 1352–1358.

[152] Robertson CN, Linehan WM, Pass HI, Gomella LG, Haas GP, Berman A, Merino M, Rosenberg SA (1990) Preparative cytoreductive surgery in patients with metastatic

renal cell carcinoma treated with adoptive immunotherapy with interleukin-2 or inter-leukin-2 plus lymphokine activated killer cells. J Urol 144: 614–617.

[153] Robson CJ, Churchill BM, Anderson W (1969) The results of radical nephrectomy for renal cell carcinoma. J Urol 101: 297–301.

[154] Rosen PR, Murphy KG (1984) Bone scintigraphy in the initial staging of patients with renal-cell carcinoma: Concise communication. J Nucl Med 25: 289–291.

[155] Rosenberg SA, Lotze MT, Muul LM, Leitman S, Chang AE, Ettinghausen SE, Matory YL, Skibber JM, Shiloni E, Vetto JT (1985) Observations on the systemic administration of autologous lymphokine-activated killer cells and recombinant inter-leukin-2 to patients with metastatic cancer. N Engl J Med 313: 1485–1492.

[156] Rosenberg SA, Lotze MT, Yang JC, Topalian SL, Chang AE, Schwartzentruber DJ, Aebersold P, Leitman S, Linehan WM, Seipp CA (1993) Prospective randomized trial of high-dose interleukin-2 alone or in conjunction with lymphokine-activated killer cells for the treatment of patients with advanced cancer [published erratum appears in J Natl Cancer Inst (1993) Jul 7 85(13): 1091]. J Natl Cancer Inst 85: 622–632.

[157] Rosenberg SA, Yang JC, Topalian SL, Schwartzentruber DJ, Weber JS, Parkinson DR, Seipp CA, Einhorn JH, White DE (1994) Treatment of 283 consecutive patients with metastatic melanoma or renal cell cancer using high-dose bolus interleukin 2 [see Comments]. JAMA 271: 907–913.

[158] Ryan CW, Vogelzang NJ, Dumas MC, Kuzel T, Stadler WM (2000) Granulocyte-macrophage-colony stimulating factor in combination immunotherapy for patients with metastatic renal cell carcinoma: Results of two phase II clinical trials [in process citation]. Cancer 88: 1317–1324.

[159] Samuels BL, Hollis DR, Rosner GL, Trump DL, Shapiro CL, Vogelzang NJ, Schilsky RL (1997) Modulation of vinblastine resistance in metastatic renal cell carcinoma with cyclosporine A or tamoxifen: A cancer and leukemia group B study. Clin Cancer Res 3: 1977–1984.

[160] Sandock DS, Seftel AD, Resnick MI (1995) A new protocol for the follow-up of renal cell carcinoma based on pathological stage. J Urol 154: 28–31.

[161] Savage PD (1995) Renal cell carcinoma. Curr Opin Oncol 7: 275–280.

[162] Savage PD, Muss HB (1995) Renal cell cancer. In: Devita VT, Hellman S, Rosen-berg SA (eds) Biologic Therapy of Cancer. J. B. Lippincott, Philadelphia, S. 373–387.

[163] Schiller JH, Hank JA, Khorsand M, Storer B, Borchert A, Huseby-Moore K, Burns D, Wesly O, Albertini MR, Wilding G, Sondel PM (1996) Clinical and immuno-logical effects of granulocyte-macrophage colony-stimulating factor coadministered with interleukin 2: A phase IB study. Clin Cancer Res 2: 319–330.

[164] Schlehofer B, Pommer W, Mellemgaard A, Stewart JH, McCredie M, Niwa S, Lind-blad P, Mandel JS, McLaughlin JK, Wahrendorf J (1996) International renal-cell-cancer study. VI. The role of medical and family history. Int J Cancer 66: 723–726.

[165] Schmidt L, Duh FM, Chen F, Kishida T, Glenn G, Choyke P, Scherer SW, Zhuang Z, Lubensky I, Dean M, Allikmets R, Chidambaram A, Bergerheim UR, Feltis JT, Casadevall C, Zamarron A, Bernues M, Richard S, Lips CJ, Walther MM, Tsui LC, Geil L, Orcutt ML, Stackhouse T, Zbar B (1997) Germline and somatic mutations in the tyrosine kinase domain of the MET proto-oncogene in papillary renal carcinomas. Nat Genet 16: 68–73.

[166] Schraml P, Muller D, Bednar R, Gasser T, Sauter G, Mihatsch MJ, Moch H (2000) Allelic loss at the D9S171 locus on chromosome 9p13 is associated with progression of papillary renal cell carcinoma. J Pathol 190: 457–461.

[167] Schuler M, Bruntsch U, Spath-Schwalbe E, Schrezenmeier H, Peschel C, Farber L, Burger KJ, Leissner J, Huber C, Aulitzky WE (1998) Lack of efficacy of recombinant human interleukin-6 in patients with advanced renal cell cancer: Results of a phase II study. Eur J Cancer 34: 754–756.

[168] Schullerus D, Herbers J, Chudek J, Kanamaru H, Kovacs G (1997) Loss of heterozygosity at chromosomes 8p, 9p, and 14q is associated with stage and grade of non-papillary renal cell carcinomas. J Pathol 183: 151–155.

[169] Schullerus D, von Knobloch R, Chudek J, Herbers J, Kovacs G (1999) Microsatellite analysis reveals deletion of a large region at chromosome 8p in conventional renal cell carcinoma. Int J Cancer 80: 22–24.

[170] Schwartsmann G, Medina C, Silveira LA, Salgado G, Thereza MS, Vinholes J, Preger P, Segal F (1991) Phase II trial of vinblastine plus nifedipine (VN) in patients with advanced renal cell carcinoma (RCC). Brazilian Oncology Trials Group [Letter]. Ann Oncol 2: 443.

[171] Schwerdtle RF, Storkel S, Neuhaus C, Brauch H, Weidt E, Brenner W, Hohenfellner R, Huber C, Decker HJ (1996) Allelic losses at chromosomes 1p, 2p, 6p, 10p, 13q, 17p, and 21q significantly correlate with the chromophobe subtype of renal cell carcinoma [retracted by Schwerdtle RF, Neuhaus C, Weidt E, Huber C, Brenner W, Hohenfellner R, Winterpacht A, Zabel B, Decker HJ, Storkel S, Brauch H (1999) Cancer Res 59(8): 2021]. Cancer Res 56: 2927–2930.

[172] SCI AM: Fact sheet (1996) Twelve major cancers. Sci Am 275: 126–132.

[173] Sella A, Kilbourn RG, Gray I, Finn L, Zukiwski AA, Ellerhorst J, Amato RJ, Logothetis CJ (1994) Phase I study of interleukin-2 combined with interferon-alpha and 5-fluorouracil in patients with metastatic renal cell cancer. Cancer Biother 9: 103–111.

[174] Semelka RC, Shoenut JP, Magro CM, Kroeker MA, MacMahon R, Greenberg HM (1993) Renal cancer staging: Comparison of contrast-enhanced CT and gadolinium-enhanced fat-suppressed spin-echo and gradient-echo MR imaging. J Magn Reson Imaging 3: 597–602.

[175] Soori GS, Schulof RS, Stark JJ, Wiemann MC, Honeycutt PJ, Church CK, De Priest CB (1999) Continuous-infusion floxuridine and alpha interferon in metastatic renal cancer: A national biotherapy study group phase II study [see Comments]. Cancer Invest 17: 379–384.

[176] Speicher MR, Schoell B, Du MS, Schrock E, Ried T, Cremer T, Storkel S, Kovacs A, Kovacs G (1994) Specific loss of chromosomes 1, 2, 6, 10, 13, 17, and 21 in chromophobe renal cell carcinomas revealed by comparative genomic hybridization. Am J Pathol 145: 356–364.

[177] Stadler WM, Kuzel T, Dumas M, Vogelzang NJ (1998) Multicenter phase II trial of interleukin-2, interferon-alpha, and 13-cis-retinoic acid in patients with metastatic renal-cell carcinoma. J Clin Oncol 16: 1820–1825.

[178] Stadler WM, Rybak ME, Vogelzang NJ (1995) A phase II study of subcutaneous recombinant human interleukin-4 in metastatic renal cell carcinoma. Cancer 76: 1629–1633.

[179] Steffens MG, Boerman OC, de Mulder PH, Oyen WJ, Buijs WC, Witjes JA, van den Broek WJ, Oosterwijk-Wakka JC, Debruyne FM, Corstens FH, Oosterwijk E (1999a) Phase I radioimmunotherapy of metastatic renal cell carcinoma with 131I–labeled chimeric monoclonal antibody G250. Clin Cancer Res 5: 3268s–3274s.

[180] Steffens MG, Oosterwijk E, Kranenborg MH, Manders JM, Debruyne FM, Corstens FH, Boerman OC (1999b) In vivo and in vitro characterizations of three 99mTc-labeled monoclonal antibody G250 preparations. J Nucl Med 40: 829–836.

[181] Steger GG, Kaboo R, de Kernion JB, Figlin R, Belldegrun A (1995) The effects of granulocyte-macrophage colony-stimulating factor on tumour-infiltrating lymphocytes from renal cell carcinoma. Br J Cancer 72: 101–107.

[182] Steinbach F, Stockle M, Hohenfellner R (1995) Current controversies in nephron-sparing surgery for renal-cell carcinoma. World J Urol 13: 163–165.

[183] Stief CG, Schafers HJ, Kuczyk M, Anton P, Pethig K, Truss MC, Jonas U (1995)

Renal-cell carcinoma with intracaval neoplastic extension: Stratification and surgical technique. World J Urol 13: 166–170.

[184] Storkel S (1999) Epithelial tumors of the kidney. Pathological subtyping and cytogenetic correlation. Urologe A38: 425–432.

[185] Storkel S, van den Berg E (1995) Morphological classification of renal cancer. World J Urol 13: 153–158.

[186] Stouthard JM, Goey H, de Vries EG, de Mulder PH, Groenewegen A, Pronk L, Stoter G, Sauerwein HP, Bakker PJ, Veenhof CH (1996) Recombinant human interleukin-6 in metastatic renal cell cancer: A phase II trial. Br J Cancer 73: 789–793.

[187] Strander H, Mogensen KE, Cantell K (1975) Production of human lymphoblastoid interferon. J Clin Microbiol 1: 116–117.

[188] Studer UE, Scherz S, Scheidegger J, Kraft R, Sonntag R, Ackermann D, Zingg EJ (1990) Enlargement of regional lymph nodes in renal cell carcinoma is often not due to metastases. J Urol 144: 243–245.

[189] Surfus JE, Hank JA, Oosterwijk E, Welt S, Lindstrom MJ, Albertini MR, Schiller JH, Sondel PM (1996) Anti-renal-cell carcinoma chimeric antibody G250 facilitates antibody-dependent cellular cytotoxicity with in vitro and in vivo interleukin-2-activated effectors. J Immunother Emphasis Tumor Immunol 19: 184–191.

[190] Swanson DA, Johnson DE, von Eschenbach AC, Chuang VP, Wallace S (1983) Angioinfarction plus nephrectomy for metastatic renal cell carcinoma – An update. J Urol 130: 449–452.

[191] Sweeney JP, Thornhill JA, Graiger R, McDermott TE, Butler MR (1996) Incidentally detected renal cell carcinoma: Pathological features, survival trends and implications for treatment [see Comments]. Br J Urol 78: 351–353.

[192] Tammela TL, Leinonen AS, Kontturi MJ (1991) Comparison of excretory urography, angiography, ultrasound and computed tomography for T category staging of renal cell carcinoma. Scand J Urol Nephrol 25: 283–286.

[193] Taneja SS, Pierce W, Figlin R, Belldegrun A (1995) Immunotherapy for renal cell carcinoma: The era of interleukin-2-based treatment. Urology 45: 911–924.

[194] Thompson JA, Shulman KL, Benyunes MC, Lindgren CG, Collins C, Lange PH, Bush Jr WH, Benz LA, Fefer A (1992) Prolonged continuous intravenous infusion interleukin-2 and lymphokine-activated killer-cell therapy for metastatic renal cell carcinoma. J Clin Oncol 10: 960–968.

[195] Thurnher M, Rieser C, Holtl L, Papesh C, Ramoner R, Bartsch G (1998) Dendritic cell-based immunotherapy of renal cell carcinoma. Urol Int 61: 67–71.

[196] Tobe SW, Noble-Topham SE, Andrulis IL, Hartwick RW, Skorecki KL, Warner E (1995) Expression of the multiple drug resistance gene in human renal cell carcinoma depends on tumor histology, grade, and stage. Clin Cancer Res 1: 1611–1615.

[197] Tomita Y, Katagiri A, Saito K, Imai T, Saito T, Tanikawa T, Terunuma M, Nishiyama T, Takahashi K (1998) Adoptive immunotherapy of patients with metastatic renal cell cancer using lymphokine-activated killer cells, interleukin-2 and cyclophosphamide: Long-term results. Int J Urol 5: 16–21.

[198] Tourani JM, Pfister C, Berdah JF, Benhammouda A, Salze P, Monnier A, Paule B, Guillet P, Chretien Y, Brewer Y, Di Palma M, Untereiner M, Malaurie E, Tadrist Z, Pavlovitch JM, Hauteville D, Mejean A, Azagury M, Mayeur D, Lucas V, Krakowski I, Larregain-Fournier D, Abourachid H, Andrieu JM, Chastang C (1998) Outpatient treatment with subcutaneous interleukin-2 and interferon alfa administration in combination with fluorouracil in patients with metastatic renal cell carcinoma: Results of a sequential nonrandomized phase II study. Subcutaneous Administration Propeukin Program Cooperative Group. J Clin Oncol 16: 2505–2513.

[199] Tsui KH, Shvarts O, Smith RB, Figlin RA, de Kernion JB, Belldegrun A (2000)

Prognostic indicators for renal cell carcinoma: A multivariate analysis of 643 patients using the revised 1997 TNM staging criteria. J Urol 163: 1090–1095.

[200] Uemura H, Nakagawa Y, Yoshida K, Saga S, Yoshikawa K, Hirao Y, Oosterwijk E (1999) MN/CA IX/G250 as a potential target for immunotherapy of renal cell carcinomas. Br J Cancer 81: 741–746.

[201] van den Berg E, Dijkhuizen T, Oosterhuis JW, Geurts VK, de Jong B, Storkel S (1997) Cytogenetic classification of renal cell cancer. Cancer Genet Cytogenet 95: 103–107.

[202] van Herpen CM, Jansen RL, Kruit WH, Hoekman K, Groenewegen G, Osanto S, de Mulder PH (2000) Immunochemotherapy with interleukin-2, interferon-alpha and 5-fluorouracil for progressive metastatic renal cell carcinoma: A multicenter phase II study. Dutch Immunotherapy Working Party. Br J Cancer 82: 772–776.

[203] Vogelzang NJ, Lipton A, Figlin RA (1993) Subcutaneous interleukin-2 plus interferon alfa-2a in metastatic renal cancer: An outpatient multicenter trial. J Clin Oncol 11: 1809–1816.

[204] Vogelzang NJ, Mani S, Schilsky RL, Ansari RH, Taber D, Rhinehart SN, Garcia JC, Meyer SC, Mick R, Brockstein BE, Stadler WM, Ratain MJ, Vokes EE (1998) Phase II and pharmacodynamic studies of pyrazine diazohydroxide (NSC 361456) in patients with advanced renal and colorectal cancer. Clin Cancer Res 4: 929–934.

[205] Von der Maase H, Geertsen P, Thatcher N, Jasmin C, Mercatello A, Fossa SD, Symann M, Stoter G, Nagel G, Israel L (1991) Recombinant interleukin-2 in metastatic renal cell carcinoma – A European multicentre phase II study. Eur J Cancer 27: 1583–1589.

[206] von Knobloch R, Bugert P, Jauch A, Kalble T, Kovacs G (2000) Allelic changes at multiple regions of chromosome 5 are associated with progression of urinary bladder cancer. J Pathol 190: 163–168.

[207] Walter TA, Berger CS, Sandberg AA (1989) The cytogenetics of renal tumors. Where do we stand, where do we go? Cancer Genet Cytogenet 43: 15–34.

[208] Walther MM, Alexander RB, Weiss GH, Venzon D, Berman A, Pass HI, Linehan WM, Rosenberg SA (1993) Cytoreductive surgery prior to interleukin-2-based therapy in patients with metastatic renal cell carcinoma. Urology 42: 250–257.

[209] Warner E, Tobe SW, Andrulis IL, Pei Y, Trachtenberg J, Skorecki KL (1995) Phase I-II study of vinblastine and oral cyclosporin A in metastatic renal cell carcinoma. Am J Clin Oncol 18: 251–256.

[210] Weidmann E, Logan TF, Yasumura S, Kirkwood JM, Trucco M, Whiteside TL (1993) Evidence for oligoclonal T-cell response in a metastasis of renal cell carcinoma responding to vaccination with autologous tumor cells and transfer of in vitro-sensitized vaccine-draining lymph node lymphocytes. Cancer Res 53: 4745–4749.

[211] Weiselberg L, Budman D, Vinciguerra V, Schulman P, Degnan TJ (1981) Tamoxifen in unresectable hypernephroma. A phase II trial and review of the literature. Cancer Clin Trials 4: 195–198.

[212] Weiss GR, Margolin KA, Aronson FR, Sznol M, Atkins MB, Dutcher JP, Gaynor ER, Boldt DH, Doroshow JH, Bar MH (1992) A randomized phase II trial of continuous infusion interleukin-2 or bolus injection interleukin-2 plus lymphokine-activated killer cells for advanced renal cell carcinoma. J Clin Oncol 10: 275–281.

[213] Werf-Messing B v d (1973) Proceedings: Carcinoma of the kidney. Cancer 32: 1056–1061.

[214] West WH, Tauer KW, Yannelli JR, Marshall GD, Orr DW, Thurman GB, Oldham RK (1987) Constant-infusion recombinant interleukin-2 in adoptive immunotherapy of advanced cancer. N Engl J Med 316: 898–905.

[215] Weterman MA, Wilbrink M, Geurts VK (1996a) Fusion of the transcription factor

TFE3 gene to a novel gene, PRCC, in t(X;1)(p11;q21)-positive papillary renal cell carcinomas. Proc Natl Acad Sci USA 93: 15294–15298.

[216] Weterman MA, Wilbrink M, Janssen I, Janssen HA, van den BE, Fisher SE, Craig I, Geurts VK (1996b) Molecular cloning of the papillary renal cell carcinoma-associated translocation (X;1)(p11;q21) breakpoint. Cytogenet Cell Genet 75: 2–6.

[217] Whitmore Jr WF (1989) Renal cell carcinoma. Overview. Semin Urol 7: 271–273.

[218] Wittke F, Hoffmann R, Buer J, Dallmann I, Oevermann K, Sel S, Wandert T, Ganser A, Atzpodien J (1999) Interleukin 10 (IL-10): An immunosuppressive factor and independent predictor in patients with metastatic renal cell carcinoma. Br J Cancer 79: 1182–1184.

[219] Wos E, Olencki T, Tuason L, Budd GT, Peereboom D, Sandstrom K, McLain D, Finke J, Bukowski RM (1996) Phase II trial of subcutaneously administered granulocyte-macrophage colony-stimulating factor in patients with metastatic renal cell carcinoma. Cancer 77: 1149–1153.

[220] Yagoda A, Abi-Rached B, Petrylak D (1995) Chemotherapy for advanced renal-cell carcinoma: 1983–1993. Semin Oncol 22: 42–60.

[221] Yamanaka K, Miyake H, Hara I, Gohji K, Arakawa S, Kamidono S (1998) Expression of MAGE genes in renal cell carcinoma. Int J Mol Med 2: 57–60.

[222] Yang JC, Topalian SL, Parkinson D, Schwartzentruber DJ, Weber JS, Ettinghausen SE, White DE, Steinberg SM, Cole DJ, Kim HI (1994) Randomized comparison of high-dose and low-dose intravenous interleukin-2 for the therapy of metastatic renal cell carcinoma: An interim report. J Clin Oncol 12: 1572–1576.

[223] Yang ZQ, Yoshida MA, Fukuda Y, Kurihara N, Nakamura Y, Inazawa J (2000) Molecular cytogenetic analysis of 17 renal cancer cell lines: Increased copy number at 5q31–33 in cell lines from nonpapillary carcinomas. Jpn J Cancer Res 91: 156–163.

[224] Zbar B, Brauch H, Talmadge C, Linehan M (1987) Loss of alleles of loci on the short arm of chromosome 3 in renal cell carcinoma. Nature 327: 721–724.

[225] Zbar B, Tory K, Merino M, Schmidt L, Glenn G, Choyke P, Walther MM, Lerman M, Linehan WM (1994) Hereditary papillary renal cell carcinoma. J Urol 151: 561–566.

Korrespondenz: Prof. Dr. Dr. med. Jens Atzpodien, Dipl.-Biol. Tatjana Patzelt, Dr. Martina Reitz, Europäisches Institut für Tumor-Immunologie und Prävention (EUTIP), Gotenstraße 152, D-53175 Bonn, Deutschland. Tel.: +49/228/37 27 425; Fax.: +49/220/37 27 426; E-Mail: SekrProfAtzpodien@yahoo.de

Experimentelle Therapie von Nierenzellcarcinomen

Günther Steger

1. Einleitung

Die medikamentöse Behandlung des fortgeschrittenen Nierenzellcarcinoms stellt eine der größten Herausforderungen an die Klinische Onkologie dar. Mehr als die Hälfte aller neudiagnostizierten Patienten mit Nierenzellcarcinom können zum Zeitpunkt der Diagnose nicht mehr mit chirurgischen Verfahren geheilt werden. Die Ineffektivität der zur Verfügung stehenden Zytostatika und das Fehlen adjuvanter Therapiemaßnahmen für Patienten mit hohem Rezidivrisiko bewirken, daß die hohen Mortalitätsraten für Patienten mit lokal fortgeschrittenem, lokal rezidiviertem und generalisiertem Nierenzellcarcinom trotz vieler klinischer Studien während der letzten Jahre praktisch unbeeinflußbar blieb.

Die Fortschritte, die während des letzten Jahrzehnts auf den Gebieten der Immunologie und der Molekularbiologie gemacht wurden, haben zu einem besseren Verständnis der genetischen Steuermechanismen der Tumorgenese und deren Interaktionen mit dem Immunsystem geführt. Das Nierenzellcarcinom wurde wegen der relativ guten Verfügbarkeit von normalem Nierengewebe und maligen transformiertem Gewebe, wegen der Existenz familiärer Formen der Erkrankung und wegen der langbekannten Tatsache, daß es sich bei diesem Malignom um einen immunologisch aktiven bzw. fallweise immunologisch beeinflußbaren Tumor handelt, zu einem Hauptgebiet der genannten Forschungsdisziplinen.

Die Verwendung von Zytostatika in der Behandlung des generalisierten Nierenzellcarcinoms hat durchwegs frustrierende Ergebnisse gezeigt. Unter der Vielzahl der in Phase II getesteten Substanzen konnte lediglich für ein Vincaalkaloid, nämlich Vinblastin, eine klinisch relevante Monoaktivität mit einer Ansprechrate von *25%* gezeigt werden. Im Literaturüberblick liegt diese allerdings auch unter 15%, was diese ersten Ergebnisse stark relativiert. Außerdem konnte keine Beeinflussung der Überlebenszeit nachgewiesen werden. Hormontherapeutika wie Androgene, Progesterone und Antiöstrogene besitzen ebenfalls nur eine marginale Antitumoraktivität (< 5% objektivierbare Remissionen).

Die Beobachtung von, allerdings sehr seltenen (< 1%), spontanen Regressionen metastasierter Nierenzellcarcinome führte zur Annahme einer immunologischen

Abhängigkeit und damit Beeinflußbarkeit dieses Malignoms. Durch die Entwicklung gentechnologisch herstellbarer humaner biologischer Response-Modifier (Interferone, Interleukine) wurde die Phase der immuntherapeutischen Behandlung des Nierenzellcarcinoms eingeleitet.

2. Immuntherapie

2.1 Therapie mit Interferonen

Für Interferon-α konnte ein objektives Ansprechen in der Behandlung des metastasierten Nierenzellcarcinoms dokumentiert werden. Ein Überblick über 14 klinische Studien und insgesamt 486 behandelte Patienten zeigte eine objektive Remissionsrate von durchschnittlich 14%. Die Wirksamkeit von Interferon-α scheint dosisabhängig zu sein, da bei Dosen $<5 \times 10^6$ IU/Tag die Remissionsrate lediglich 6,7% betrug, während bei Dosen zwischen $5-10 \times 10^6$ IU/Tag 16% Remissionen induziert werden können [1]. Eine weitere Dosissteigerung über 10×10^6 IU/Tag resultiert in keiner weiteren Steigerung der Remissionsrate. Die Patientenselektion übt einen starken Einfluß auf die erzielbaren Remissionsraten aus: Patienten in gutem Allgemeinzustand mit auf die Lunge begrenzte Metastasierung und kleinem Tumorvolumen besitzen eine höhere Ansprechwahrscheinlichkeit als solche mit ossärer oder hepataler Metastasierung bzw. schlechtem Allgemeinzustand.

In mehreren Studien wurde Interferon-γ als Monotherapeutikum eingesetzt. Bei insgesamt 236 Patienten in sieben Studien lag die Remissionsrate bei 8%, wobei keine Dosisabhängigkeit festgestellt werden konnte [2]. Eine kürzlich publizierte, placebo-kontrollierte kanadische Studie konnte allerdings keinen signifikanten Unterschied bei den Responseraten oder den Überlebenszeiten zwischen der Interferon-gamma-Monotherapie und der Placebotherapie feststellen [3]. Basierend auf einem In-vitro-Synergismus wurde die Kombination aus Interferon-α und Interferon-γ im Vergleich zu einer Interferon-α-Monotherapie in einer klinischen Studie geprüft. Trotz initial publizierter guter Ansprechraten, was wahrscheinlich auf eine positive Patientenselektion zurückzuführen ist, bietet diese Kombination mit einer Remissionsrate von 15% keinen Vorteil gegenüber der Interferon-α-Monotherapie [4]. Die klinischen Erfahrungen mit Interferon-β sind limitiert. Die Remissionsraten dürften mit jenen, die durch die Therapie mit Interferon-α zu erzielen sind, in etwa entsprechen.

2.2 Therapie mit Interleukin-2 mit und ohne LAK/TIL-Zelltherapie

1985 publizierte Rosenberg eine Ansprechrate von 30%, davon 10% mit kompletter Remission beim Nierenzellcarcinom nach Interleukin-2- und Lymphokine-Activated-Killer-(LAK)-Zelltherapie [5]. In einer breit angelegten Bestätigungsstudie, in der die Interleukin-2-Monotherapie mit der IL-2 + LAK-Therapie verglichen wurde, konnte eine objektive Remissionsrate von 22,3% (7,1% komplette Remissionen, *15,2%* partielle Remissionen) gezeigt werden, wobei einzelne Patienten mit kompletter Remission noch Jahre nachher rezidivfrei blieben. Die Ergebnisse mit Interleukin-2 in Verbindung mit Tumor-Infiltrating-Lymphocytes (TIL) haben in verschiedenen Studien ebenfalls Remissionsraten um 30% gezeigt, doch sind die einzelnen Phase-II-Studien in der Regel zu heterogen, um definitive Aussagen machen zu können [6].

2.3 Therapie mit Zytokinkombinationen

Da die Kombinationstherapie mit Interferon-gamma und Interleukin-2 bis dato wenig beforscht wurde, durch präklinische und vereinzelt klinische Daten aber ein potentieller Synergismus vermutet werden kann, hat sich eine kooperative, interdisziplinäre, österreichische Studiengruppe entschlossen, eine entsprechende Phase-II-Studie bei Patienten mit metastasiertem Nierenzellcarcinom ohne medikamentöse Vortherapie durchzuführen. Studienziele waren 1. die Evaluierung der Durchführbarkeit und der Sicherheit der Therapie mit sequentiellem, niedrig dosiertem Interferon-gamma und niedrig dosiertem Interleukin-2 auf ambulanter Basis, 2. die Feststellung der erzielbaren Remissionen unter dieser Therapie und 3. die Bestimmung der Überlebenszeit von Patienten mit objektivierbaren Remissionen im Vergleich zu Patienten mit einer Krankheitsstabilisierung bzw. ohne Remission.

Die Endanalyse aller eingebrachten 63 Patienten nach einer medianen Beobachtungszeit von über 4 Jahren hat nun ergeben, daß in dieser Studie zwar auch nur 11% der Patienten in Remission kamen, aber zusätzlich 33% eine Krankheitsstabilisierung mit einer medianen Ansprechdauer von 8 Monaten aufwiesen [7]. Der mögliche Therapieeffekt konnte bei Patienten aller prognostischen Subgruppen, also auch bei solchen mit drei oder mehr metastatisch befallenen Organen, dokumentiert werden. Diese Analysen lassen darüber hinaus vermuten, daß im Gegensatz zu den bekannten Daten auch jene Patienten mit Stabilisierungen einen deutlichen Überlebensvorteil aufweisen. Dies würde bedeuten, daß durch diese sequentielle Interferon-gamma + Interleukin-2-Therapie fast die Hälfte, nämlich 44% der Patienten, profitieren könnten. Diese klinische Hypothese muß allerdings in einer prospektivrandomisierten Phase-III-Studie nachgewiesen werden. Eine solche Studie wird ab 2001 von der Austrian Renal Cell Cancer Study Group durchgeführt werden.

Eine weitere Kombinationstherapie-Studie mit Interferon-gamma + GM-CSF + Interleukin-2 bei 52 Patienten mit metastasiertem Nierenzellcarcinom ohne Vortherapie, die aufgrund positiver *In-vitro*-Daten und der möglichen tumorbiologischen Modulationspotenz von GM-CSF initiiert wurde [8], zeigte für dieses Schema eine Remissionsrate von 8% und eine Stabilisierungsrate von 25% nach einer medianen Beobachtungszeit von 32 Monaten. Das mediane Überleben war bei diesen Patienten mit einem klinischen Benefit auch mit einem signifikant verlängerten Überleben assoziiert. Die Ergebnisse erscheinen aber insgesamt jenen der Interferon-gamma + Interleukin-2-Therapie unterlegen zu sein [9].

2.4 Therapie mit Chemotherapie-Zytokinkombinationen

Die Kombinationstherapie aus Interleukin-2 + Interferon-alpha + 5-Fluoruracil weist Remissionsraten von 48% auf, doch fehlen bislang Vergleichsstudien, die einen eventuellen Überlebensvorteil dieses Kombinationsregimes beweisen. Da die Toxizität doch beträchtlich höher liegt als bei Monotherapie-Schemata, ist eine Anwendung außerhalb klinischer Studien daher noch nicht möglich [10]. Die Kombination aus Vinblastin und Interferon-alpha produziert zwar ebenfalls eine höhere Ansprechrate, doch sind bei erhöhter Toxizität die Daten hinsichtlich positiver Beeinflussung der Überlebenszeit oder zumindest der progressionsfreien Überlebenszeit nicht vorliegend [11].

Basierend auf diesen internationalen Daten hat die Österreichische Studiengruppe ebenfalls eine Phase-II-Studie, allerdings in der Second-line-Therapie, des metastasierten Nierenzellcarcinoms durchgeführt [12]. In dieser klinischen Evaluierung von Vinorelbin, einem synthetischen Vincaalkaloid, das generell als potenter als Vinblastin einzustufen ist, in Kombination mit Interferon-alpha konnte bei 46% der behandelten Patienten ein klinischer Benefit induziert werden (partielle Remission oder Stabilisierung). Die mediane Überlebenszeit betrug median 15 Monate, und die Nebenwirkungen der Therapie waren generell mild und von geringer Ausprägung. Auch dieses Ergebnis muß in prospektiven Studien überprüft werden.

3. Neue Therapieansätze

3.1 Prodrug-Chemotherapie

Capecitabin ist ein neues Fluorpyrimidincarbamat, das oral verabreicht werden kann und per se eine atoxische Prodrug darstellt. Durch eine Enzymkaskade wird Capecitabin selektiv in den Tumorzellen zu 5-Fluoruracil aktiviert, was zu einer hohen Tumorselektivität und zu einer relativ geringen Nebenwirkungsrate führt. Erste positive Ergebnisse beim Mammacarcinom und beim Colorectalcarcinom haben bereits zur entsprechenden Etablierung dieser Substanz in der Therapieabfolge dieser Malignome geführt.

Die Arbeitsgruppe der Universität Wien hat nun in einer prospektiven Phase-II-Studie die Wertigkeit dieser neuen Substanz mit diesem neuartigen Wirkmechanismus beim immuntherapie-refraktären, metastasierten Nierenzellcarcinom getestet [13]. Bei 26 Patienten wurde Capecitabin in der Standarddosierung nach Versagen der Immuntherapie eingesetzt, und die mediane Beobachtungszeit beträgt derzeit 15 Monate. 16 Patienten erhielten diese Therapie als Second-line-Therapie und 10 Patienten als Third-line-Therapie. Bei 2 Patienten (9%) konnte eine partielle Remission induziert werden, und 19 Patienten (87%) reagierten mit einer Krankheitsstabilisierung. Nur 2 Patienten hatten eine primäre Progression unter Capecitabin. Somit konnte bei über 90% ein potentieller klinischer Benefit induziert werden, der median 5,5 Monate anhielt. Dies zusammen mit der bekannt niedrigen Nebenwirkungsrate, was auch in der Studie dokumentiert werden konnte, macht Capecitabin zu einem der ersten Kandidaten für weitere prospektiv-randomisierte Studien in der Palliativ- aber in der Folge wahrscheinlich auch in der adjuvanten Therapie des Nierenzellcarcinoms.

3.2 Hochdosierte, nicht-myeloablative Chemotherapie mit allogener Stammzelltransplantation

Ein weiterer vielversprechender, aber vorläufig als höchst experimentell einzustufender Therapieansatz stellt die Hochdosis-Chemotherapie mit konsekutiver, allogener, peripherer Stammzelltransplantation von HLA-identen Geschwistern dar. In einer kürzlich erschienenen Publikation im New England Journal of Medicine [14] wurde von 19 Patienten mit immuntherapie-refraktärem fortgeschrittenem Nierenzellcarcinom berichtet, die diesem Therapieansatz unterworfen wurden. Bei 10 Patienten (53%) konnte eine Tumorregression erzielt werden, wobei bei 3 Patienten eine relativ langanhaltende (16–27 Monate) komplette Remission dokumentiert werden konnte. Diese Remissionen traten relativ lange nach der Therapieapplikation auf (median 129 Tage) und waren meist mit dem Zeitpunkt des Absetzens der posttherapeutischen Cyclosporin-Immunsuppression bzw. dem Auftreten eines Spender-T-Zell-Chimärismus assoziiert. Auch konnten gewisse Zusammenhänge zwischen dem Erreichen einer objektiven Remission und dem Auftreten einer Graft-versus-Tumor-Reaktion beobachtet werden. Basierend auf diesem vorläufigen Ergebnis wurde zwischenzeitlich auch von der Wiener Arbeitsgruppe ein entsprechendes Protokoll aufgelegt und von der zuständigen Ethikkommission positiv beschieden, das seit November 2000 aktiviert wird, um den Stellenwert dieses experimentellen und auch potentiell nebenwirkungsreichen Therapieansatzes (zwei Therapie-assoziierte Todesfälle in der publizierten Studie) kontrolliert zu überprüfen.

4. Zusammenfassung

Insgesamt erscheinen die Therapieansätze mit Zytokinkombinationen, mit neuen Zytostatika, mit neuen Wirkprinzipien wie Capecitabin und mit hochaggressiven Therapieregimen wie der Hochdosischemotherapie + allogener Stammzelltransplantation vielversprechend, da es durch diese Therapien erstmals möglich sein könnte, nicht nur vereinzelt Langzeitüberleben beim metastasierten Nierenzellcarcinom zu induzieren, sondern auch einem relevanten Anteil der betroffenen Patienten einen klinischen Benefit, d. h. längeres Überleben bei guter Lebensqualität, zu ermöglichen. Noch wichtiger aber als das reine Beobachten von Remissionen bzw. Überlebensdaten erscheint die Tatsache, daß durch die Erforschung der zugrundeliegenden Mechanismen der einzelnen Therapieansätze tiefe Einblicke in die Interaktionen von immunkompetenten Zellen und Tumorzellen gewonnen werden, die zwangsläufig zur Entwicklung weiterer biologischer und immunmodulatorischer Therapieansätze führen werden. Es ist daher dringend angezeigt, daß auch und gerade beim Nierenzellcarcinom, einem Malignom mit weltweit steigender Inzidenz und bis dato sehr limitierten, etablierten Therapiemöglichkeiten, die entsprechende Studienlandschaft geschaffen und weiter ausgebaut wird, damit relevante Ergebnisse seriös gewonnen und allgemein umgesetzt werden können. Diesen Schritt wird die Austrian Renal Cell Study Group mit Beginn 2001 gehen, wenn sowohl für die adjuvante, wie auch für die palliative Situation österreichweit entsprechende Studienprotokolle verfügbar sein werden.

Literatur

[1] Quesada JR, Rios A, Swanson D (1985) Antitumor activity of recombinant-derived interferon alpha in metastatic renal cell carcinoma. J Clin Oncol 5: 1522–1528.

[2] Takaku F, Kumarnoto Y, Koiso K (1987) Phase II study of recombinant interferon gamma on renal cell carcinoma. Cancer 60: 929–933.

[3] Gleave ME, Elhilali M, Fradet Y, et al. für die Canadian Urologic Oncology Group (1998) Interferon gamma-1b compared with placebo in metastatic renal-cell carcinoma. N Engl J Med 338: 1265–1271.

[4] Negrier S, Escudier B, Lasset C, et al. für die Groupe Francais d'Immunotherapie (1998) Recombinant human interleukin-2, recombinant human interferon alfa-2a, or both in metastatic renal-cell carcinoma. N Engl J Med 338: 1272–1278.

[5] Rosenberg SA, Lotze MT, Muul LM (1985) Observations on the systemic administration of autologous lymphokine-activated killer cells and recombinant interleukin-2 to patients with metastatic cancer. N Engl J Med 313: 1485–1492.

[6] Rosenberg SA, Spiess P, Lafreniere R (1986) A new approach to the adoptive immunotherapy of cancer with tumor infiltrating lymphocytes. Science 233: 1318–1320.

[7] Schmidinger M, Steger GG, Wenzel C, Locker GJ, Brodowicz T, Budinsky A, Wiltschke C, Kramer G, Marberger M, Zielinski C für die Austrian Renal Cell Carcinoma Study Group (2000) Sequential administration of interferon-gamma and interleukin-2 in metastatic renal cell carcinoma: Results of a phase II trial. Cancer Immunol Immunother 49: 395–400.

[8] Steger G, Kaboo R, Dekernion JB, Figlin R, Belldegrun A (1995) The effects of granulocyte-macrophage colony-stimulating factor on tumor-infiltrating lymphocytes from renal cell carcinoma. Br J Cancer 72: 101–107.

[9] Schmidinger M, Steger GG, Wenzel C, Locker GJ, Brodowicz T, Budinsky AC, Piribauer M, Kramer G, Marberger M, Zielinski CC für die Austrian Renal Cell Carcinoma Study Group (im Druck) Sequential administration of Interferon-γ, GM-CSF and Interleukin-2 in metastatic renal cell carcinoma: Results of a phase II trial.

[10] Atzpodien J, Kirchner H, Hanninen EL, Korfer A, Fenner M, Menzel T, Deckert M, Franzke A, Jonas U, Poliwoda H (1993) European studies of interleukin-2 in metastatic renal carcinoma. Semin Oncol 6: 22–26.

[11] Fossa SD, Martinelli G, Otto U, Wander H, Oberling F, Bauer HW, Achtnicht U, Holdener EE (1992) Recombinant interferon alpha-2a with or without vinblastine in metastatic renal cell carcinoma: Results of an European multicenter phase III study. Ann Oncol 3: 301–305.

[12] Schmidinger M, Steger GG, Budinsky AC, Wenzel C, Brodowicz T, Locker GJ, Kramer G, Marberger M, Zielinski CC (2000) Vinorelbine and interferon-alpha2c as second-line therapy in metastatic renal cell carcinoma. Anti-Cancer Drugs 11: 175–179.

[13] Wenzel C, Schmidinger MP, Locker GJ, Tomek S, Mader RM, Zielinski CC, Steger GG (2000) Oral chemotherapy with capecitabine (Xeloda) in the treatment of metastatic renal cancer failing immuntherapie. Proc Am Soc Clin Oncol 19, May 20–23, New Orleans, LA, S. 368a.

[14] Childs R, Chernoff A, Contentin N, Bahceci E, Schrump D, Leitman S, Read EJ, Tisdale J, Dunbar C, Linehan WM, Young NS, Barrett J (2000) Regression of metastatic renal-cell carcinoma after nonmyeloablative allogeneic peripheral-blood stem-cell transplantation. N Engl J Med 343: 750-758.

Korrespondenz: ao. Univ.-Prof. Dr. Günther Steger, Klinische Abteilung für Onkologie, Universitätsklinik für Innere Medizin I, Währinger Gürtel 18–20, A-1090 Wien, Österreich. Tel.: 0043-1-40400-5466, Fax: 0043-1-40400-6081, E-Mail: guenther.steger@akh-wien.ac.at

SpringerMedizin

Christoph Zielinski, Raimund Jakesz (Hrsg.)

Mammacarcinom

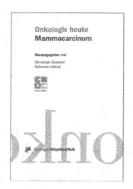

1999. IX, 147 Seiten. 18 Abbildungen.
Broschiert öS 336,–, DM 48,–
ISBN 3-211-83168-1
Onkologie heute

Im ersten Band der Reihe **Onkologie heute** wird das Mammacarcinom hinsichtlich therapeutischer Fragestellungen ausführlich behandelt. Neben der Epidemiologie und Prävention konzentrieren sich die Beiträge auf die chirurgische Therapie, auf internistisch-onkologische Vorgangsweisen in der adjuvanten und der palliativen Situation sowie auf strahlentherapeutische Möglichkeiten. Ergänzend dazu werden genetische Risikofaktoren dargestellt, die zur Entstehung des Mammacarcinoms führen können.

Die Beiträge von international anerkannten Spezialisten informieren über aktuelle Forschungsresultate und stellen die klinisch relevanten Ergebnisse in kompakter Form dar. Daraus ist ein Kompendium der modernsten Therapiemethoden des Mammacarcinoms entstanden.

„... die hohe Aktualität der Kapitel, die klare Zitationsweise und die eingängige Diktion machen dieses Buch für eine breite Leserschaft interessant. Wer einen überschaubaren, aktuellen Überblick über das Mammakarzinom sucht, dem sei dieses Buch empfohlen."

Der Gynäkologe

„... Das vorliegende Buch ist eine Empfehlung für die klinische Versorgung von Patientinnen mit MammaCa und der Beratung ihrer Angehörigen und bringt die erwähnten Aspekte dem allgemein ausgebildeten, aber auch dem spezialisierten Arzt nahe".

Ärzte-Woche

 SpringerWienNewYork

A-1201 Wien, Sachsenplatz 4–6, P.O. Box 89, Fax +43.1.330 24 26, e-mail: books@springer.at, Internet: **www.springer.at**
D-69126 Heidelberg, Haberstraße 7, Fax +49.6221.345-229, e-mail: orders@springer.de
USA, Secaucus, NJ 07096-2485, P.O. Box 2485, Fax +1.201.348-4505, e-mail: orders@springer-ny.com
Eastern Book Service, Japan, Tokyo 113, 3–13, Hongo 3-chome, Bunkyo-ku, Fax +81.3.38 18 08 64, e-mail: orders@svt-ebs.co.jp

SpringerMedizin

Christoph Zielinski,
Raimund Jakesz (Hrsg.)

Colorectales Carcinom

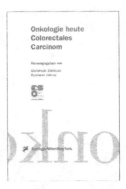

1999. IX, 174 Seiten. 7 Abbildungen.
Broschiert öS 336,–, DM 48,–
ISBN 3-211-83312-9
Onkologie heute

Der zweite Band der Reihe **Onkologie heute** beschäftigt sich mit der chirurgischen, internistisch-onkologischen und strahlentherapeutischen Behandlung von Colon- und Rectumcarcinomen, die zu den häufigsten Tumorerkrankungen zählen. Dabei ergänzen epidemiologische und molekularbiologisch-genetische Aspekte die klinischen Fragestellungen. Die Kapitelauswahl erfolgte unter Berücksichtigung der biologischen Ähnlichkeit beider Erkrankungen, die sich u. a. in identen Chemotherapien widerspiegelt. Im Gegensatz dazu bestehen aufgrund der anatomischen Verhältnisse sehr wohl Unterschiede hinsichtlich chirurgischer und radiotherapeutischer Maßnahmen. In manchen Kapiteln wird daher auf beide Tumore gleichzeitig eingegangen, während andere sich ausschließlich mit einem der beiden Malignome beschäftigen.
In den hier präsentierten, hochaktuellen Konzepten werden etablierte Therapien durch teilweise noch experimentelle Behandlungsformen ergänzt. Diese Darstellung der verschiedenen Ansätze ist die ideale Unterstützung bei Therapieentscheidungen sowohl im adjuvanten Bereich als auch bei der Behandlung des metastasierten Stadiums dieses Tumors.

„... eine sehr ausgewogene und kompetente Darstellung, welche dem gastroenterologisch und onkologisch interessierten Leser einen guten Überblick über den Stand der Therapie des Kolonkarzinoms verschafft."
Der Onkologe

 SpringerWienNewYork

A-1201 Wien, Sachsenplatz 4–6, P.O. Box 89, Fax +43.1.330 24 26, e-mail: books@springer.at, Internet: www.springer.at
D-69126 Heidelberg, Haberstraße 7, Fax +49.6221.345-229, e-mail: orders@springer.de
USA, Secaucus, NJ 07096-2485, P.O. Box 2485, Fax +1.201.348-4505, e-mail: orders@springer-ny.com
Eastern Book Service, Japan, Tokyo 113, 3–13, Hongo 3-chome, Bunkyo-ku, Fax +81.3.38 18 08 64, e-mail: orders@svt-ebs.co.jp

SpringerMedizin

Christoph Zielinski, Raimund Jakesz (Hrsg.)

Bronchuscarcinom

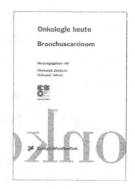

2000. IX, 79 Seiten. 5 Abbildungen
Broschiert DM 48,–, öS 336,–
ISBN 3-211-83393-5
Onkologie heute

Das Bronchuscarcinom ist eines der epidemiologisch wichtigsten Probleme der Gegenwart. In den Ländern der Europäischen Union war das Bronchuscarcinom 1998 die häufigste Todesursache aufgrund einer malignen Erkrankung.

Der dritte Band der Reihe **Onkologie heute** behandelt die verschiedenen Arten dieser Erkrankung und informiert über die möglichen Therapieformen. Die Autoren gehen auf die Entwicklungen der letzten Jahre, welche eine günstigere Prognose ermöglicht haben ein und bieten einen kompletten Überblick über die derzeit gängigen Methoden und Verfahrensweisen. Diese und zukünftige Entwicklungen sollen letztendlich dazu führen, die Heilungschancen nach der Diagnose „Bronchuscarcinom" zu erhöhen.

Inhalt
- Epidemiologie (C. Vutuc und G. Haidinger)
- Strahlentherapie (P. Lukas)
- Experimentelle Therapieansätze (C. Wiltschke und W. Köstler)
- Chirurgie (F. Eckersberger)
- Internistisch-onkologische Therapie des nicht-kleinzelligen Bronchialcarcinoms (C Manegold)
- Internistisch-onkologische Therapie des kleinzelligen Bronchialcarcinoms (W. Eberhardt, S. Bildat und H.-Q. Song)

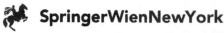 **SpringerWienNewYork**

A-1201 Wien, Sachsenplatz 4–6, P.O. Box 89, Fax +43.1.330 24 26, e-mail: books@springer.at, Internet: **www.springer.at**
D-69126 Heidelberg, Haberstraße 7, Fax +49.6221.345-229, e-mail: orders@springer.de
USA, Secaucus, NJ 07096-2485, P.O. Box 2485, Fax +1.201.348-4505, e-mail: orders@springer-ny.com
Eastern Book Service, Japan, Tokyo 113. 3–13, Hongo 3-chome, Bunkyo-ku, Fax +81.3.38 18 08 64, e-mail: orders@svt-ebs.co.jp

SpringerMedizin

Wolfgang Grisold, Peter Krauseneck, Bettina Müller

Praktische Neuroonkologie

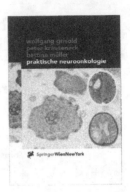

2000. XVIII, 609 Seiten. 92 Abb. 102 Tab.
Broschiert DM 138,–, öS 966,–
ISBN 3-211-83247-5

Die Neuroonkologie hat sich in den vergangenen Jahren als eine eigene Disziplin sowohl innerhalb der Neurologie als auch interdisziplinär etabliert: übergreifend für Onkologie, Interne Medizin mit onkologischen Patienten, Neurochirurgie, Radiochirurgie und theoretische Fächer. Eine rasche Weiterentwicklung erfolgt sowohl in der Diagnostik als auch beim Therapieangebot.

Das Buch ist nach pathophysiologischen Gesichtspunkten aufgebaut. Dies ermöglicht den Ärzten eine rasche Identifikation der wahrscheinlichsten Ursache der Störung und zugleich eine ausführliche Differentialdiagnose. Damit ist die „Praktische Neuroonkologie" ein unentbehrlicher Ratgeber in der täglichen Arbeit für Neurologen, Onkologen und alle Ärzte, die Patienten mit neuroonkologischen Problemen behandeln.

Die Auflistung aller wichtigen in der Neuroonkologie verwendeten Skalen und Instrumente zur Erfassung der Lebensqualität garantiert den praktischen Nutzen dieses Kompendiums.

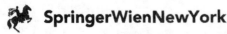

SpringerWienNewYork

A-1201 Wien, Sachsenplatz 4–6, P.O. Box 89, Fax +43.1.330 24 26, e-mail: books@springer.at, Internet: www.springer.at
D-69126 Heidelberg, Haberstraße 7, Fax +49.6221.345-229, e-mail: orders@springer.de
USA, Secaucus, NJ 07096-2485, P.O. Box 2485, Fax +1.201.348-4505, e-mail: orders@springer-ny.com
Eastern Book Service, Japan, Tokyo 113, 3–13, Hongo 3-chome, Bunkyo-ku, Fax +81.3.38 18 08 64, e-mail: orders@svt-ebs.co.jp

SpringerMedizin

Eckhard Beubler

Kompendium der medikamentösen Schmerztherapie

Wirkungen, Nebenwirkungen und
Kombinationsmöglichkeiten

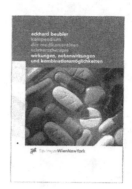

Unter Mitarbeit von Roland Kunz und Jürgen Sorge.
2000. IX, 92 Seiten. Zahlr. Abb. und Tab.
Broschiert DM 39,–, öS 275,–
ISBN 3-211-83431-1

Schmerz muss nicht sein
Schmerz kann Leben retten; hat er jedoch seine Warnfunktion erfüllt, ist
er ohne Wert und kann das Leben unerträglich machen.
Dieser leicht lesbare Ratgeber beschreibt die wichtigsten Prinzipien der
medikamentösen Schmerztherapie, er klärt Mythen und Irrtümer auf und
schildert den neuesten Wissensstand.
Zu den einzelnen Medikamenten werden Wirkungen, Nebenwirkungen
und Kombinationsmöglichkeiten detailliert angegeben. Darüber hinaus
gibt der Autor spezielle Hinweise für Schwangere, stillende Mütter,
Kinder und ältere Menschen.

„Kurz und verständlich informiert das Buch von Eckhard Beubler über
die wichtigsten Arzneimittel für die Schmerztherapie. Vor allem will es
auch Mythen und Vorurteile gegenüber Opiaten abbauen ..."

AGIL, Das Magazin der Deutschen Schmerzliga

„... Das Buch ist kein Lehrbuch, soll aber bei Ärzten und Studierenden,
beim medizinischen Pflegepersonal sowie beim interessierten Laien das
Wissen über die Möglichkeiten moderner Schmerztherapie verbessern ..."

Ärztemagazin

 SpringerWienNewYork

A-1201 Wien, Sachsenplatz 4–6, P.O. Box 89, Fax +43.1.330 24 26, e-mail: books@springer.at, Internet: **www.springer.at**
D-69126 Heidelberg, Haberstraße 7, Fax +49.6221.345-229, e-mail: orders@springer.de
USA, Secaucus, NJ 07096-2485, P.O. Box 2485, Fax +1.201.348-4505, e-mail: orders@springer-ny.com
Eastern Book Service, Japan, Tokyo 113, 3–13, Hongo 3-chome, Bunkyo-ku, Fax +81.3.38 18 08 64, e-mail: orders@svt-ebs.co.jp

Springer-Verlag
und Umwelt

ALS INTERNATIONALER WISSENSCHAFTLICHER VERLAG
sind wir uns unserer besonderen Verpflichtung der
Umwelt gegenüber bewußt und beziehen umwelt-
orientierte Grundsätze in Unternehmensentschei-
dungen mit ein.

VON UNSEREN GESCHÄFTSPARTNERN (DRUCKEREIEN,
Papierfabriken, Verpackungsherstellern usw.) ver-
langen wir, daß sie sowohl beim Herstellungsprozeß
selbst als auch beim Einsatz der zur Verwendung
kommenden Materialien ökologische Gesichtspunk-
te berücksichtigen.

DAS FÜR DIESES BUCH VERWENDETE PAPIER IST AUS
chlorfrei hergestelltem Zellstoff gefertigt und im
pH-Wert neutral.